管理栄養士養成のための
栄養学教育モデル・コア・カリキュラム準拠

第9巻

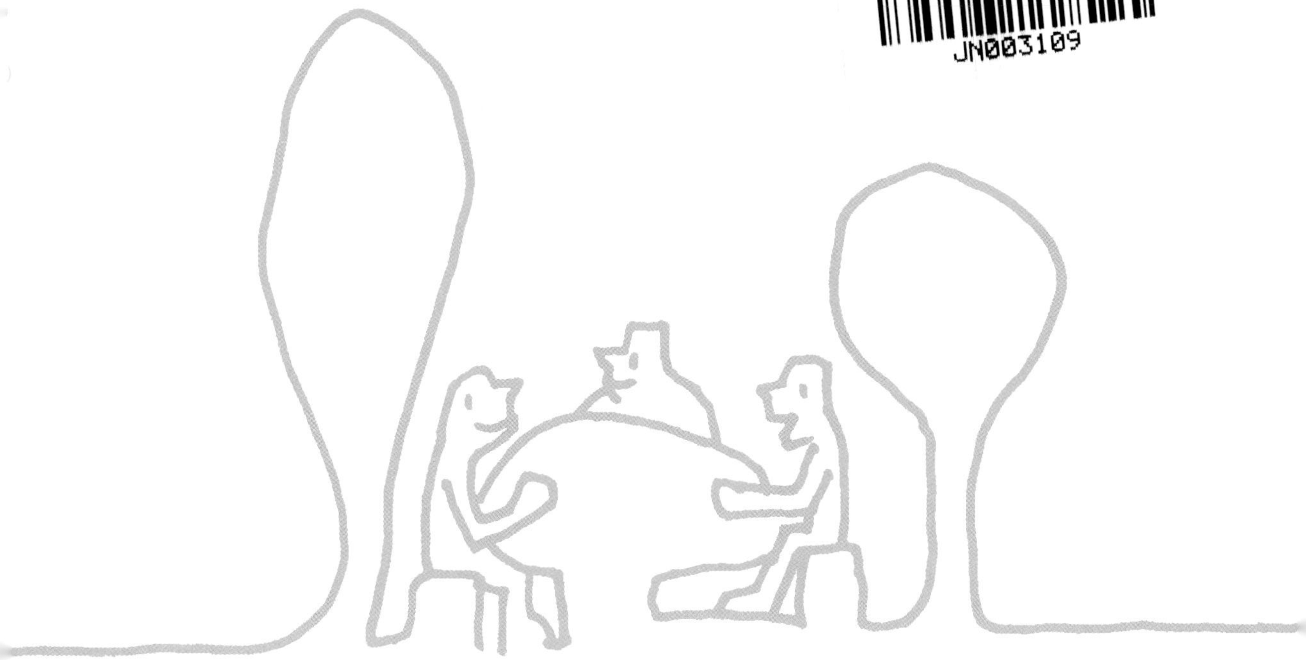

栄養教育論

多様な場での展開と実践

特定非営利活動法人 日本栄養改善学会　監修
赤松利恵・木村典代　編

医歯薬出版株式会社

監修

特定非営利活動法人 日本栄養改善学会

編者

赤松　利恵　あかまつ りえ　お茶の水女子大学基幹研究院自然科学系 教授
木村　典代　きむら みちよ　高崎健康福祉大学健康福祉学部 教授

執筆者一覧

會退　友美　あいぬき ともみ　東京家政学院大学人間栄養学部 助教
赤松　利恵　前掲
石川みどり　いしかわ みどり　国立保健医療科学院生涯健康研究部 上席主任研究官
稲山　貴代　いなやま たかよ　長野県立大学健康発達学部 教授
井上　　瞳　いのうえ ひとみ　高崎健康福祉大学健康福祉学部 助手
江口　澄子　えぐち すみこ　鈴鹿医療科学大学保健衛生学部 准教授
榎　　裕美　えのき ひろみ　愛知淑徳大学健康医療科学部 教授
木村　典代　前掲
串田　　修　くしだ おさむ　静岡県立大学食品栄養科学部 講師
酒井　治子　さかい はるこ　東京家政学院大学人間栄養学部 教授
澤田　樹美　さわだ きみ　常磐大学人間科学部 准教授
多田　由紀　ただ ゆき　東京農業大学応用生物科学部 准教授
中出　美代　なかで みよ　東海学園大学健康栄養学部 教授
長幡　友実　ながはた ともみ　京都府立大学生命環境学部 准教授
馬場　正美　ばば まさみ　武庫川女子大学生活環境学部 講師
安田　和代　やすだ かずよ　総合在宅医療クリニック

（五十音順）

This book is originally published in Japanese
under the title of :

KANRIEIYOSHIYOSEINOTAMENO EIYOGAKUKYOIKU MODERU KOA KARIKYURAMU JUNKYO
EIYOKYOIKURON

(Based on the Nutritional Science Education Model Core Curriculum for Training of Registered Dietitians-Nutrition Education)

Editor :
The Japanese Society of Nutrition and Dietetics

ISHIYAKU PUBLISHERS, INC.
7-10, Honkomagome 1 chome, Bunkyo-ku,
Tokyo 113-8612, Japan

特定非営利活動法人 日本栄養改善学会

管理栄養士養成のための栄養学教育モデル・コア・カリキュラム準拠教科書シリーズ発刊に寄せて

管理栄養士養成のための栄養学教育モデル・コア・カリキュラム

国民の健康問題や少子高齢化社会におけるさまざまな問題を改善できる高度な専門的知識および技能を有する管理栄養士の育成を目的とし，平成 12（2000）年に栄養士法の改正が行われました．一方，管理栄養士養成施設数は，平成 7（1995）年の約 30 校から平成 30（2018）年には 150 校ほどに急増し，毎年約 1 万人が管理栄養士国家試験に合格し，管理栄養士名簿に登録され，その教育の質の担保が重要となっています．

日本栄養改善学会では，教育課程は本来その専門職のコアカリキュラムに基づいて設定されるべきものという考え方から，学術団体として独自に「管理栄養士養成課程におけるモデルコアカリキュラム」の検討を行ってきました．その実績を踏まえ，厚生労働省から委託を受け，平成 30（2018）年度に「**管理栄養士・栄養士養成のための栄養学教育モデル・コア・カリキュラム**」を策定，公表しました．

本モデル・コア・カリキュラムでは，管理栄養士・栄養士に共通して期待される像を「栄養・食を通して，人々の健康と幸福に貢献する」としました．栄養学を学術的基盤とし，栄養・食を手段として，さまざまな人々の健康はもとより，より広義の well-being に寄与する専門職であることを，明瞭簡潔に表現したものです．

そして，期待される像を実現するモデル・コア・カリキュラムの全体的な構造を概念図（次頁）にしました．上部の A「管理栄養士・栄養士として求められる基本的な資質・能力」の達成に向けて，B を踏まえ，左側の C から右側の G や H へと，基礎的な学修内容から総合的，統合的な内容へと学修が発展します．また，基礎教養科目や各養成施設の教育理念に基づく独自の教育内容も位置づけています．

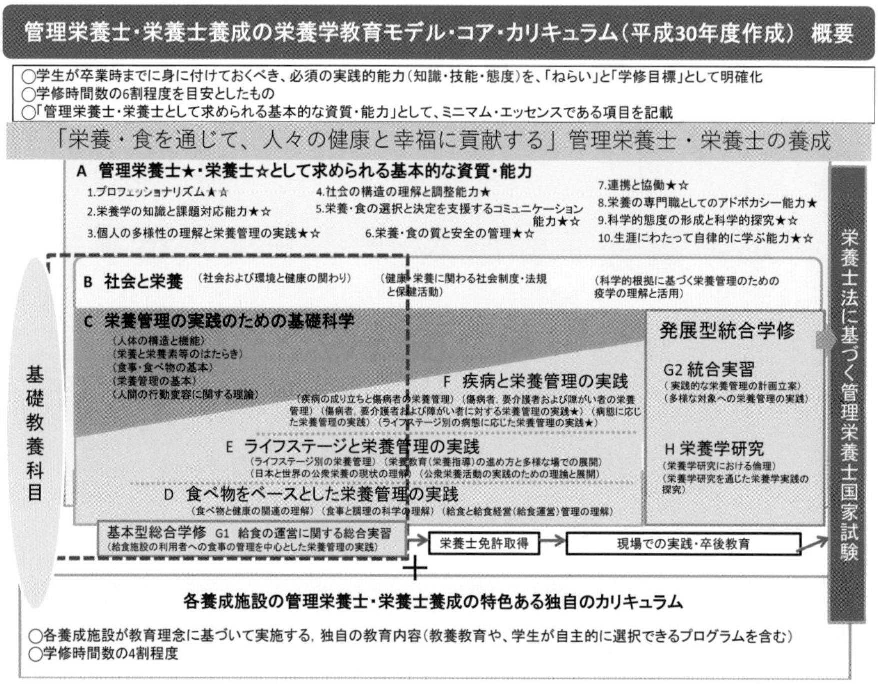

モデル・コア・カリキュラムの趣旨と活用

本モデル・コア・カリキュラムでは，管理栄養士養成における基礎教養分野を除く学修時間の3分の2程度で履修可能となるよう内容を精選しています．学生が卒業時までに身につけておくべき必須の実践能力について，具体的な学修目標をいわゆるコンピテンシーの獲得として記述しました．共通したモデル・コア・カリキュラムに基づく学修は，社会に対する管理栄養士の質保証に資するとともに，管理栄養士は何ができる専門職なのかを広く国民に対して提示することにもなります．

養成課程のカリキュラム構築は，各分野の人材養成に対する社会的要請や学問領域の特性等を踏まえつつ，各養成施設が建学の精神や独自の教育理念に基づいて自主的・自律的に行うべきものです．各養成施設がカリキュラムを編成するに当たっては，学修目標だけでなく，学修内容や教育方法，学修成果の評価のあり方等も重要な検討課題です．各養成施設においては，本モデル・コア・カリキュラムの学修目標を内包したうえで，特色ある独自のカリキュラムを構築されることを期待申し上げます．

新シリーズ編集の経緯・ねらい

日本栄養改善学会では2011年より，医歯薬出版株式会社との共同事業として，学会独自のモデル・コア・カリキュラムに基づく教科書シリーズを発行してまいりました．この度，新たに国として初めての「管理栄養士・栄養士養成のための栄養学教育モデル・コア・カリキュラム」の策定を受け，これまでのシリーズを全面刷新することにいたしました．

新シリーズは，厚生労働省の了解も得て，「管理栄養士養成のための栄養学教育モデル・コア・カリキュラム準拠」教科書シリーズと称することとなりました．各巻の編者は，モデル・コア・カリキュラム策定に深く携わった先生方にお引き受けいただき，栄養学教育および管理栄養士の職務に造詣の深い先生方にご執筆をお願いしました．

本モデル・コア・カリキュラムは，先述の概念図に示すように，科目の相互のつながりや学修内容の発展段階を踏んで上級学年へと進められるように構成されています．このため新シリーズは，国家試験の出題基準に沿った目次構成となっている従来の教科書とは異なり，管理栄養士養成課程での系統立った学修の流れを示し，各巻のつながりを意識した構成といたしました．学生が卒業後一人の管理栄養士として現場に出た際に，管理栄養士・栄養士の期待される像の実現を可能とできるように，構成や内容の充実を図っております．

読者に期待すること

管理栄養士養成課程で学ぶ皆さんは，卒業後は大きな社会の変革のなかで，課題解決力をもち，「栄養・食を通して，人々の健康と幸福に貢献する」管理栄養士となることが期待されます．栄養学およびその背景にある学問や科学・技術の進歩に伴う新たな知識や技能について，すべてを卒前教育で修得することは困難であり，卒業後も自律的に自己研鑽していくことが必要です．そのための基本的な能力を，本シリーズを通して培っていただければ，編者，執筆者一同，幸甚に思います．

2021 年 2 月

村山伸子
特定非営利活動法人 日本栄養改善学会　理事長

武見ゆかり
特定非営利活動法人 日本栄養改善学会　前理事長

序

平成30(2018)年度に公表された「管理栄養士・栄養士養成のための栄養学教育モデル・コア・カリキュラム(以下，新モデル・コア・カリキュラム)」で，管理栄養士・栄養士に期待される像(キャッチフレーズ)は，「栄養・食を通して，人々の健康と幸福に貢献する」となりました．栄養学について学修した知識やスキルを社会の人々に届けることができないと，このキャッチフレーズに応えたことになりません．栄養教育論では，他の科目で学修した知識やスキルを社会の人々の健康と幸福に貢献する方法を学びます．

新モデル・コア・カリキュラムでは，従来，栄養教育論として，1つにまとまっていた内容を，C 栄養管理の実践のための基礎科学「人間の行動変容に関する理論」と，E ライフステージと栄養管理の実践「栄養教育(栄養指導)の進め方の多様な場での展開」の2つに分けました．本書は，後者のE ライフステージと栄養管理の実践「栄養教育(栄養指導)の進め方の多様な場での展開」に対応する内容として，旧シリーズの第7巻「栄養教育論 理論と実践」をベースに，加筆修正された第9巻「栄養教育論」です．前者の内容は，新シリーズで第5巻「人間の行動変容に関する基本」として発刊されます．第9巻には，栄養教育の基礎となる行動科学の理論やモデルの内容は含まれません．第5巻とあわせて，本書をご活用いただくことを推奨します．

新シリーズ「栄養教育論」では，栄養教育の実践に関わる内容を充実させました．いくつか特徴をあげると，まず，これまで発達段階別の切り口でまとめられていたものを，セッティング(栄養教育の場)別にまとめた点です．さらに，各セッティングの説明では，栄養教育の実践に役立つよう，6W2Hの枠組みで整理し，解説しています．また，セッティングごとに，集団と個別の栄養教育の事例を掲載した点も本書の大きな特徴です．これらの事例では，行動変容技法も含んでおり，第5巻「人間の行動変容に関する基本」で学んだ内容の応用として活用できます．

本書が「栄養・食を通して，人々の健康と幸福に貢献する」のキャッチフレーズに応える管理栄養士養成に役立つことを期待します．

本書を出版するに当たって医歯薬出版編集部，そして関係者の皆様には，たいへんお世話になりました．心から感謝申し上げます．

2022年1月

編者一同

Contents

Chapter

1

栄養教育の意義と進め方

学修到達ポイント

- 栄養教育の定義，および栄養教育を実施するうえで，修得すべき主要な要素を理解する．
- 健康教育やヘルスプロモーションの定義を踏まえたうえで，栄養教育との関連を説明できる．
- 食育のめざす方向や扱う内容を踏まえたうえで，栄養教育との関連，相違点を説明できる．
- 栄養教育マネジメントサイクルを理解する．
- 目的に沿ったアセスメントを実施し，課題を特定し，目標設定を行うことができる．
- 目標達成に向けた計画を作成することができる．
- プログラム実施に必要なコミュニケーション，プレゼンテーション技術を修得する．
- 目標に沿った適切な評価を行い，プログラムの見直し・改善を行うことができる．

栄養教育は，人々の健康の維持増進と生活の質（QOL）の向上を目的として，望ましい食生活を獲得することを支援する活動である．「栄養」と「教育」という言葉が含まれることから，「栄養素」について「教えること」と思われがちであるが，食行動の変容が主な目的である．食行動の変容を促すためには，対象者を取り巻く環境を含め，生活を包括的な視点で捉え，計画的に進める必要がある．

1. 栄養教育とは

栄養教育は，健康の維持増進と生活の質（QOL：quality of life）の向上をめざし，食物選択やその他の食・栄養に関わる行動を自発的に獲得することを支援する活動であり，環境整備も含まれる．計画的にさまざまな教育的戦略を組み合わせて，個人，組織，地域，政策レベルで実施される．

この定義には，多くのキーワードが含まれている．まず，健康の維持増進だけではなく，QOLの向上もめざしている点である．実際，健康の概念が広くなっていることから，健康とQOLの定義は類似しているが，健康が身体や心の健康の状態をさすのに対し，QOLは生活全体を含めた快適な状態をさす．QOLが快適であるかの判断は，対象者の価値観が反映される．よって，対象者が望んでいるQOLの状態を把握する必要がある．

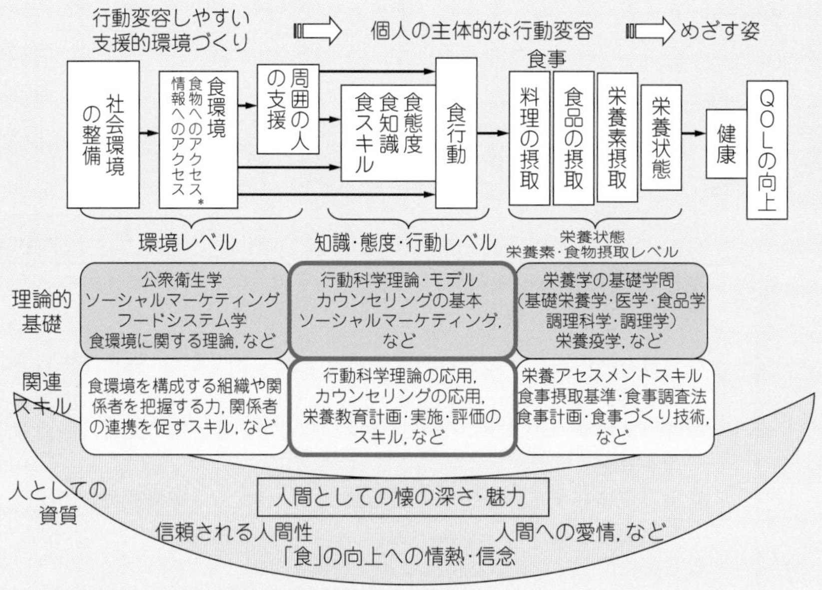

図 1-1 ● 栄養教育を実施するために必要な理論的基礎，スキル，資質の概念図

*食物は英語のfoodのこと．食材料，料理，食事のすべてを含む広い概念として用いており，食品と訳されることもある．

（武見ゆかり：人々の行動を変容させるためには．からだの科学　増刊「これからの管理栄養士」，99，2008より改変）

次に，栄養教育では行動の獲得が目的となるという点である．一般的に「教育」というと知識の獲得がイメージされる．しかし，習慣的な食行動がわれわれの健康を維持増進させる．知識はあるが，行動が実行されない場面は多い．よって，栄養教育では，知識を獲得するだけでなく，行動の獲得が必要である．行動変容を促すためには，1つの方法だけではなく，さまざまな方法を組み合わせて行う．われわれの行動は環境の影響を大きく受けることから，組織，地域，政策レベルも含んだ環境整備も栄養教育に含まれる．

さらに，栄養教育では，対象者の自発性を重視している．すなわち，強制ではなく，対象者の意思を尊重し，自身で行動の実行を判断させる．管理栄養士はあくまでも支援者である．

最後に，計画的に行うという点である．つまり，アセスメントから始まる栄養教育マネジメントサイクルに沿って計画的に行われるものを栄養教育という．「たまたま見たテレビで食行動を変容させた」というものと栄養教育は区別される．

栄養教育が社会の人々の食生活を支援する活動と捉えると，栄養教育を実施するためには，さまざまな専門的知識とスキルが必要になる．**図1-1**は栄養教育を実施するために必要な理論的基礎，スキル，資質をまとめた概念図である．最終的な目的である健康とQOLの向上に向かって，改善が必要なレベルを環境レベル，知識・態度・行動レベル，栄養状態/栄養素・食物摂取レベルの3つに分けている．そして，それぞれに必要な理論的基礎と関連

管理栄養士・栄養士の期待される像（キャッチフレーズ）

2018（平成30）年度，厚生労働省より特定非営利活動法人日本栄養改善学会が委託を受け，検討した「管理栄養士・栄養士養成のための栄養学教育モデル・コア・カリキュラム」において，管理栄養士・栄養士の期待される像（キャッチフレーズ）は，「栄養・食を通して，人々の健康と幸福に貢献する」と決まった．このキャッチフレーズは，栄養教育の定義を簡潔に述べたものとも読み取れる．栄養教育は，管理栄養士が専門職として，社会に貢献する手段である．

スキルが示されている．このように，栄養学すべての科目が栄養教育に関わっている．ちなみに，栄養教育論で学ぶ内容は，3つのレベルの中央に位置する知識・態度・行動レベルの変容に必要な知識とスキルである．

栄養教育を実施するうえで必要なのは，これら知識とスキルだけではない．図の一番下に示されているとおり，人としての資質として，人間としての懐の深さ・魅力が必要である．いくら，知識とスキルを身に付けたとしても，「栄養・食を通して，人々の健康と幸福に貢献したい」という情熱や信念がない，あるいは信頼される人間性を備えていなければ，社会に貢献できる栄養教育は行えない．日頃から，人間として成長する努力を怠ってはいけない．

2. 栄養教育と健康教育・ヘルスプロモーション

グリーン（Green LW. 1980）によると，健康教育は，「人々が健康につながる行動を自主的にとれるように，種々の学習の機会を組み合わせて，意図的な計画の下で支援すること」と定義されている．

健康教育で扱われる生活習慣は，食生活，身体活動・運動，飲酒，喫煙，睡眠・休養・ストレスマネジメントなど，健康に関わる生活習慣すべてである．栄養教育は，このなかの食生活を対象にする．しかし，これら生活習慣はお互いに影響しあっていることから，栄養教育を行ううえでは，食習慣以外の生活習慣も理解しておく必要がある．

ヘルスプロモーションは，世界保健機関（WHO）[注]のオタワ憲章[注]のなかで，「人々が自らの健康をコントロールし，改善することができるようにするプロセス」と定義され，「身体的，精神的，社会的に良好な状態に到達するためには，個人や集団が望みを確認・実現し，ニーズを満たし，環境を改善し，環境に対処することができなければならない」とされた．この定義から，健康教育が個人の主体的な行動変容に重きを置いているのに対し，ヘルスプロモーションは社会環境の改善も含んでいることが分かる．

しかし，近年，健康教育の定義が広がり，ヘルスプロモーションに近くなってきている．よって，図1-1のとおり，栄養教育には環境レベルの改善が含まれており，栄養教育の内容はヘルスプロモーションに近い（本シリーズ第5巻Chapter 1「2. 健康教育とヘルスプロモーション」参照）．

3. 栄養教育と食育

2005年に食育基本法[注]が制定された．その後，日本各地で食育が実施されるようになり，食育の認知度も広まった．食育の定義はコンセンサスがとれておらず，栄養教育と同じ意味で使われる場面もある．しかし，食育は農林漁業者や地域の食品関連事業者が主体となって行われることも多く，栄養教育との相違点もみられる．

世界保健機関（World Health Organization；WHO）

人間の基本的人権である健康の維持増進を目的として設立された国際連合の専門機関．1948年スイスのジュネーブで設立された．

オタワ憲章

WHOによって作成された世界のすべての人の健康のための憲章．1986年カナダのオタワで開催された第1回健康づくり国際会議で採択された．平和，住居，教育，食料，収入，安定した環境，持続可能な資源，社会的公正と公平の8つ健康の前提要因が示された．2005年にバンコクで開催された第6回ヘルスプロモーション国際会議にて，ヘルスプロモーションとは，人々が自らの健康とその決定要因をコントロールし改善できるようにしたプロセスであるとしている．

食育基本法

食育の基本理念と方向性を示し，国，地方公共団体および国民の食育の推進に関する取り組みを総合的かつ計画的に推進することを目的とした法律．2005年に制定された．5年おきに食育推進基本計画が立てられている．制定された当初は，内閣府に食育推進室があったが，現在は農林水産省にある．

表1-1 ● 栄養教育と食育のアウトカム，対象，実施者

	栄養教育	食　育
アウトカム	健康とQOL向上	健康増進，豊かな人間形成，感謝の心，食文化，地産地消，食の安全　等
対　象	社会の人々	社会の人々，地域社会　等
実施者	主に管理栄養士等の栄養の専門家	健康や栄養の専門家に加え，農林漁業者や食品関連事業者等，食に関連する者

栄養教育は，人々の健康とQOLの向上をめざして実施されるため，最終的なアウトカムが対象者の健康やQOLの向上になる．一方で，食育では，健康増進以外に，地産地消[注]や食文化の形成なども目的として含まれ，最終的なアウトカムとして地域活性の指標（例：地域の物産がどれぐらい売れたか，観光客が増えたか）が設定されることもある（**表1-1**）．これが，食育の実施者に栄養の専門家以外の者も多いことの背景として考えられる．管理栄養士はこれら食育の担当者と連携しながら，栄養の専門家としてその知識やスキルを発揮することが求められる．

地産地消

地域生産地域消費の略．言葉のとおり，地域で生産したものをその地域で消費することを意味する．地域の産業育成のほか，日本の食料自給率の低さや近年の環境問題の視点からも地産地消に取り組む意義は大きい．

4. 栄養教育のマネジメントサイクル

1) マネジメントサイクルの概要

栄養教育の目標は，対象者が望ましい食習慣・生活習慣へと行動を変容し，その行動を維持し，健康およびQOLの向上につなげることである．こ

COLUMN

マインドフルイーティングと地球環境問題

近年，マインドフルイーティング（mindful eating）や地球環境を考えた食事と健康との関係の研究が進み，栄養教育の分野でも注目されている．マインドフルイーティングは，ストレスマネジメント領域で行われていたマインドフルネスを食行動に応用し，食べ物に集中し，味わって食べるという食べ方である．マインドフルイーティングを取り入れることで，摂取量が減り減量につながったという研究報告も増えている．マインドフルイーティングには，目の前の食べ物がどこから来たのかを考え，食べ物に感謝したり，見た目や香りを楽しんだりするなど，食育で取り上げられる要素が含まれている．

地球環境を考えた食事は，地球温暖化といった環境問題から注目されるようになった．たとえば，食物が生産される過程で費やされるエネルギーを二酸化炭素排出量に換算すると，野菜や果物を1kg生産するのに生じる二酸化炭素排出量は1kg以下であるのに対し，牛肉1kgでは30kg以上になる．地球環境とわれわれの健康を研究しているLancet Eatは，このような結果を踏まえ，肉の量を1日あたり14gと提案している．日本人の場合，肉の消費は欧米に比べると少ないため，肉の消費による環境への影響は少ないと考えられるが，日本の場合は食料を海外からの輸入に頼っている点は課題である．輸入に使われるエネルギーが地球に負荷をかけ，環境問題につながるからである．さらに，ハウス栽培などで作られる季節外れの食物もエネルギーが使われている．

マインドフルイーティングや地球環境を考えた食事は，食育で実施されている感謝の心や地産地消に通じるものがある．栄養教育でも，地球環境を考えた内容を取り上げることになれば，栄養教育と食育の内容はさらに近くなってくるといえる．

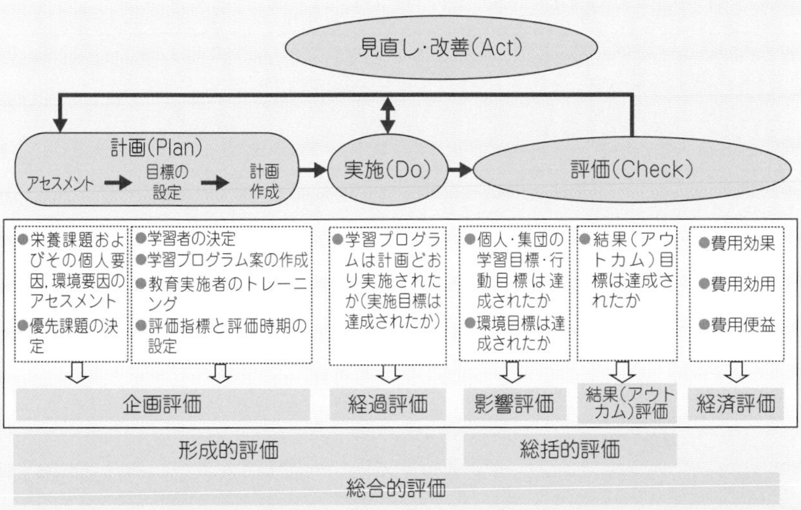

図1-2●栄養教育マネジメントサイクル

の栄養教育の目標を達成するためのプロセス(過程)，すなわち計画(Plan)→実施(Do)→評価(Check)→見直し・改善(Act)というPDCAマネジメントサイクルに基づく一連の流れを，**栄養教育マネジメントサイクル**という(**図1-2**)．最後の見直し・改善(Act)までたどり着いたら，次の計画(Plan)のプロセスに進み，これを繰り返し，よりよい栄養教育を実践していく．対象者の行動が改善できない，効果を持続できない理由の一つとして，このマネジメントサイクルが十分に機能していないことが考えられる．

栄養教育マネジメントサイクルでは，計画(Plan)として，対象者のアセスメントと栄養教育計画を行う．アセスメントでは，対象者の栄養課題と，その個人に関する要因(個人要因)，環境に関する要因(環境要因)を明らかにする．それら要因間の相互関係を検討し，栄養課題の解決につながる行動，環境は何かを推定する．その行動および環境のうち，栄養教育により優先的に変容が必要，かつ変容の可能性の高いものを決定する．なお，治療を目的とした栄養教育では，リスクのある者を抽出する目的で，アセスメントの前にスクリーニングを行い，栄養教育の対象者を決定する．

次に，以上のアセスメントの結果に基づいて，栄養教育計画を立てる．まず，課題の特定から，栄養教育の目標を設定する．目標には，実施目標，学習目標，行動目標，環境目標，結果(アウトカム)目標がある．これらの目標を達成するための計画を作成する(Plan)．計画すべき内容は後述するが，多岐にわたる．そして，その計画を実施する(Do)．栄養教育を実施するためには，対象者，実施者等との関係の構築や調整のために，コミュニケーション技術とプレゼンテーション技術が必要である．実施中は常に経過を評価し，そこで計画の見直しの必要性が出てきた場合は，計画に戻る(Act)．プログラム終了時に，最初に立てた目標が達成できたか評価を行う(Check)．その評価は次の計画に活かす(Act)．

プリシード・プロシードモデルは，ヘルスプロモーションプログラムのア

表1-2 ● 計画（Plan）の主な内容

- 栄養課題およびその個人要因，環境要因のアセスメント
- 優先課題の特定
- 目標設定
- 6W2H※に基づいた計画作成
- 評価指標・評価基準と評価時期の設定

※6W2H：Whom（対象者），Who（実施者），When（日時，時間等），Where（場所），Why（目的），What（内容），How（学習形態，教材等），How much（予算）

セスメントと評価のために開発されたモデルである．栄養教育プログラムでも，プリシード・プロシードモデルを想定して，マネジメントサイクルを活用すると，理解しやすい（本シリーズ第5巻Chapter 3「6．計画と実施に関する理論と概念」参照）．

マネジメントサイクルは，集団を対象とした栄養教育だけのものではなく，個別の栄養カウンセリングでも活用できる．臨床栄養の場では，NCP：Nutrition Care Process（栄養ケアプロセス）が用いられることが多いが，NCPの流れも，基本的にPDCAサイクルの流れと同じである（p20コラム参照）．

2）計画（Plan）

マネジメントサイクルでもっとも重要なのが，計画（Plan）である．計画の段階でアセスメントを行い，その結果に基づいた目標設定と評価指標を決定し，十分な計画が作成されれば，計画に基づいた実施および評価ができる（**表1-2**）．アセスメントの段階から，実施関係者と共同した綿密な計画が必要である．

❶アセスメント項目

栄養教育のためのアセスメントは，個人要因と環境要因の両面から行う必要がある．両面の視点でのアセスメントを行うことにより，対象者がQOL，健康の維持・改善のために，どのような知識・態度・行動が必要であるか，その行動を支える環境とはどのようなものかを探ることができる．**表1-3**に，個人要因，環境要因のアセスメント項目の例を示す．

栄養教育のためのアセスメントでは，個人あるいは集団の健康・栄養問題を明らかにするだけでは不十分である．健康・栄養問題の背景にある対象者の行動や態度，環境の特徴を把握し，かつ栄養教育の目標設定や，プログラム作成に活用できそうな項目をある程度予測し，アセスメント項目に含めることが望ましい．その結果をもとに栄養教育の方法，内容を決めることができ，計画を作成しやすくなる．

たとえば，アセスメントにより，若年成人男性に野菜摂取量が少ない者が多いことが示されたとする．しかし，この男性集団がどのように行動変容すれば野菜摂取量を増やせるか，その対策を考える項目が調査されていなければ，栄養教育の計画作成は難しい．野菜摂取量の少ない男性は，野菜摂取に関してどのような態度・知識を有しているのか，どこで昼食を食べているの

表1-3 ● 栄養教育のためのアセスメント項目　例

項　目			アセスメント項目の例	方　法
個人要因	QOL		健康観，価値観，幸福度	QOL調査
	健康・栄養状態	身体計測項目	身長，体重，胸囲，頭囲，腹囲，上腕周囲，皮下脂肪厚，等	身体計測
		臨床検査項目	総たんぱく質，血清たんぱく質，血清脂質，ヘモグロビン濃度，赤血球数，ヘマトクリット値，尿たんぱく，血清アルブミン，血糖，総コレステロール，電解質・酸塩基平衡の異常，糖尿病などと関連する指標，食物アレルギー	臨床検査（生理・生化学検査）
		臨床診査項目	主訴，現病歴，既往歴，体重歴，家族歴，顔色，爪，毛髪，体温，便通，皮膚の状況，齲歯数，歯の本数	臨床診査（問診）
	栄養・食生活	食事内容	栄養素等摂取量，食品群別摂取量，食品摂取頻度，料理名，調理法，食事区分	食事調査〔食事記録法（秤量法，目安量法），24時間思い出し法，食物摂取頻度調査法，陰膳法〕
		食知識・スキル	生活習慣病の知識，主食・主菜・副菜の知識，栄養表示内容の知識	
		食態度・行動	主食・主菜・副菜を揃えて食べる行動，栄養表示利用行動，中食・外食の頻度，欠食の頻度，食事時間，調理行動，共食状況，食事バランスガイドの利用状況	食生活調査（質問紙法，観察法）
	ライフスタイル	活動能力	握力，開眼片足立ち時間，歩行数，ADL指標，等	活動能力調査（質問紙法，計測法）
		生活習慣	運動習慣，喫煙習慣，飲酒習慣，睡眠時間，歯間部清掃用器具の使用状況，健診・検診の受診行動，テレビ・ゲーム・タブレット等の視聴時間，余暇の過ごし方，地域活動への参加状況	生活習慣調査（質問紙法，観察法，インタビュー）
	属　性		性別，年齢，遺伝子型	
環境要因	家　族	社会経済的要因	民族，家族構成，教育歴，収入（経済的ゆとり）	食環境調査（質問紙法，観察法，インタビュー，メディア記録地理情報システム：GIS） 文献調査
		食知識・スキル	主食・主菜・副菜の知識，調理行動	
		食態度・行動	世帯の野菜購入行動	
	学校，職場		学習環境，労働環境，カフェテリアの有無，敷地内の購買店・自動販売機設置状況	
	地　域	情報の入手可能性	糖尿病予防や治療に関する情報源，健康学習や活動の自主グループ数 市販食品や外食メニューの栄養成分表示，保健所・保健センターからの情報提供，飲食店での情報提供 職場での情報提供	
		食物の入手可能性	食物の入手場所・方法・自宅からの距離，ヘルシーメニューの提供状況	
	自然・社会環境		季節，地理情報，行政区域，学校区域，食物自給率	

項目は主に国民健康・栄養調査より抽出．
QOL：quality of life．生活の質
ADL：activities of daily living．日常生活動作
GIS：geographic information system．地理情報システム

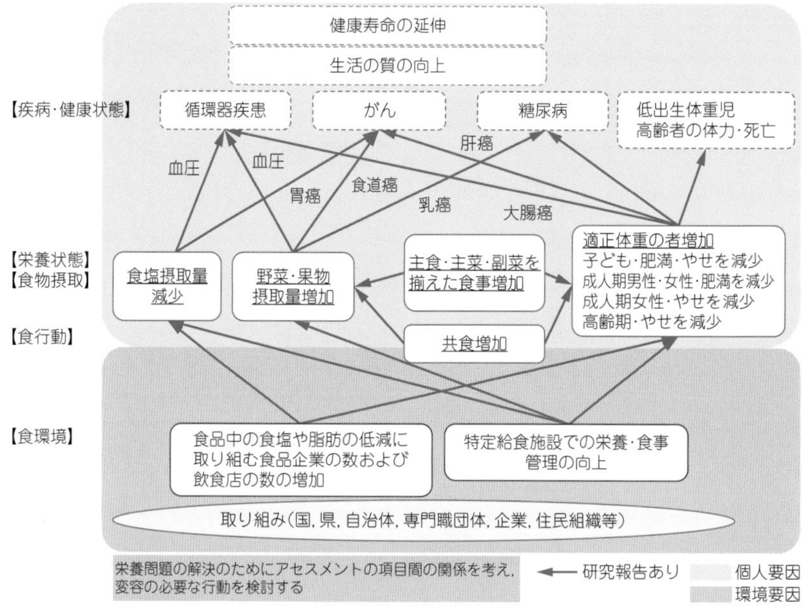

図1-3●「健康日本21(第二次)」における生活習慣病等と栄養・食生活の目標の関連

(「健康日本21(第二次)」生活習慣病等と栄養・食生活の目標の関連を一部改変)

か，外食が多いのか社員食堂を利用しているのか，社員食堂のメニューではどのような野菜料理が提供されているのか・いないのかなど，何を変えたら行動変容につながるかを考えられる項目の設定が必要になる．

上記のアセスメント，栄養教育の計画を円滑に進めるためには，日頃から健康・栄養問題と改善のための効果的な栄養教育方法について，最新の科学的根拠を把握する努力が必要である．

❷優先課題の特定

このように，対象者個人の健康・栄養課題ならびに生活の特徴に基づいた課題(個人要因)と，地域や生活の場(学校や職場など)の特徴に基づいた課題(環境要因)を抽出する．そして，それらの関係性が確認できるように全体を整理する．たとえばAという項目が原因だとしたら，どれが結果になるのか，といった関係を一つひとつ確認できるように位置づける．この時，プリシード・プロシードモデルや健康日本21の栄養・食生活分野の枠組み(**図1-3**)など，既存の理論モデルを活用するとよい．

これらのモデルを活用してアセスメント項目を位置づけると，QOL，健康・栄養状態の項目は最終的な結果になり，その要因として，食物摂取，食行動や他のライフスタイル，態度・知識・スキルの項目(個人要因)があり，それを規定する家庭内・家庭外の状況，社会・自然環境の項目(環境要因)があることが理解できる．

これらの項目間の関係を踏まえ，栄養教育により変容をめざす課題として，より重要性が高く，より改善可能性の高い課題を抽出する．この優先課

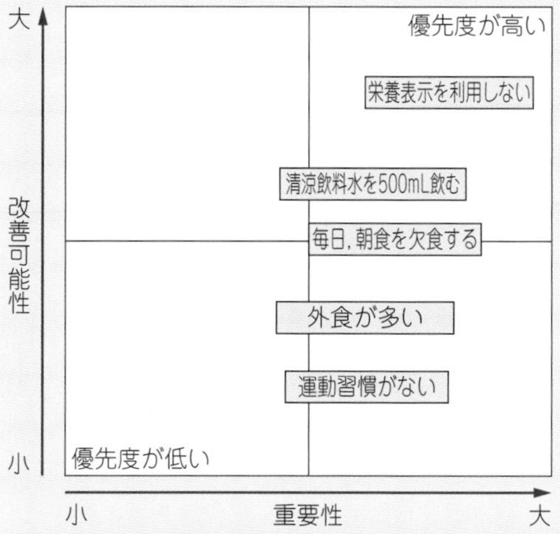

図1-4 ● 課題の優先順位のつけ方（例）
成人男性の肥満者（集団）への栄養教育（行動変容）のために問題行動の優先順位をつけ，変容をめざす行動を決める．

題の決定までをアセスメントという．対象者が個人の場合は，対象者自身が意思決定し，優先順位を決める．集団の場合は，地域，年齢，性別，職業，社会的立場など，できるかぎり集団の代表的意思が反映されるような下位集団を対象として，どの要因，どの行動を栄養教育で扱うかを決定していく．

図1-4に成人男性肥満者（集団）の栄養教育において，肥満改善につなげるには，どの課題改善の優先度が高いのかを決定する例を示した．この集団のライフスタイル，労働環境などを考慮した時，肥満改善のためにもっとも重要で（つまり，肥満改善効果が期待でき，かつ多くの人に関係するもの），改善可能性が高い課題は，栄養表示の利用であることを示す例である．この図では集団の例を示したが，この考え方は個人にも応用できる．

❸目標設定

前述したアセスメントに基づいて，**学習目標**，**行動目標**，**環境目標**，最終的な**結果（アウトカム）目標**を設定する．目標は，最終的に達成したいもの，すなわち結果（アウトカム）目標から考えると，設定しやすい．

表1-4に，目標の種類と各目標の評価の視点，評価指標，評価の種類を示す．このように，目標と評価は対になっている．目標の種類を整理して目標設定を行うと，評価（Check）が行いやすい．

目標を**数値目標**[注]として示すことにより，評価が容易に，かつ確実になる．**表1-5**に成人期，A社社員（集団）の事例を示した．

数値目標
対象とした個人あるいは集団（who）において，目標（what）を，いつまでに（when），どの程度（how much）変化することをめざすのかを数値で明確に示した目標のことをさす．

最終的な結果（アウトカム）目標として，1年後の健康診査において，BMI 18.5 kg/m^2以上25.0 kg/m^2未満の社員の割合を10ポイント増加させ，現状値70％から80％にすることを目標値とする．

この目標の実現に向けて，行動目標としては，会社のカフェテリアでヘル

表1-4 ● 目標の種類と各目標の評価の視点，評価指標，評価の種類

<table>
<tr><th>目標の種類</th><th>評価の視点</th><th>評価指標</th><th colspan="3">評価の種類</th></tr>
<tr><td>—[*1]</td><td>計画作成やプログラムの準備が十分であったか</td><td>計画のための会議回数や時間，実施スタッフの研修の回数や頻度，研修後の知識やスキルの習得の程度，参加募集の内容，方法や時期，等</td><td>企画評価</td><td rowspan="2">形成的評価</td><td rowspan="7">総合的評価</td></tr>
<tr><td>実施目標</td><td>プログラムが計画どおり，実施できているか</td><td>参加者数・継続率，対象者の満足度や理解度の程度，等</td><td>経過評価</td></tr>
<tr><td>学習目標</td><td>プログラムを実施した結果，対象者の知識やスキル等は変化したか</td><td>対象者の知識，スキル，態度の程度，等</td><td>影響評価</td><td rowspan="4">総括的評価</td></tr>
<tr><td>環境目標</td><td>プログラムを実施した結果，対象者を取り巻く環境は変化したか</td><td>対象者の周囲の食環境や対象者の家族支援の有無や程度，等</td><td>影響評価</td></tr>
<tr><td>行動目標</td><td>プログラムを実施した結果，対象者の行動は変化したか</td><td>対象者の行動の変化</td><td>影響評価</td></tr>
<tr><td>結果目標[*2]</td><td>プログラムを実施した結果，対象者の健康状態やQOLは変化したか</td><td>対象者の健康状態やQOLの変化</td><td>結果評価</td></tr>
<tr><td>—[*1]</td><td>費やした費用に対してどの程度の効果があったか</td><td>費用効果，費用効用，費用便益</td><td>経済評価</td><td>—</td></tr>
</table>

[*1] 企画評価，経済評価については，対応する目標がない．
[*2] プログラムによっては，結果目標を設定せず，行動目標をプログラム目標にすることがある．結果目標をアウトカム目標と呼ぶ場合もある．

SMARTの法則

SMARTの法則に沿って目標を立てることで，その目標がより明確になり，評価もしやすくなる．SMARTは，次の頭文字を意味する．S(specific．具体的)，M(measurable．測定可能)，A(achievable．達成可能)，R(relevant．適切)，T(time-bound．期限付き)．

表1-5 ● 目標設定の例

目標の種類	目　標	現状値	目標値
結果目標	1年後の健康診査において，BMI18.5kg/m^{2}以上25.0kg/m^{2}未満の者の割合を増やす	70%	80%
行動目標	カフェテリアでヘルシーメニューを2回に1回以上選択する者の割合を増やす	25%	50%
学習目標	自分が1日に必要とするエネルギーの目安が分かる者の割合を増やす（知識）	60%	100%
	健康を維持するために主食・主菜・副菜の揃う食事をしたいと思う者の割合を増やす（態度）	50%	80%
	会社のカフェテリアで提供されるメニューの栄養成分表示を自分の必要量と対応させ活用できる者の割合を増やす（スキル）	30%	50%
環境目標	カフェテリアで提供するヘルシーメニューを増やす 栄養情報を提供する箇所を増やす	2食/日 1か所	5食/日 3か所
実施目標	ヘルシーメニューに対するリクエストを募集する 卓上メモの情報を入れ替える	0件 0回/年	40件 12回/年

すべて，1年間の目標．

シーメニューを2回に1回以上選択する者を，現状の25%から50%にすることを目標にする．

この行動目標を達成するために，学習目標としては，社員自身が1日に必

表1-6 ● 評価基準の例

目標の種類	目　標	現状値	目標値	評価基準	
結果目標	1年後の健康診査において，BMI18.5kg/m^2以上25.0kg/m^2未満の者の割合を増やす	70%	80%	70%未満 70～74%以下 75～79%以下 80%以上	D（悪化） C（現状維持） B（改善傾向） A（目標達成）

要とするエネルギーの目安が分かる（知識の習得）者の割合を増やし，現状値60%から100%を目標にする．また，主食・主菜・副菜の揃う食事がバランスがよいと思う（態度の変容）者の割合を50%から80%に増やす．会社のカフェテリアで提供されるメニューの栄養表示を自分の必要量との対応で活用できる（スキルの向上）者を30%から50%に増加する．以上の3つを学習目標とする．

また，環境目標は，社員を取り巻く環境を変化させる目標になることから，カフェテリアで提供するヘルシーメニューについて，現在1日2食だったところを1日5食にすることと，栄養情報を提供する箇所がカフェテリア入口の1か所だったところから，卓上メモの設置，メニュー注文や下膳コーナーにもポスターを貼るなどして，情報提供の箇所を増やすことを目標とした．

目標は，表1-5の順のとおり，結果目標，行動目標，学習目標・環境目標，そして実施目標の順で設定すると，系統立った目標が設定できる．

目標が設定できたら，評価基準を決める．評価基準とは，どの程度変化したら改善したとみなすかの基準である．たとえば，表1-5の結果目標の例では，現状値が70%で目標値が80%であるので，**表1-6**のように評価基準を決めた．このように評価の基準を決めることで，少しの変化で改善したという過大評価をすることを防ぐことができる．

❹計画の作成

a）対象者の決定

誰に対して栄養教育を実施するかは，本来，アセスメントの前に決定し，その集団や個人についてアセスメントを行う．しかし，地域住民全体といった大集団の場合，アセスメント後に，優先度の高い一部の人々に栄養教育を行う場合がある．また，アセスメントの結果，対象者が深刻な健康・栄養課題を抱えているにも関わらず，栄養教育を直接的に実施することが困難な対象である場合もある．その時は，その対象を取り巻く環境を変えるという考えから，保護者や介護者が栄養教育の対象となる．

たとえば，子どもの行動変容では，栄養教育の対象者は子どもの保護者（養育者）とする場合がある．高齢者の食事内容の改善をめざすための対象者は，高齢者自身ではなく，食事の調理担当者になるかもしれない．このように，行動変容をめざす対象と，栄養教育の対象者とが異なる場合もある．

b）栄養教育計画書（全体計画・プログラム・学習指導案）の作成

次に，具体的な学習プログラム内容を検討し，栄養教育の計画書を作成す

目標の文章

目標には，「増やす」「減らす」といった変化を表す言葉が入るが，個別の栄養教育では，その状態になったかで，目標達成を判断するので，必ずしも変化の方向性を示す言葉を必要としない．たとえば，集団を対象とした栄養教育では，「毎日朝食を食べる者の割合を増やす」となるが，個別の栄養教育の目標では，「毎日朝食を食べる」となる．

る．栄養教育に関わるすべての関係者・組織が栄養教育の内容・方法，評価方法について理解し，協力することは，予算を確保するためにも必要である．また，栄養教育に直接関係しない組織，専門家の支援体制を作ることも重要である．

よい計画書とは，対象者が，どのような目標を，いつ，どの程度，どんな予算で，どのような学習方法や内容によって達成するのか，また，それをどのような方法で評価するのかを，関係者がみて理解できるものである(6W2H．表1-2)．

そのためには，誰にでも分かりやすく魅力的なプログラム名をつけることが望ましい．個別の栄養・食事指導などで，特にプログラム名をつけない場合もある．また，栄養教育の制度的背景や規定との関連を記載しておくことも重要である．

計画書は，栄養教育の内容・方法と評価から構成される．実施目標，学習目標，対象者，行動目標，環境目標，結果目標，学習形態，教材，期間・時期，頻度，時間，学習の場，予算を含めて設定する．

c) 期間・時期・頻度・時間の設定

いつからいつまでの期間に，何回，1回あたり何時間の栄養教育を行うのかを決定する．

d) 学習の場の選択と設定

対象者や栄養課題の特徴により，栄養教育の場を決定する．たとえば，子どもだったら学校，勤労者だったら職場，地域在宅高齢者であれば老人クラブの集会施設など，どのような場が対象者にとって参加しやすいか，行動変容を促す学習ができる場かを考える．そして，対象者人数，学習形態，内容を決定し，どのような設備や部屋(大きさ)が最適かを考え，部屋の準備を行う．

e) 予算の確保

いかなる栄養教育の実施においても予算は必要である．すでに予算が決定しており，その範囲内で計画を立てる場合もある．また，新たな予算確保が必要な場合は，計画，実施，評価，見直し・改善にかかるすべてのコストをあらかじめ見積もり，予算を立て，資金調達のめどを立てる．予算の費目は，組織やプロジェクトにより異なるが，一般的な費目とその内容の例を以下に示す．

謝金：講演会の講師料，アセスメントのための調査協力者への謝金，等
人件費：栄養教育の実施に伴うアルバイト雇用賃金，等
賃借料：パソコンやプロジェクターの賃貸料，会場借料，等
消耗品：文具，試食用食材料費，等
通信運搬費：案内や資料の郵送費，教材の運搬費，等
旅費：実施場所への移動交通費，打合わせに係る交通費，等
設備費：個人情報に関わるデータなど保管専用パソコン購入費，等
その他：印刷費，栄養教育の部分的(たとえば食事調査)な委託費，等

f) 教材の選択と作成

学習目標をより効果的に達成するための手段として，**教材**が用いられる．

表1-7 ● 教材の種類と特徴

対象者	教材の種類	例	特　徴	活用時の注意
集　団	映像媒体	映画，ビデオ	現実的な実感がわく	終了するまで一方的な教育になる
		コンピュータディスプレイ（パワーポイント等）	動きや音声を入れることが可能であり，直前まで修正が可能である	室内を暗くしなくてはならない
		パネル	街中での普及活動等に活用しやすい	目をひくフレーズやデザインを考える必要がある
	演　劇	紙芝居，人形劇，エプロンシアター，歌，踊り	子どもへの教育に適している	楽しかっただけにならないよう，終了後に学習目標，行動目標を確認する必要がある
集団・個人	展示物，掲示	写真	いつでも活用でき，理解しやすい	目的が明確に表現された写真でなければならない
		食品カード	食品をイメージしやすい．しかし，平面的表現であるため量的把握には限界がある	調理担当者でない者への教育には理解困難になる可能性がある
		食品模型	食品や料理の量の把握，組み合わせの教育に効果的である	写真に比べて持ち運びしにくい
		料理や食品の実物	一目瞭然で理解しやすい	学習時ごとに教材の作成が必要である
		カレンダー，卓上メモ	自然に目に入る	目をひくフレーズやデザインを考える必要がある
	印刷物	ポスター パンフレット リーフレット	教育テーマごとに作成することが多い	多くの情報を盛り込みすぎると活用しにくい
	通　信	電子メール，インターネット（SNS・アプリなど）	学習者の時間の都合に合わせて活用できる	スマートフォン・タブレット等の機器と活用スキルをもっていない者には不適である
		電話，Web会議システム		時間の調整が必要である

教材は狭義には視聴覚教材や読む教材をさし，広義には教育の基礎資料となる内容および言語による表現活動が含まれる．栄養教育においては，一般的に後者の意味で用いられる．**表1-7**に主な教材の種類と特徴を示した．

教材作成時に他の出版物やWebサイト等から情報を引用する際は，必ず出典を入れなければならない．また，イラストや写真などの画像の使用についても，著作権を確認する必要がある．

g) 学習形態の選択

学習形態は，講義形式（講演，シンポジウム，パネルディスカッション等），討論形式（ラウンドテーブルディスカッション等），個別相談形式（個別栄養相談等）の大きく3つに分類される（**図1-5**）．対象者の人数と学習目標に合わせて，有効な学習形態を選択する．

講義形式は，多くの人にいっせいに情報伝達ができ，時間的に効率のよい学習形態である．討議形式では，グループダイナミクスを活用し，対象者同士の情報交換や意見交換によって対象者個人の意思決定を導くことができ

対象者の規模	種　類	概　要
集　団	**講義** 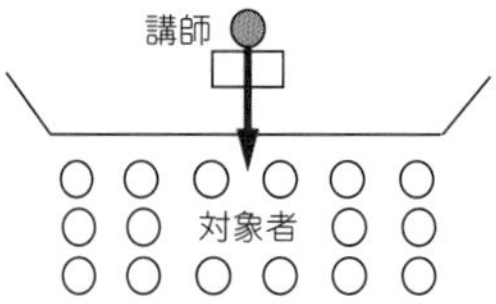	ある課題について講師が対象者に対し講演する．対象者の共通課題を解決するために専門的な知識を分かりやすく講義，解説することにより，多数の対象者に内容を情報提供できる．
	シンポジウム 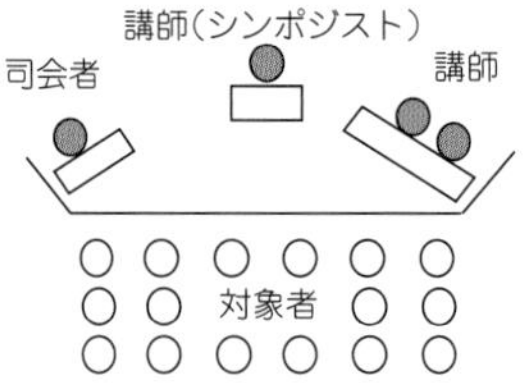	同一の課題について，2人以上の意見の異なる専門家が講師（シンポジスト）となり，異なった面が現れるようにおのおの意見を述べる．その後，対象者または司会者が質問し，講演者がこれに答え，討論する問題について，対象者の前で意見を交す．取り上げた課題についての多面的な意見がでることにより，対象者は自身の意見，立場を考えることができる．
	パネルディスカッション 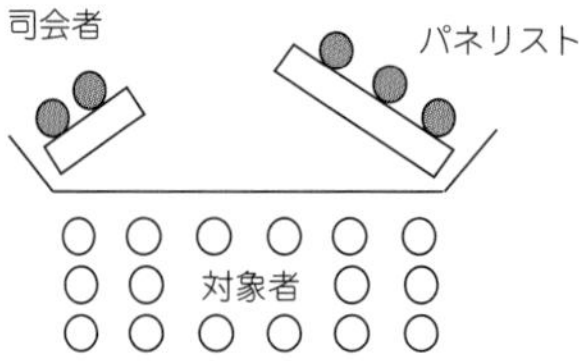	司会者の進行により，ある課題について異なる専門や意見をもった複数（3人以上）の討論者によって，公開で討議を行う．討論をまとめたり適切に話題提供を促す司会者をコーディネーターという．パネリストの人選が重要であり，同じ意見の人物を集めてもあまり意味がなく，互いに別の観点から考察できる人物を選ぶ必要がある．対象者は自己と類似したパネリストによりモデリングができる．
	バズセッション 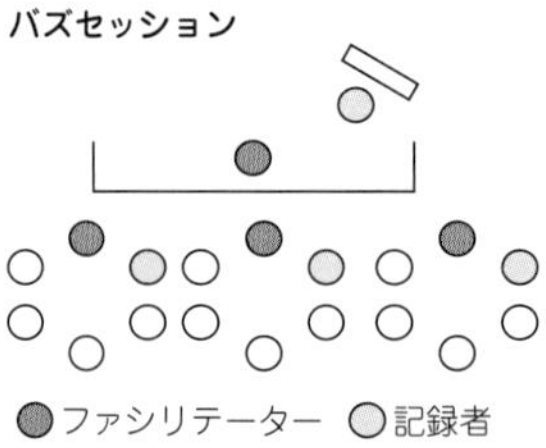	多くの人が参加する学習形態では，一人ひとり発言をするのが難しい．バズセッションでは，参加者を小グループに分け，各グループで議論し，グループの意見を全体で共有するため，全員が発言できる．バズは，蜂がブンブンと飛ぶ音から来ている．同じ形態で，1グループ6人で6分間話し合う方法は6・6式討議法と呼ばれる．
小集団	**ラウンドテーブルディスカッション** 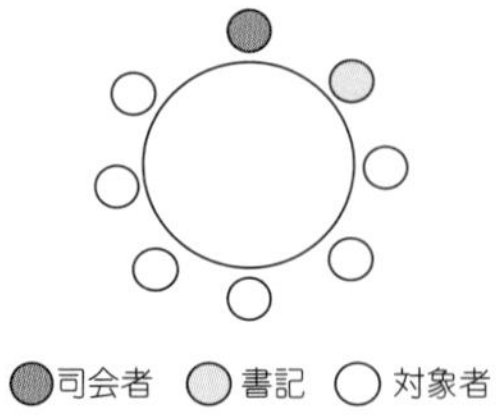	自分の抱える課題を他の人とのコミュニケーションを通じてその解決策を探す．参加者同士の顔がみえるように円形に座り，課題の説明→問題提起→討議の順に進行する．司会者は全員が討論に参加できるようなコミュニケーションを促す．グループダイナミクスにより，課題や解決策についての新たな発見があることもある．最後に司会者が結論をまとめる．
	ワークショップ	参加者が主体的に参加する体験を伴う学習方法．受け身で聞くだけでなく，たとえば，参加者が課題に取り組み，その体験を話し合ったりするなど，能動的に関わることを特徴とする．
	ブレインストーミング	1つの課題に対して，自由に参加者が意見を出す学習方法．参加者の自由な発想が新たな発見につながり，それが学びとなる．

図1-5 ● 栄養教育の学習形態および学習方法

対象者の規模	種　類	概　要
個　人	個別栄養相談 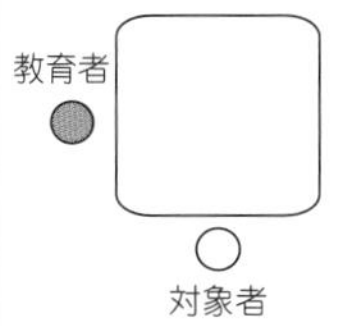	対象者は個人の栄養課題について，教育者との面接によって解決策を考える．対象者が安心して話せる場面を提供し，対象者自身の食事・食生活習慣，生活環境等の特性を踏まえ，具体的な行動変容を促すための意思決定を行う．
個人・集団	eラーニングによる栄養相談 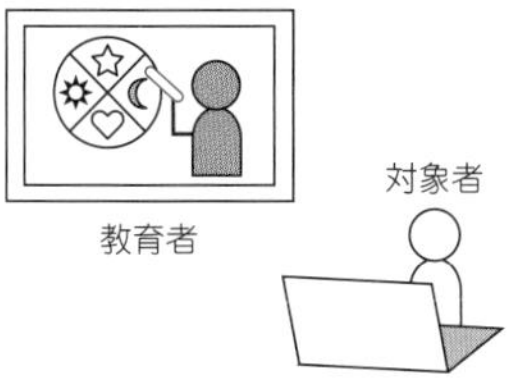	情報通信技術（ICT）を用いて行う遠隔学習である．対面型での教育者と対象者の関係とは異なる特徴がある．よい点は，対象者が教育者と同時間，同一場所にいる必要がなく，効率的に自己学習を遂行できる．よくない点は，対象者が質疑などを行いにくい，教育者は対象者の状況を把握しにくいなどがある．なお，集団でのアクティブラーニング（双方向の学習）も可能である．

図1-5 ● 栄養教育の学習形態および学習方法（つづき）

る．個別相談形式は，教育者と対象者の密なやりとりにより，対象者の個別性に対応して，主体的な意思決定を導く方法である．個別相談形式には，管理栄養士が相談を行う方法がある．その他，インターネット等の情報技術を用いて行う遠隔学習（たとえば，eラーニング[注]）がある．対象者は，教育者と同時間，同一場所にいなくても自己学習を行うことができる．

eラーニング

Electronic learningの略で，情報技術（Webサイト，電子メール等）を用いて行う学習をさす．対象者は自分の都合のよい時に学習できるというメリットがある．

h）実施者の決定とトレーニング

栄養教育の計画，実施，評価，見直し・改善のそれぞれの過程における専門的知識，技術が必要である．栄養教育の企画者と実施者が異なる場合もある．その場合，実施者には，栄養教育の目標や方法の十分な理解と，それを実現する能力確保のために，トレーニングが必要である．トレーニングでは，栄養・健康分野の専門的知識・スキル，対象者とのコミュニケーション技術，プレゼンテーション技術だけでなく，効果的な教材の作成・選択，適切な場の設営準備，器材の操作，評価データの収集作業など，実施者が果たすべき役割と必要な技術を理解し，円滑な実施に備えることが重要となる．

たとえば，A市において複数の小学校で栄養教育プログラムを同時に実施する場合，すべての学校の教育実施者がプログラムの目標や指導方法について共通の理解をもち，全児童に同じように授業を実施するためにトレーニング行う，などの例がある．

3）実施（Do）

❶経過評価と学習プログラムの見直し

実施（Do）では，計画どおりプログラムが進んでいるか，経過評価を行いながらプログラムを実施する．経過評価の結果，プログラムの修正が必要な

表1-8 ● 学習者とよりよいコミュニケーションをとるために考慮すること

項　目	内　容
1　コミュニケーションの情報源，発信源	●その情報は信頼できる内容であるか ●魅力的な内容，表現であるか ●共感できる内容であるか
2　メッセージ	●具体的，実践的行動を促すメッセージであるか ●メッセージを効果的に伝える声の大きさ，視線，姿勢，身ぶりなどの非言語的コミュニケーションにも配慮されているか
3　チャネル[注]	講演，シンポジウム，グループワーク，ポスターなど，どのようなチャネルを使って情報発信するのか
4　学習者	●メッセージ内容を分析し，自身の状況に合わせて応用する技術をどの程度もっているか ●学習者の生活状況，社会的役割・立場はどのようなものか

チャネル

情報を伝達する経路，すなわち手段や媒体のこと．対象者がアクセスしやすいチャネルを選択して情報を提供することが，効果的なコミュニケーションのために重要である．

表1-9 ● よりよいプレゼンテーションにするために検討すること

項　目	内　容
1　目　的	何のためにプレゼンテーションを行うのか
2　テーマの設定	目的を達成するためにどのようなテーマで表現するか
3　学習者の確認	●どのような人が聞くのか ●時間内に何を発表するのか
4　内容の検討	学習者になじみのある言葉を使い，事例，順序立て，まとめ，などを考慮した説明になっているか
5　表現方法の検討	パワーポイント，ビデオ，写真，など，何を活用するのか
6　場の設定	学習者の人数，学習形態，内容により，どのような部屋（大きさ）が最適なのか

（Contento IR：Communicating effectively in group setting, Nutrition Education, Linking research, theory, and practice. 2nd ed, Jones & Bartlett, 2011 より）

場合，プログラム途中であっても変更が可能なら計画を見直す．

❷コミュニケーション技術

栄養教育においては，「何をどのくらい食べれば健康を維持・改善できるのか」と「適切な食事を実現するためにどのような工夫が必要なのか」の両者の情報を学者に伝えることが必要である．対象者とよりよいコミュニケーション[注]をとるために考慮すべきポイントを**表1-8**にまとめた．

コミュニケーション

言葉や文字のほか，身ぶりなどで情報を伝達することである．コミュニケーションは，自分のことを相手に理解してもらうと同時に，相手のことを理解することである．

❸プレゼンテーション技術

よいプレゼンテーション[注]とは，方法，内容が目的に向かって一貫しているものである．プレゼンテーションを行うことで「誰にどうしてもらいたいのか」を明らかにすることである．よりよいプレゼンテーションのためのポイントを**表1-9**にまとめた．

プレゼンテーション

自分のもっている考えや知識，技術を，主に集団に対して正しく伝える行為をいう．

4) 評価 (Check)

❶評価の目的

栄養教育により目標がどの程度達成されたかを確認し，プログラムの有効性を評価する．評価の方法と内容は，計画時に検討し決定しておかなければならない．その際，誰が何のために評価するのかによって，評価の目的は異なる．

たとえば，栄養教育の企画責任者は，アセスメント結果から導かれた学習目標，優先された行動目標が適切であったかに関心があるかもしれない．実施者は，学習プログラムが計画どおりに実施されたか (経過評価) に関心があるかもしれない．また，財務担当者は，実施した栄養教育の費用対効果 (経済評価) に関心があるだろう．適切な方法で評価を繰り返すことにより，どのような栄養教育が，どのような対象者に，どのように影響を与えるかの根拠が蓄積され，効果的な栄養教育の理論構築につながる．

評価には，企画評価，経過評価，影響評価，結果 (アウトカム) 評価，経済評価がある．企画，経過を含めた評価を**形成的評価**[注]，影響評価と結果評価を含めた評価を**総括的評価**[注]ともいう．さらに，それらすべての評価を包括した評価を**総合的評価**[注]という (図1-2参照)．

より客観的な評価とするためには，プログラム計画や実施に関わらない外部評価者が行うことが望ましいとされ，評価専門の委員会が設置されることもある．栄養教育の評価を企画者や実施者が行う場合には，評価基準を適切に設定し，評価方法を適切に行うことにより客観性が保障される．

形成的評価

形成的評価は，開発されたプログラムの妥当性を評価するものであり，プログラムが始まる前の企画の段階 (例：スタッフの知識とスキル) とプログラム実施中のプロセス評価 (例：参加者の満足度) が含まれる．

総括的評価と総合的評価

総括的評価は，英語で summative evaluation と呼ばれるように，対象者の変化である影響評価と結果評価を要約 (summary) した評価のことである．一方，総合的評価 (comprehensive evaluation) は，企画評価などすべての評価を含むものをいう．

❷企画評価

栄養教育の計画が適切に立てられていたかを評価する．個人，環境要因のアセスメントにより対象者の問題行動，優先課題を適正に把握できたか，また教材作成，実施者トレーニング等は適正に行えたかなど，栄養教育プログラムの企画に関する評価である．

❸経過評価

栄養教育の目標がどの程度達成されたのかに対し，その変化がどのようにして起こったか，あるいは起こらなかったのかをみるために経過評価を行う．学習プログラムは計画どおり実施されたか，参加者はプログラム内容を理解し，満足していたかを把握し，課題や改善点を明らかにすることである．たとえば，教育の場面では，対象者の関心や理解状況に応じて学習のペースを遅くすることもありうる．また，対象者同士のコミュニケーション，グループダイナミクスにより，プログラムが計画どおりに終わらないこともある．プログラムの進行に影響を及ぼす要因として，教育者，対象者，学習形態，教材，実施の場所，実施時期等が考えられる．計画どおりに進まない場合，どのような要因が関与しているのかを検討し，その方策を考える必要がある．

❹影響評価

教育により比較的短期的に生じる効果を測定する．栄養教育のプログラムの実施によって，個人・集団の学習目標，行動目標は達成されたか，環境目標は達成されたかを評価する．

❺結果（アウトカム）評価

結果評価とは，プログラム学習後，最終的に達成をねらった目標がどの程度，達成されたのかの評価である．栄養状態および健康状況が改善したのか，QOLの向上がみられるかを評価する．

❻総合的評価

上記の各評価は，いずれもマネジメントサイクルのそれぞれの段階に焦点を当てており，評価結果の相互関係にはあまり触れられない．しかし，全体を評価するためには，複数の評価結果を総合して行うことが重要となる．総合的評価は，上記の企画評価，経過評価，影響評価，結果評価などから，多面的に総合的に行う評価のことである．

評価においては，影響評価や結果評価が中心となりやすいが，これらの評価結果の考察や評価結果を踏まえてプログラムの改善を行うためには，企画評価や経過評価の結果との関係を検討することが不可欠である．効果が認められなかった理由として，目的が絞れていなかった，対象者が的確でなかった，プログラムが時間不足で十分に行われなかった，学習形態が適切でなかったなど，さまざまな要因が考えられる．これらの要因や理由を明らかにするためには，多面的な評価が必要である．

❼経済評価

保健医療資源の効率的分配，運用が問題とされるなかで，投入した資源（費用）に対してどの程度の効果があったのかが問われている．経済評価とは，プログラムの費用と結果をともに検討するものである．

a）費用効果

複数の教育方法を用いた時に，ある一定の効果をえるために必要な費用が各方法でどの程度異なるかを比較する方法．

体重減量プログラムの場合：体重1kgを減らすのにかかった費用

b）費用効用

費用効果分析の効果の代わりに，個人あるいは社会がある結果に対してもつ望ましさ（効用）を用いる方法．

効用の代表的な指標：質を調整した生存年数（quality-adjusted life year：QALY）

c）費用便益

栄養教育プログラムの効果（便益）を金額で表し，実施に要した費用を差し引いて求める方法．

便益の代表的な指標：生産性損失（生産性便益）や医療費（医療費便益）が

どれぐらい抑制されたか

5) 見直し・改善（Act）

適切な時期に評価結果を関係者に戻し，プログラムの見直し・改善を行うことは，評価の目的からしても重要である．企画や実施の途中の経過評価，形成的評価の際，速やかにその評価結果を関係者に伝える．

栄養教育の関係者が必ずしも評価や教育の専門家とは限らないので，相手の特性に合わせて分かりやすく伝えることも重要である．また，好ましい結果だけでなく，好ましくない結果や課題についても，関係者に報告すべきである．それが，次への見直し・改善につながるからである．

COLUMN

栄養教育の評価のための介入デザイン

評価は，教育実施の前に誰が，いつ，何について，どのように行うかを，明らかにしておく．実践現場では，教育の前後で対象者のアセスメントを比較する前後デザインが用いられるが，より精度の高い評価を行うためには，可能であれば，実験デザイン（平行法），実験デザイン（交差法），準実験デザインといった介入デザイン（**下図**）を設定する．

実験デザイン（平行法）は，同一基本的属性の対象者で構成された，教育介入群と教育しない対照群を無作為に割り付ける．もっとも妥当性の高いデザインである．

実験デザイン（交差法）は，上記のデザインと同じであるが，対照群にも評価終了後に，同じ教育介入を行う．このことにより，対照群への倫理的配慮が担保される．

いずれの実験デザインでも，同一基本的属性の対象者で構成された，教育介入群と教育しない対照群を無作為に割り付ける．

準実験デザインは，同一基本的属性の集団を，教育介入群と教育を実施しない比較群に設定する．対象者の選択バイアスによる差異が生じる．

前後比較デザインは，教育介入群のみ設定し，教育介入の前後で比較する．しかし，前後の変化を，教育介入の効果と判定することが困難になる．

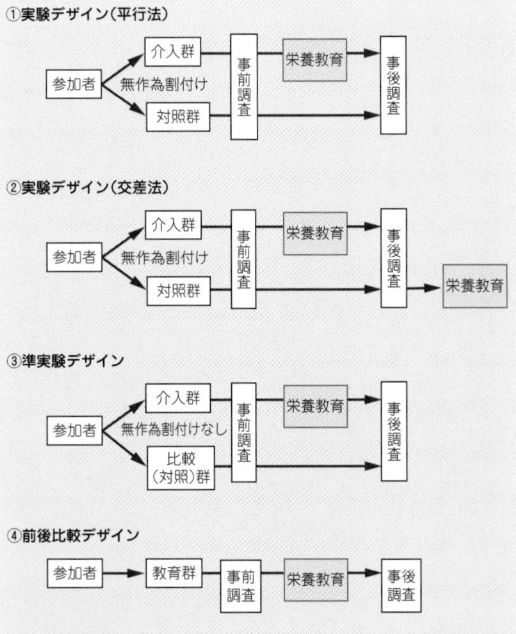

栄養教育の介入デザイン

COLUMN

NCP：Nutrition Care Process（栄養ケアプロセス）

NCPとは，栄養管理プロセスともいい，栄養管理の国際標準的なマネジメントシステムのことである．米国栄養士会が作成・提案し，2008年第15回国際栄養士会議（横浜）において，各国における普及が合意され，日本では日本栄養士会を中心に普及活動が行われている．

NCPは従来栄養管理に用いられていた栄養ケア・マネジメントと類似する点が多いが，「栄養診断」が加わったことが特徴的な点である．そして，栄養診断をする際，統一された用語を用いることも重要な点である．統一用語は，「栄養管理プロセス　第2版」（2021年，第一出版　第2版）に掲載されている．

NCPは4つのプロセスで構成される．

1．栄養評価

栄養評価では，対象者から栄養診断を行うためのデータを収集する．収集するデータは，臨床栄養の現場で用いられるPOS（Problem Oriented System）のSOAP形式のS（Subjective data．主観的データ）とO（Objective data．客観的データ）に相当する．ここには，食物・栄養関連の履歴（栄養素摂取量や食生活に対する知識・信念等），身体計測，生化学データ，身体所見，既往歴が含まれる．

2．栄養診断

栄養診断は，栄養評価より得られたデータから行う．まず，① 栄養評価の結果から課題を抽出する．次に，② 対象者の現在の摂取栄養素量と必要な栄養素量を比較し，栄養素ごとの評価を行う．そのうえで，③ 栄養評価の結果と摂取栄養素量の過不足の関係性を明確にする．そして，④ その根本的な原因を明らかにする．最後に，総合的に ⑤ 栄養診断を行い，⑥ 栄養介入計画を考える．

栄養診断は，摂取量（Nutrition Intake：NI），臨床栄養（Nutrition Clinical：NC），行動と生活環境（Nutrition Behavior/environmental：NB），その他の栄養（Nutrition Other：NO）の4領域に分けられており，それぞれの領域で診断名が統一されている．そして，その栄養診断の根拠をPESで報告する．PESとは，それぞれProblem or nutrition diagnosis label（課題），Etiology（病因/原因），Sign/Symptoms（症状/実態）をさし，PESによる報告は「栄養評価の結果，対象者に○○がみられることから（S），○○による（E），○○（P）と診断する」といった記載になる（**右図**）．

3．栄養介入（計画と実施）

栄養介入（計画と実施）は，栄養診断の結果に基づき，計画・実施する．介入には，Mx（Monitoring plan；モニタリング計画），Rx（Therapeutic plan；栄養治療計画），Ex（Educational plan；栄養教育計画）に分けられる．Mxでモニタリングする項目は，PES報告のS（症状/実態）であり，RxとExは，E（病因/原因）に基づいて実施される．

4．栄養モニタリング・評価（判定）

栄養モニタリング・評価は，Plan-Do-Check-Act（PDCA）サイクルのCheckとActに相当する．栄養介入の過程で，常に対象者の症状をモニタリングし，定期的な評価を行い，再度栄養診断を行う．

NCPは，臨床栄養の場だけでなく，行政，学校，介護など，栄養の介入が必要な場面すべてで応用できる．対象が集団となる場合，栄養診断のS（症状/実態）は，対象者の割合（%）（例：肥満者の割合30%）で示す．行政では従来，地域診断という言葉が使われていたプロセスが栄養診断である．

NCPを，栄養教育マネジメントサイクル（図1-2）にあてはめて考えると，NCPの「栄養評価」「栄養診断」および「栄養介入」の計画までが，栄養教育マネジメントの計画（Plan）に相当する．そして，NCPの「栄養介入」の実施が栄養教育マネジメントの実施（Do）に当たり，「栄養モニタリングと評価」が栄養教育マネジメントの評価（Check）と見直し・改善（Act）になる．NCPは，臨床栄養の場だけでなく，行政，学校，介護など，栄養の介入が必要な場面への応用が試みられている．

<栄養診断>

NI-1.2　エネルギー摂取量不足	
エネルギー摂取量が推定必要量と比較し少なく，体重減少がみられる．また，「食べにくい」という発言があることから．	S
食欲不振による	E
エネルギー摂取量不足と診断する	P

↓（栄養診断に基づき，介入を計画）

<栄養介入計画>

・食事摂取量，・体重，・嗜好（主にSに基づく）	Mx
・食形態および患者嗜好の検討（主にEに基づく）	Rx

NI：Nutrition Intake（栄養摂取量）栄養診断の3領域の1つである．栄養診断では用語が統一されており，3つの領域の頭文字と番号が決められている．
対象が集団となる場合，栄養診断のS（症状/実態）は，対象者の割合（%）（例：肥満者の割合30%）で示す．

栄養診断のPES報告と介入計画　例

Chapter 2

多様な場における栄養教育の実践

学修到達ポイント

- 対象者の発達段階，ライフスタイルや食生活の特徴を踏まえた栄養教育のポイントを理解する．
- 対象者の特徴に加え，栄養教育を実施する場を考慮し，行動科学の理論・モデルを用いて，栄養教育マネジメントサイクルに沿ったプログラムを作成することができる．

栄養教育の対象者は，すべてのライフステージであり，栄養教育は多様な場で実施される．これらの栄養教育の実施においては，対象者の特徴に加え，実施する場も考慮する必要がある．行動変容を促すために行動科学の理論・モデルを用い，栄養教育マネジメントサイクルに沿った計画を作成し，実施することが求められる．

1. 幼稚園・保育所・認定こども園における栄養教育

1) 幼稚園・保育所・認定こども園における栄養教育の特徴

幼稚園・保育所・認定こども園[注]（以下，これら3種の施設を総称して「各園」とする）の子どもを対象とした栄養教育では，継続的に長期にまたがる場の設定ができる．特に保育所や認定こども園の在園期間は，最長で生後57日から小学校に就学するまでの約6年間となり，子どもの一生にとってかけがえのないものとなる．継続的・計画的な栄養教育を実施するためには，教育・保育の体系と整合性をもたせることが重要である．

栄養教育に関わる管理栄養士には，まず各園の制度や政策の仕組みを理解することが求められる．そして，子どもや保護者の社会環境の構造を把握するとともに，管理栄養士を含めた職員配置等の人的環境や，調理室等の物的環境を規定する制度も理解しなければならない．子どもの食の育ちをどのように保障するか，生態学的システム理論[注]を踏まえて栄養教育を進めていくべきであり，アセスメントの段階から重視していく．

認定こども園

幼稚園と保育所の機能を合わせもつ施設で，幼保連携型，幼稚園型，保育所型，地域裁量型の4タイプがある．2015年以降，幼保一元化のため拡充されたのが幼保連携型認定こども園である．

保育所と保育園

「保育所」は児童福祉法で定義されている児童福祉施設のことをさす．「保育園」は法人が使用する名称に使われることが多いが，「保育所」と「保育園」には明確な違いはなく，どちらを用いても構わない．

生態学的システム理論

発達心理学者のブロンフェンブレンナー(Bronfenbrenner U)の理論．人の発達を何らかの普遍的な要素で説明するのではなく，人と環境がそれぞれに変化し続けながら，直接的・間接的に相互作用し合うシステムのなかで複雑に規定されるものとして説明した．個人が直接関わるマイクロシステム(例：家庭や園)，個人が関わる複数の場が相互作用するメゾシステム(例：家庭と園のつながり)，個人に間接的に影響するエクソシステム(例：親の職場)，個人の文化や信念的影響をもたらすマクロシステム(例：日本文化)の4種類があり，これらのシステム同士が影響し合うと捉えている．

施設の設置主体と運営主体

保育所や認定子ども園は，設置主体と運営主体が同一の場合もあれば，公設民営，すなわち設置は自治体，運営は社会福祉法人などの民間といったように異なる場合もある．一方，幼稚園は設置者管理主義であるため，設置主体と運営主体は同一である．

❶各園に関する制度・政策

少子化の影響で廃園が相次ぐ幼稚園と，待機児童がなくならない保育所の両方の問題を解決するべく，幼稚園と保育所の一元化を図ろうとする政策が幼保一元化である．2012(平成24)年に子ども・子育て関連3法[注]が成立，2015年4月から施行されたことにより，各園における現在の制度や組織形態が整えられた(**図2-1**)．

現在，幼稚園等の「施設型給付」に，小規模保育・家庭的保育等の「地域型保育給付」も加わり，実に多様な施設・事業の形態が揃い，子育て世代のニーズに沿った選択が可能となっている．こうした制度の変化により，**表2-1**に示すとおり，幼稚園は幼保連携型認定こども園や幼稚園型認定こども園に移行する施設があり，減少傾向である．保育所は新設する施設がある一方で，地方を中心に幼保連携型認定こども園への移行もみられる．幼保連携型認定子ども園は，従来の幼稚園・保育所から新たに乳幼児の教育・保育を行う施設として模様替えした施設が多く，2019年4月現在で7,208施設にのぼる(表2-1)．全体では，地域型保育事業や無認可の施設を除いて，この10年間に各園の総数は約4,000施設増加した．

子ども・子育て関連3法に基づく子ども・子育て支援[注]新制度では，乳幼児とその保護者は1号認定から3号認定までの保育の必要性が認定され，それに応じた教育・保育が実施されることとなった(p24欄外「保育の必要性の認定」参照)．

栄養教育との関わりでみると，幼稚園から幼保連携型認定こども園に移行した施設では，食事提供の対象が3歳以上の幼稚園児から0歳児に広がったため，授乳や離乳食の提供をしなくてはならなくなったり，食事を提供していなかった園が100食以上の食事を提供するようになったりするケースがある．園の仕組みが変わったことで，保健所等から助言を受けながら，栄養管理の仕組みを一から整備していく必要性が生じた事例もあった．

❷各園における教育・保育の目的と栄養教育(食育)

各園では根拠法が異なる(**表2-2**)．幼稚園は文部科学省が所管し，「学校教育法」を根拠法とする幼稚園教育要領に基づき，学校教育を実施している．保育所は厚生労働省が所管し，「児童福祉法」を根拠法とする保育所保育指

COLUMN

幼保一元化とは？

就学前の保育施設として二元的に扱われてきた幼稚園と保育所を，1つの制度に統一することをさす．2006年に創設された認定こども園は幼稚園と保育所の両方の認可をとらなくてはならなかったため，幼稚園や保育所から認定こども園への移行はなかなか進まなかった．しかし，消費税の増税を財源にした子ども・子育て関連3法の導入により二重行政が解消され，認定こども園として1つの認可を受ければよいことになった．財政措置についても，従来の幼稚園は私学補助，保育所は保育所運営費を中心に支給されていたものが変更され，保育所，幼稚園，認定こども園ともに「施設型給付」として一本化された．

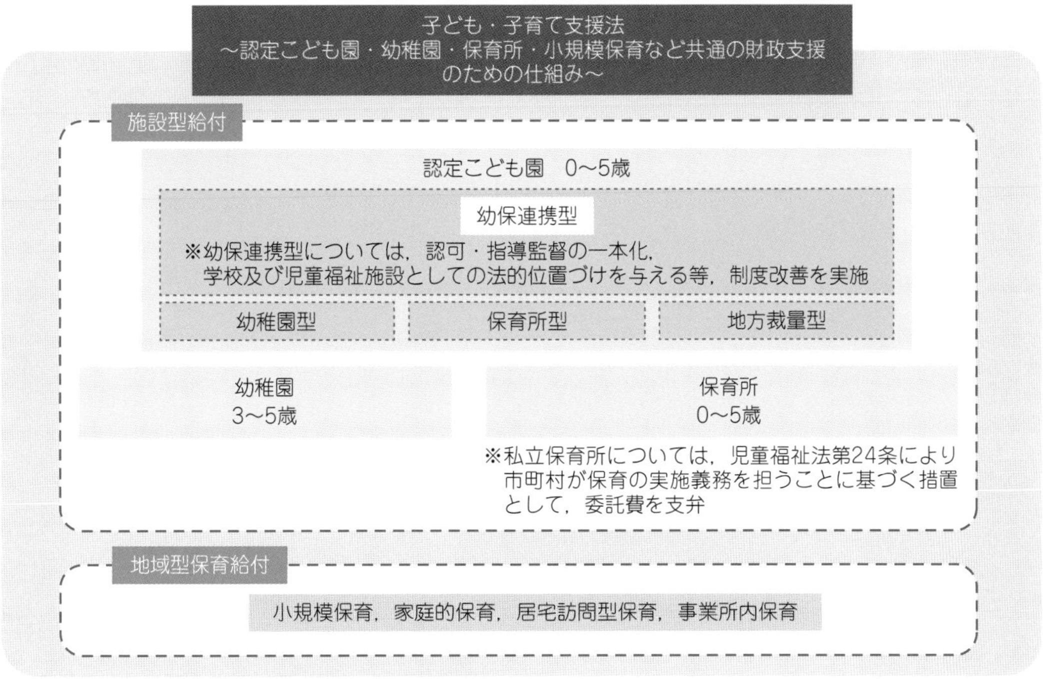

図2-1 ● 子どものための教育・保育の構造

（内閣府，文部科学省，厚生労働省：子ども・子育て関連3法について．2013より）

子ども・子育て関連3法

「子ども・子育て支援法」「就学前の子どもに関する教育，保育等の総合的な提供の推進に関する法律の一部を改正する法律（認定こども園法）」「子ども・子育て支援法及び就学前の子どもに関する教育，保育等の総合的な提供の推進に関する法律の一部を改正する法律の施行に伴う関係法律の整備等に関する法律」の3つの法律の総称．

表2-1 ● 各園の数

年　度	幼稚園	保育所※	認定こども園	計
1998	14,603	22,327		36,930
2003	14,174	22,391		36,565
2008	13,626	22,909	229	36,764
2013	13,043	24,038	1,099	38,180
2014	12,905	24,425	1,360	38,690
2015	11,674	23,533	2,836	38,043
2016	11,252	23,447	4,001	38,700
2017	10,878	23,410	5,081	39,369
2018	10,474	23,524	6,160	40,158
2019	10,070	23,573	7,208	40,851

※2015年以降も認定こども園・地域型保育事業を除く．

（文部科学省：学校基本調査，厚生労働省：保育所関連状況取りまとめ，内閣府：認定こども園に関する状況について，をもとに作成）

針に基づいて養護と教育を一体化した保育を展開する．一方，認定こども園の4つのタイプのうちの幼保連携型認定こども園は，「就学前の子どもに関する教育，保育等の総合的な提供の推進に関する法律」を根拠法とする幼保連携型教育・保育要領に基づき，教育・保育を実施する．2017（平成29）年，幼稚園教育要領，保育所保育指針，幼保連携型認定こども園教育・保育要領

子育て支援

子どもの健全育成をめざし，身近な地域や社会全体が家庭にとってよりよい子育て環境となるよう，あるいはこれから親になっていく次世代が安心して子育てをする社会環境が実現されるよう，家庭以外の私的，公的，社会的機能が子育ての営みや養育機能に対して支援的に働きかけていく営み．

保育の必要性の認定

保育の必要性は，市町村が保護者の申請を受け，客観的な基準に基づいて認定される．その基準とは，①「事由」（保護者の就労，疾病など），②「区分」（保育標準時間，保育短時間の2区分．保育必要量）である．幼稚園には1号認定の児童が，保育所には3号認定の3歳未満児と，2号認定の3歳以上児が在園する．幼保連携型認定こども園には3号認定の3未満児，3歳以上児の1号認定の児童と，2号認定の児童が混在する．

表2-2 ● 各園の制度

	幼稚園	保育所	幼保連携型認定こども園
所　管	文部科学省	厚生労働省	内閣府・文部科学省・厚生労働省
施設区分	学校	児童福祉施設	学校＋児童福祉施設
根拠法令	学校教育法	児童福祉法	就学前の子どもに関する教育，保育等の総合的な提供の推進に関する法律
目　的	（第22条） 幼稚園は，義務教育及びその後の教育の基礎を培うものとして，幼児を保育し，幼児の健やかな成長のために適当な環境を与えて，その心身の発達を助長することを目的とする	（第39条） ● 保育を必要とする乳児・幼児を日々保護者の下から通わせて保育を行うこと ● 特に必要があるときは，保育を必要とするその他の児童を日々保護者の下から通わせて保育することができる	（第2条） ● 義務教育及びその後の教育の基礎を培うものとしての満3歳以上の子どもに対する教育並びに保育を必要とする子どもに対する保育を一体的に行い，これらの子どもの健やかな成長が図られるよう適当な環境を与えて，その心身の発達を助長する ● 保護者に対する子育ての支援を行うこと
対象児	満3歳以上就学前の幼児	0歳から就学前の保育を必要とする児童	0歳から就学前の保育を必要とする児童
教育・保育内容の基準	幼稚園教育要領〔平成29（2017）年改訂〕	保育所保育指針〔平成29（2017）年改定〕	幼保連携型認定こども園教育・保育要領〔平成29（2017）年改訂〕

（各根拠法令をもとに作成）

の改訂が同時に進められ，整合性をもったものとなった．

「栄養教育」という用語は上記の法律や要領・指針にはなく，「食育」という用語が用いられている．このことから，本項では以下，栄養教育に代わって食育の用語を用いる．

2005（平成17）年6月の食育基本法の公布以降，2008（平成20）年告示の幼稚園教育要領，保育所保育指針，2014（平成26）年告示の幼保連携型認定こども園教育・保育要領に初めて「食育の推進」という節が設けられ，2017（平成29）年告示の指針・要領にも引き継がれた．保育所については，食育基本法の公布に先駆け，2004（平成16）年3月に「楽しく食べる子どもに～保育所における食育に関する指針」[注]が通知され，各園の創意工夫のもとで，食育が展開されてきている．

保育所における食育に関する指針

乳幼児期からの食育の重要性が高まり，2004年に厚生労働省によって策定された．楽しく食べる子どもを育成することを目的として，年齢別に食育のねらいや内容が示されている．

❸幼稚園・保育所・認定こども園の特性を生かした食育

各園における食育は，①乳幼児自身の食の育ち（発達）を支えることを目標とした教育・保育活動と，②子育ての支援の観点から保護者を対象とした養育力の向上を目標とした活動，の両面から成り立っている．

したがって，小学校以上のように教科カリキュラムと連動して食育を実施

表2-3 ● 保育所保育指針における食育の推進

第3章　健康及び安全　2 食育の推進
（1）保育所の特性を生かした食育
ア 保育所における食育は，健康な生活の基本としての「食を営む力」の育成に向け，その基礎を培うことを目標とすること．
イ 子どもが生活と遊びの中で，意欲をもって食に関わる体験を積み重ね，食べることを楽しみ，食事を楽しみ合う子どもに成長していくことを期待するものであること．
ウ 乳幼児期にふさわしい食生活が展開され，適切な援助が行われるよう，食事の提供を含む食育計画を全体的な計画に基づいて作成し，その評価及び改善に努めること．栄養士が配置されている場合は，専門性を生かした対応を図ること．
（2）食育の環境の整備等
ア 子どもが自らの感覚や体験を通して，自然の恵みとしての食材や食の循環・環境への意識，調理する人への感謝の気持ちが育つように，子どもと調理員等との関わりや，調理室など食に関わる保育環境に配慮すること．
イ 保護者や地域の多様な関係者との連携及び協働の下で，食に関する取組が進められること．また，市町村の支援の下に，地域の関係機関等との日常的な連携を図り，必要な協力が得られるよう努めること．
ウ 体調不良，食物アレルギー，障害のある子どもなど，一人一人の子どもの心身の状態等に応じ，嘱託医，かかりつけ医等の指示や協力の下に適切に対応すること．栄養士が配置されている場合は，専門性を生かした対応を図ること．

するのではなく，子どもが自ら意欲をもって食に関わる体験を積み重ねていくことを重視した経験カリキュラムとして進める．日々の生活と遊びを通して，食を営む力の育成に向けその基礎を培うということである．

保育所保育指針における食育の推進の内容を**表2-3**に示す．(1)として，保育所等の特性を生かした食育が掲げられている．

a）食育の目標

食育の目標は，「食を営む力」の育成に向け，その基礎を培うことである〔表2-3(1)-ア〕．そのためには，0〜6歳の時期の発達の特性に沿った体験が必要である．たとえば，乳汁を飲む，はじめての食べものに向き合い手を伸ばそうとする，などである．このような，子どもの発達上，当たり前のように考えられる一つひとつの行為の発達が「食を営む力」の基礎となる．

b）食育を通してめざす子ども像

表2-3(1)-イでは，食に関わる体験を通して「食べることを楽しみ，食事を楽しみ合う子ども」という姿が示されている．具体的な内容は，2004年の「楽しく食べる子どもに〜保育所における食育に関する指針」を参照しつつ進めていく．2017年の3指針・要領では，幼児教育から小学校教育への円滑な接続を考慮し，「幼児期の終わりまでに育みたい資質・能力」，すなわち「知識及び技能の基礎」「思考力，判断力，表現力等の基礎」「学びに向かう力，人間性等」を柱に「幼児期の終わりまでに育ってほしい10の姿[注]」が示された(**図2-2**)．食育を通して育っていくことが期待される．

c）食育計画の作成と評価・改善

表2-3(1)-ウでは，保育の全体的な計画と整合性をもった「食育計画の作成と評価・改善」に関する項目が示されている．乳幼児期にふさわしい食生活の展開と適切な援助のための食育計画作成のキーパーソンとして，管理栄養士・栄養士の専門性が期待されている．

幼児期の終わりまでに育ってほしい姿

ねらいや内容に基づく活動全体を通して，資質・能力が育まれている小学校就学前の子どもの具体的な姿．保育者が指導を行う際に考慮するもの．到達目標ではなく，めざす方向を示したものであること，また，それぞれの項目を個別に指導するものではないことに留意が必要である．食に関わる活動も保育活動の一つである．

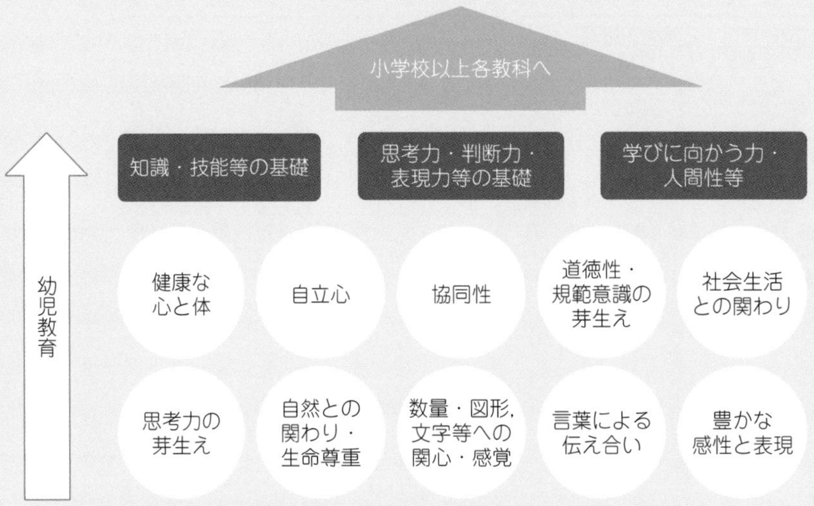

図2-2 ● 幼児教育から小学校教育の接続のために〜幼児期の終わりまでに育ってほしい10の姿
（2017年改訂の幼稚園教育要領，保育所保育指針，幼保連携型教育・保育要領をもとに作成）

2) 対象者とセッティングを考慮した栄養教育のポイント

❶栄養教育の方法

a) 対象者

各園に入所・入園している子どもとその保護者が対象となる．特に，幼保連携型認定子ども園においては，地域の教育・保育機関として，未入園の子どもやその保護者に対して，食を通した支援をすることも役割の一つとなる．

b) 実施者

各園では，教諭・保育士，栄養教諭，管理栄養士・栄養士，調理員，看護師等の専門的な知識・技能をもった職員による計画的で継続的な専門性を生かした支援が可能であり，子どもの食育にとって大きな人的環境となる．ま

COLUMN

管理栄養士・栄養士，栄養教諭の配置状況

保育所や認定こども園の食事提供には根拠法がなく，法令上，管理栄養士や栄養士の配置に関する記述はない．平成30（2018）年社会福祉施設等調査の結果をみると，最新の結果である2018年で保育所等（認定こども園を含む）の栄養士は18,503名となり，1998年の6,506名，2008年6,918名と比較して，ここ10年で3倍近く増加した．

一方，学校の給食は，「学校給食法」に基づいて義務教育諸学校で実施される．学校栄養職員は2019年度で3,379名，「教育職員免許法」に位置づく栄養教諭は2019年5月1日現在で6,488名である．栄養教諭は幼稚園，幼保連携型認定こども園にも置くことができるとなっているが，実際には配置状況は定かではない．管理栄養士・栄養士の配置数は学校より保育所等のほうが多い実態を踏まえ，配置基準の明確化を期待したい．

表2-4 ● 各園の食事の提供に関わる基準

	幼稚園	保育所	幼保連携型認定こども園
基　準	幼稚園設置基準(昭和31年文部省令第32号)	児童福祉施設の設備及び運営の基準(昭和23年厚生省令第63号，令和元年7月31日　改正)	幼保連携型認定こども園の学級の編制，職員，設備及び運営に関する基準(平成26年内閣府・文部科学省・厚生労働省令第1号，令和元年7月31日　改正)
職員配置基準	●園長，教諭，学校医，学校歯科医，学校薬剤師→必置 ●副園長，主幹教諭，指導教諭，養護教諭，**栄養教諭**，事務職員，養護助教諭→任意配置	保育士，嘱託医および**調理員**．調理業務の全部を委託する施設では，調理員を置かないことができる	●園長，保育教諭，学校医，学校歯科医，学校薬剤師，調理員→必置 ●副園長，教頭，主幹保育教諭，指導保育教諭，主幹養護教諭，養護教諭，**主幹栄養教諭**，**栄養教諭**，事務職員，養護助教諭→任意配置
給食施設・調理室の設置	○給食施設を備えるように努めなければならない	**調理室**は必置 ○満3歳以上の幼児に対する食事の提供について，保育所外で調理し搬入する方法(外部搬入)により行う場合は，必要な調理のための加熱，保存等の調理機能を有する設備を備えるものとする	**調理室**は必置 ○満3歳以上の園児に対する食事の提供について，当該幼保連携型認定こども園外で調理し搬入する方法(外部搬入)により行う場合は，必要な調理のための加熱，保存等の調理機能を有する設備を備えるものとする
食事の提供	任意	3歳未満児は義務 ○満3歳以上の幼児に対する食事の提供：当該保育所外で調理し搬入する方法(**外部搬入**)により行うことができる	3歳未満児は義務 ○満3歳以上の幼児に対する食事の提供：当該幼保連携型認定こども園外で調理し搬入する方法(**外部搬入**)により行うことができる

(各基準をもとに作成)

た，表2-3(2)-イやウに示されるように，施設内の資源だけでなく，嘱託医，かかりつけ医等の医療機関や，農家や給食の仕入れ業者といった食品産業事業者等，地域のさまざまな拠点との連携が不可欠である．管理栄養士・栄養士が関わる場面のみを切り取って考えるのではなく，教育・保育現場では，他の職種との連携を図り，食育を実施できることが大きな特徴である．

食育を実施する場合，園内に調理室があるか否か，そのスタッフが直営か受託給食会社であるのかは，園内の管理栄養士・栄養士の配置に関連する．また，**表2-4**に示すように，各園で食事の提供に関する基準が異なる．保育所と幼保連携型認定こども園は調理室が必置で，3歳未満児は園内で調理した食事の提供が必須となっているが，3歳以上児に対しては給食センター等の外部から搬入する方法(外部搬入)を選択することもできる．食事提供の方法の多様化により，食育の実施者の配置にも格差が出てきている．

実際に子どもと関わっていくうえでは，以下の点にも留意する．

・子どもが管理栄養士・栄養士を含めた保育者の振る舞いをみて，自発的に観察学習をしたくなるような行動をすること
・子どもとのノリを合わせる(波長を合わせる)ことで，お互いの関係を深めていく
・子どもの発達過程を把握し，自ら育つことを支援する視点を重視する

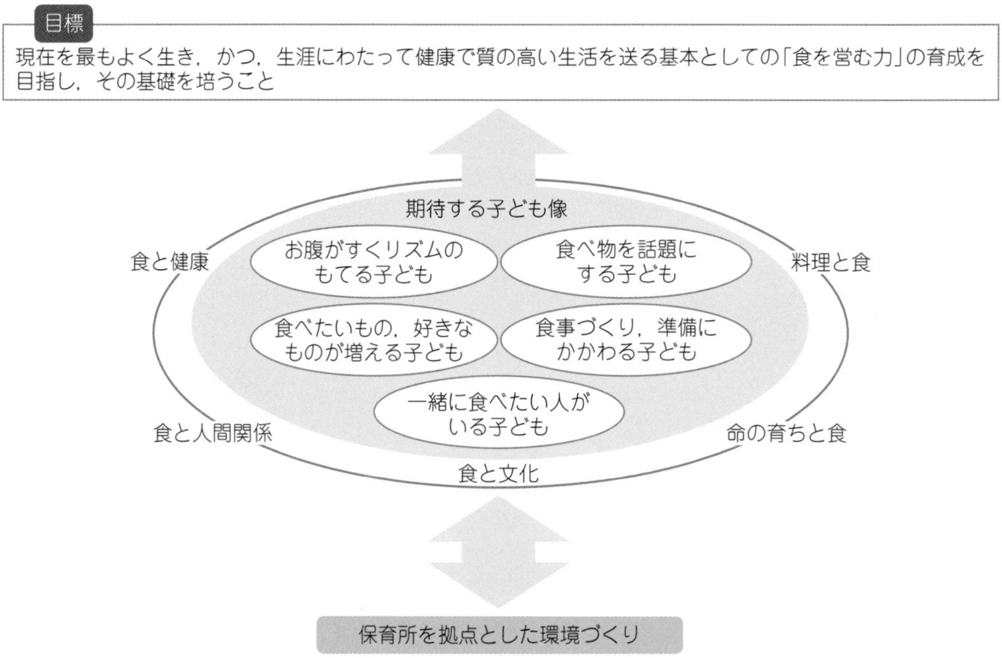

図2-3 ●「楽しく食べる子どもに～保育所における食育に関する指針～」の基本構造
（厚生労働省：楽しく食べる子どもに～保育所における食育に関する指針～．2004より）

c) 目的やテーマ

食を通してめざす子ども像

「保育所における食育に関する指針」をみると，保育所における食育の目標は，「現在を最もよく生き，かつ，生涯にわたって健康で質の高い生活を送る基本としての『食を営む力』の育成に向け，その基礎を培うこと」とされている．このため，楽しく食べる子どもに成長していくことを期待しつつ，**図2-3**に掲げるような子ども像の実現をめざしている．この子ども像は，一つひとつ別々のものではなく，1人の子どもにみられる姿であり，保育の目標を食育の観点から具体的な子どもの姿として表したものである．子どもに「食」をどのように教えようかという視点ではなく，子どもが「食」を通して何を培っていくのかという**子ども側の学びの視点**から，子どもへの理解を深めることが必要である．各園では，これらを参考に食を通してめざす子ども像や食育の目標が設定されている．

食育のねらい

乳幼児期にふさわしい食生活が，各園での生活と遊びのなかで達成できるように援助する．具体的な活動としては，「食」の多面性を考えて，「食と健康」「食と人間関係」「食と文化」「いのちの育ちと食」「料理と食」の5項目（**表2-5**）の観点から育みたいねらいや内容を考える．食育の「ねらい」は乳幼児に身につけることが望まれる心情，意欲，態度の観点から示すことができる（**表2-6**）．各園の食育計画のねらいや内容も食育指針を参照して，各園が独自の計画を作成し，実施する．

表2-5 ● 食育の5項目

「食と健康」
食を通じて，健康な心と体を育て，自ら健康で安全な生活をつくり出す力を養う
「食と人間関係」
食を通じて，他の人々と親しみ支え合うために，自立心を育て，人とかかわる力を養う
「食と文化」
食を通じて，人々が築き，継承してきた様々な文化を理解し，つくり出す力を養う
「いのちの育ちと食」
食を通じて，自らも含めたすべてのいのちを大切にする力を養う
「料理と食」
食を通じて，素材に目を向け，素材にかかわり，素材を調理することに関心を持つ力を養う

（厚生労働省：楽しく食べる子どもに～保育所における食育に関する指針～．2004より）

表2-6 ● 食育のねらいの構造─食と健康の項目から

項目「食と健康」
① できるだけ多くの種類の食べものや料理を味わう．…心情面
② 自分の体に必要な食品の種類や働きに気づき，栄養バランスを考慮した食事をとろうとする．…意欲面
③ 健康，安全など食生活に必要な基本的な習慣や態度を身につける．…態度面

3歳以上児の「食と健康」の項目のみ抜粋
（厚生労働省：楽しく食べる子どもに～保育所における食育に関する指針～．2004年をもとに作成）

d）具体的な内容（経験カリキュラム）

食に関わる体験は，各園の食育のねらいを実現するための具体的な活動である．3歳以上児の食育の内容は，前述の表2-5の5項目の観点から具体的な活動を考えていくことができる．「保育所保育指針」においては，保育のねらいと内容を，養護的側面（生命の保持，情緒の安定）と教育的側面（健康，人間関係，環境，言葉，表現）から示し，その一体性を重視している．食育についても，食に関わる体験だけが生活と切り離して存在しないように，子どもの発達をみる視点を改めて確認し，領域の間で関連をもちながら総合的に「まるごと」展開していくことが重要である（**図2-4**）．

実際には，保育所等の人的な配置や，保育所内外の環境によって活動は制約される．どのような子どもに育ってほしいのか，めざす子ども像に向かってどのような活動が必要か，そのためにどのような環境構成や援助をしていくべきなのかを，保育士，管理栄養士・栄養士，調理員，看護師等の職員で考え，地域の実態に即し，計画的・総合的に編成することが重要である．

e）教材・学習形態（発達援助と環境構成）

学校教育法が示すとおり，幼稚園は義務教育およびその後の教育の基礎を培うものとして，幼児を保育し，幼児の健やかな成長のために適当な環境を与えて，その心身の発達を助長することを目的とする．保育所や認定こども園も同様である．子どもは発達に必要なアフォーダンスを環境のなかから発見し，それに繰り返し関わり，自ら発達しようとする．

たとえば，散歩の途中にある落ち葉も，保育者の関わり方次第で貴重な教材となる．季節がめぐり，気温が低くなることで命あるものが枯れていく自然事象は，子どもの食育にとって貴重な教材である．これを教材とするか否かが保育者の力量にかかってくる．同じものでも教育的な機能に焦点を当て

アフォーダンス（affordance）
米国の心理学者ギブソン（Gibson JJ）が動詞affordから創出した造語．活動を支える環境の性質を意味する．子どものアフォーダンスへの関わりは時に「いたずら」と誤認される．保育者は子どもの姿をよく観察し，発達に必要なアフォーダンスを環境内に構成することが必要である．1歳頃の手づかみ食べ等がこうした行動であり，子どもの探索活動を引き起こしやすいように，献立，食具・食器，食卓等の物的環境と適した食事の援助が必要である．

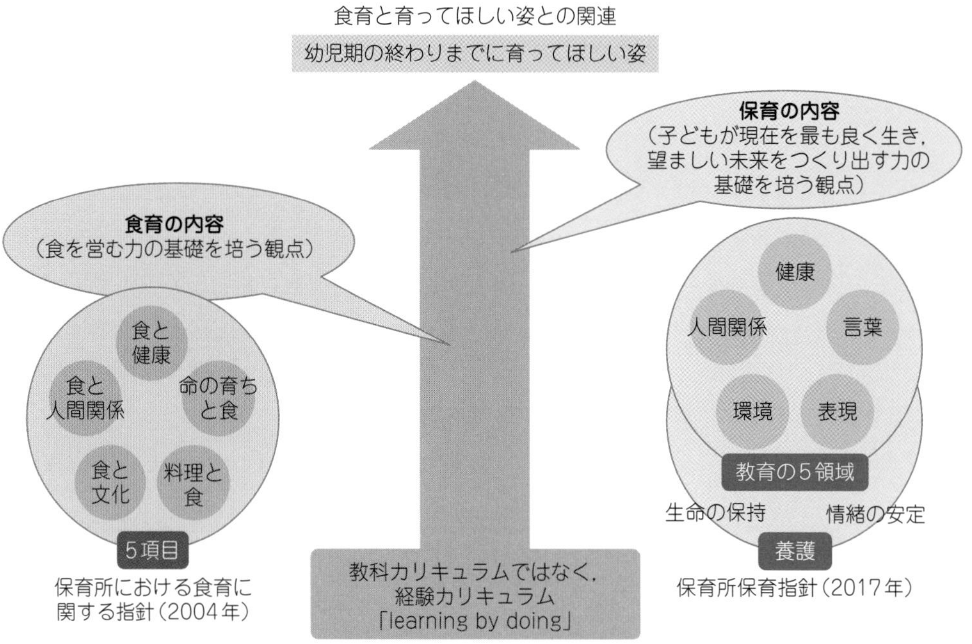

図2-4 ● 食育の内容と保育の内容との関連
〔厚生労働省：保育所における食育に関する指針（2004），保育所保育指針（2017）より作成〕

た場合には「教材」，子どもが遊びで活用する機能に焦点を当てた場合には「素材」と呼ぶ．

このように，管理栄養士・栄養士を含めた保育者が子どもに必要な環境を構成し，発達援助をすることで，子ども自ら意欲をもって食に関わる体験を日々積み重ねていくことを重視する．教材を含めた環境構成や援助は，子どもの発達過程に適していることはもちろんのこと，どのような子どもに育ってほしいのか，何をねらって行うのか，目標に応じて選択する．昼食やおやつとして提供される食事も教材であり，環境でもある（**表2-7**）．

乳幼児の場合，基本は個別対応が中心であるが，2歳児以降は集団保育も

COLUMN

食育の環境としての食事

食事を提供する園では，毎日，給食のために，多くの仕入れ業者が園に出入りし，日々地域とつながっている．食事を提供することで，園が地域とつながり，地域に開かれた食育がしやすくなる．特に「調理室」は子どもにとって身近で，いいにおいがし，さまざまな音がするなど，五感によって食を作り出すために働く人の存在に気づく環境である．このことを，管理栄養士・栄養士を含めた保育者が認識し，十分に生かした活動が望まれる．

保育所の食事の提供の形態は今まで自園調理が中心であったが，表2-4に示した基準の改定により規制緩和が進み，外部委託や外部搬入など多様化している．こうした保育所等の食事提供の多様化に対応するため，2012年，厚生労働省によって「保育所における食事の提供ガイドライン」が策定された．現在，教育・保育施設の形態が移行していくなかで，食事の提供の形態も変化している．子どもにとって，食育の環境に格差が生じてきている．管理栄養士には，子どもの食育を考えた時に，どのような環境を用意すべきか，子どもにとっての食事提供の意義を再認識し，効果の検証や見える化が期待される．

表2-7 ● 教材と素材，空間

教　材	子どもの発達に合わせて作成されたもの	教具，玩具，絵本，紙芝居等の有形物，歌やリズム運動・体操等の無形の活動 昼食やおやつとして提供される食事
	保育者が意図的に教材化して用いるもの	子どもが日常生活で出会う出来事，地域の建物や人，行事，生活習慣等
素　材	子どもの遊びや表現活動に使われるもの 子どもが想像を付け加えることができる形状や色彩等の性質をもつ	土・草・木の実，虫等の自然物，新聞や段ボール等の廃材，日常の生活用品，積み木や粘土等の遊びの素材として制作された玩具，布やフエルトの加工物 調理体験活動に用いる食材も含まれる
設備・空間	子どもが過ごしたり，接したりする場・空間	園庭，保育室，ランチルーム，菜園，畑，調理室

可能となってくる．教諭や保育士，管理栄養士・栄養士による一斉学習の場とともに，同年齢で，また異年齢児での相互によるモデリングによる学びができるように支援していく．

食育のための環境は保育所保育指針〔表2-3 (2)-ア〕にも示されている．食べものには命があること，自然の恵みであること，そして，その命をいただくことで自らが大きくなっていることを，子どもが気づいていけるよう環境を整えていく．また，**食の循環・環境**[注]への意識をもち，多くの人の労力によって準備された食事を子どもが感謝し，楽しんで食べることができるような調理室などの保育環境を作ることが重要である．さらに，実践を通して子どもの育ちを振り返り，**環境の再編成**をしていくことが，食育の評価・改善となる．

f) 日時や頻度

各園における食育は，日々の生活と遊びを通して実施することが特徴である．したがって，「おはよう」から「さようなら」までのすべての活動のなかで展開していくことになる．

保護者を対象とした子育て支援については，個別相談であれば送迎時での実施も可能である．集団指導では保護者会等が設定しやすい．保護者会は，保育所や認定子ども園であれば土曜日に，幼稚園であれば平日の在園中に開催すると参加者が集まりやすい．子どもが入所していない地域の子育て家庭を対象とした場合でも，土曜日に実施することで参加率が高まる．長時間であれば，子どもを預かる保育（託児）も必要となる．

g) 場所

各園の園内で実施する．もしくは，**アウトリーチ**という形で，子どもひろばや地域子育て支援センター等に出向いて実施することもできる．子どもの肥満ややせの体格のアセスメントにより，家庭での虐待等が発覚するケースもあり，「食」を通して子育て家庭の生活課題が浮き彫りとなっていく．管理栄養士として，施設支援から地域支援の発想の転換と，こうした支援を実

食の循環や環境を意識した食育の推進

子どもが自然や社会事象（農家や食品販売店等）に関わったり，給食の食べ物の生産地を知ったりすることで，食物の生産から消費，そして，環境保全の重要さに気づき，感謝の念をもてるように支援する．令和3（2021）年第4次食育推進基本計画の重要事項の一つである「持続可能な食を支える」ことにつながる．

環境の構成・環境の再編成

保育者が具体的なねらいをもって環境を意図的に選択し構成する行為．ここでいう環境とは，物的環境，人的環境，自然・社会の事象等，主体に影響を与えるすべてのものとなる．こうした多様な環境の要素を相互に関連させつつ，子どもの発達過程，興味関心，生活の流れ等を考慮しながら，子どもが主体的に活動を行い，発達に必要な経験を重ねていける状況を作ることが重要である．さらに，実践活動を通して，子どもの発達や興味関心の展開とともに，環境を適宜構成し直すことを「環境の再編成」と呼ぶ．

アウトリーチ（Outreach）

「外に手を伸ばす」ことを意味する．福祉分野では，「支援が必要であるにもかかわらず届いていない人に対し，行政や支援機関などが積極的に働きかけて情報・支援を届けるプロセス」のことをいう．支援者は，支援が必要な人を発見し，積極的に情報や支援を届ける，そうした姿勢が必要である．

現できる制度設計や体制づくりが必要である.

h) 予算

多くの場合，教材費等の消耗品は保育教材費から支出される．地域と連携した活動のために外部講師を依頼した場合には，講師謝金や交通費が必要である．入所している園児の保護者や地域の子育て家庭を対象として給食の試食や調理体験活動等を行う場合には，食材費等は参加費として徴収することも可能である．

❷評価の方法と工夫

a) 倫理的配慮

園のなかには，教育・保育に必要な子どもと保護者に関する個人情報が多く蓄積されている．園を利用する子どもと保護者のプライバシーを知る立場にある専門職は，利用者のプライバシー権の保護や，守秘義務が求められる．

一方，施設内での子どもの名前および写真の掲載，広報誌またはホームページなどでの写真の掲載等については，教育・保育運営，またその質の向上のために必要な情報であることから，「個人情報の使用にかかる同意書」を入園時に作成する．

食育の評価でもある子どもの成長・発達の評価において，その遅れ，特にその背景に虐待の可能性がある場合には園内で精査し，必要とあれば関係機関等への通告や協議の資料にもなるため，丁寧な記録を心がける．

b) 影響評価・結果評価の表し方とフィードバック

食育の評価は，園全体の職員が一体となって実践過程を振り返って評価し，その改善に努める．計画には位置づけられなかった点や，日々の活動のなかで気づきにくくなっている点にも目を向け，**計画-実践-評価，そして再計画**という保育活動の循環的なプロセスの一環のなかで行っていく．評価資料として，保育者の環境構成や援助等の活動のあり方と，子どもの育ち（子どもがどのようなことを気づき，発見があったか等）の両面を丁寧に把握する記録が重要である．食育の結果，子どもの食行動や生活習慣にどのような育ちがみられたか（影響評価），栄養状態や健康状態を良好に保ち，健やかな成長・発達を促すことができたか（結果評価）を行い，子どもやその保護者にフィードバックする．

フィードバックに当たっては，保育・食育の質の向上を視野に入れ，子どもの育ちを評価する意義を家庭と共有する．保護者には個人情報に配慮しながら，掲示物やお便り，ブログ等で伝達する．また，保育のデジタル化が進むことから，さまざまなアプリ等も活用できる．食育の意図が伝われば，家庭での食育と結びつき，保護者の行動の強化につながる．逆に，家庭での食育状況などが園に届けられることも期待できる．園が家庭とともに，子どもの健やかな育ちを共有し，育てあい，喜びあい，学びあう共同体であることが届くように表現を工夫することが大切である．

3) 事例1：幼児を対象とした集団指導

集団を対象とした栄養教育プログラム	見て・触って・聴いて・嗅いで・感じて・共有して・広げよう！　野菜の魅力
このプログラムの簡単な説明（背景等）	子どもたちが毎日の生活のなかで身近にある野菜に興味をもち，野菜そのものや野菜料理に触れ，五感を通して野菜を感じ，その感性を友達と一緒に共有し，野菜の魅力をより探求しようとする姿を想定している．

<table>
<tr><th></th><th>項目</th><th>実施項目</th><th>詳　細</th><th>形成的評価の実施</th></tr>
<tr><td rowspan="5">P 計画</td><td rowspan="4">アセスメント</td><td rowspan="2">①アセスメントと課題の抽出</td><td>プリシード・プロシードモデルにて分析して課題を抽出する
<table>
<tr><th>アセスメントの項目</th><th>アセスメントの対象</th><th>情報を得る方法</th></tr>
<tr><td>QOL</td><td>子ども</td><td>保育士による観察</td></tr>
<tr><td>健康栄養状態</td><td>子ども</td><td>毎月の身体測定，定期的な健康診断</td></tr>
<tr><td>栄養・食生活</td><td>子ども</td><td>連絡帳，残菜記録，給食日誌</td></tr>
<tr><td>ライフスタイル</td><td>子ども，保護者</td><td>連絡帳，保護者への聞き取り，担当保育士による観察</td></tr>
<tr><td>環　境</td><td>園内の状況</td><td>管理栄養士，保育士による話し合い</td></tr>
<tr><td>準備要因</td><td>子ども</td><td>保育士による観察，保護者へのアンケート</td></tr>
<tr><td>強化要因</td><td>保護者，保育士</td><td>保護者へのアンケート，連絡帳，面談での記録，給食会議での話し合い</td></tr>
<tr><td>実現要因</td><td>子ども，保護者</td><td>保育士による観察，保護者へのアンケート，送迎時の聞き取り</td></tr>
</table></td><td>企画評価の視点

課題抽出に必要な情報が得られたか

課題抽出のための要因分析方法は適切か</td></tr>
<tr><td>課題の抽出
<table>
<tr><td>課題1</td><td>野菜が苦手な子どもが多い</td></tr>
<tr><td>課題2</td><td>子どもの料理・食材に対する興味が低い</td></tr>
<tr><td>課題3</td><td>家庭で食べる食材・料理が固定化している家庭が多い</td></tr>
<tr><td>課題4</td><td>子ども・保護者と調理室の職員との交流が少ない</td></tr>
</table></td><td rowspan="3">優先順位決定方法は適切か</td></tr>
<tr><td>②優先課題の決定</td><td>課題1　野菜が苦手な子どもが多い
抽出した理由：
野菜が苦手な要因として，課題2と課題3が影響していると考えられる．また，課題4の食材が料理になる過程へ子どもが関わりをもつことによって課題2が改善し，保護者が調理員と交流することによって課題3が改善する可能性がある．これらのことから，上記の内容を優先課題とした．</td></tr>
<tr><td>③目的決定</td><td>園内の食環境を見直し，子どもの野菜・野菜料理に対する興味を高め，野菜が苦手な子どもを減らす．</td></tr>
<tr><td>栄養教育計画</td><td>④栄養教育の目標とその評価基準の決定</td><td>
<table>
<tr><th></th><th>目標（上段）
評価指標（下段）</th><th>現状値</th><th>目標値</th><th>評価時期・方法</th><th>評価基準</th><th>判定</th></tr>
<tr><td>結果目標</td><td>食事を楽しむ子どもの増加
園での食事時間を楽しみと感じる子どもの割合</td><td>70%</td><td>90%以上</td><td>年度末
保育士による観察（食事前・食事中の様子のビデオ観察）</td><td>70%未満
70～79%
80～89%
90%以上</td><td>D
C
B
A</td></tr>
<tr><td>行動目標</td><td>昼食時の野菜料理の摂取量を増加
園での昼食時間に野菜料理を残す（もしくは減らす）子どもの割合</td><td>40%</td><td>10%以下</td><td>年度末
毎日の昼食時の残菜量</td><td>40%以上
39～21%
20～11%
10%以下</td><td>D
C
B
A</td></tr>
<tr><td>学習目標</td><td>野菜に興味をもつ子どもの増加
毎日の昼食時に使用した野菜の展示を見に来る子どもの割合</td><td>10%</td><td>70%以上</td><td>年度末
昼食で使用した野菜に興味をもつ子ども</td><td>10%未満
10～39%
40～69%
70%以上</td><td>D
C
B
A</td></tr>
</table></td><td>目標設定は適切か</td></tr>
</table>

環境目標	**調理担当職員（1人）が保育時間・給食時間に子どもと話をする機会の増加** 1週間に調理担当者が子どもと話をする回数	平均 1〜2回/週	平均 5回/週	5月まで 給食日誌中の子どもの具体的な様子に関する記述回数	0回/週 1〜2回 3〜4回 5回以上/週	D C B A
環境目標	**調理担当職員が，玄関に調理室の展示や情報発信コーナーの設置** 設置の有無	なし	設置	5月まで	なし 設置	C A
環境目標	**各月の本棚に献立に関わる本の増加** 本の冊数	0冊	3冊以上	毎月 管理栄養士と話し合い，担当保育士が実施する	0冊 1冊 2冊 3冊以上	D C B A
実施目標	**子どもが興味をもつ保育** 参加率	—	100%	それぞれの活動	100%未満 100%	未達成 達成
実施目標	満足度（保育中の会話内容の変化）	—	90%以上	毎日の会話で活動に関連する内容があった日/月	90%未満 90%以上	未達成 達成

A：（目標達成），B：（改善傾向），C：（現状維持），D：（悪化）

⑤計画書の作成

プログラム名	見て・触って・聴いて・嗅いで・感じて・共有して・広げよう！ 野菜の魅力
Why 栄養教育の目的（再掲）	園内の食環境を見直し，子どもの野菜，野菜料理に対する興味を高め，野菜が苦手な子どもを減らす
Whom 対象	●子ども全員とその保護者 ●特に縦割り保育を実施している3〜5歳児クラス45人が中心となって実施
What 実施内容	調理室職員と子どもが協同的に野菜を用いた食事づくりに関わる．また，地域のJAや青果店と交流することで，生産，流通など食の循環を経験する
When 時期・期間・頻度・時間帯・時間/回	毎日・年度を通して
Where 実施場所，設備	園内，地域のJA，青果店
How ①参加者管理（倫理的配慮） ②実施に対する共通理解を得る方法 ③学習形態・教材	①データの管理は，管理栄養士と食育担当リーダーが取りまとめて行い，漏洩のないように努める ②管理栄養士，クラスリーダー，主任が参加する給食会議において話し合いを行い，園長に報告して全体会議で実施内容の共通理解と協力を求める．家庭には，4月の園だよりと保護者会を通してお知らせする ③展示，グループディスカッション，体験活動（買い物，クッキング，栽培）等
How much 総費用	●食育活動費として，2万円 ●主な教材となる野菜は給食費のなかで算出
Who 実施者　連携体制	管理栄養士，調理員，保育士，主任

プログラム名は魅力を感じるものか

6W2Hを含めて計画されているか

⑥教育プログラム計画と経過評価の方法

回数	学習形態	内　容	連携体制	経過評価の方法
1	展示（毎日）	毎日使用する実際の野菜を展示する	保育士 管理栄養士 調理員	展示を見に来る子どもの数
2	グループディスカッション	みそ汁に入れる野菜を話し合って決める	保育士 管理栄養士 調理員	子どもの反応観察
3	体験活動（買い物）	青果店に買い物に出かける	保育士 管理栄養士 調理員 青果店店員	子どもの反応観察

各種目標に合った教室プログラムになっているか

経過評価の方法が含まれているか

4	クッキング	調理の基本を調理員から学ぶ	保育士 管理栄養士 調理員	子どもの反応観察
5	クッキング	毎週1回のご飯とみそ汁を作る野菜レストランを運営する	保育士 管理栄養士 調理員	子どもの反応観察
6	グループディスカッション 体験活動 （買い物）	●栽培したい野菜を決める ●JAへ苗，種を買いに行く	保育士 管理栄養士 JA職員	子どもの反応観察
7	栽培活動 クッキング	栽培活動で収穫した野菜を野菜レストランで使用する	保育士 管理栄養士 調理員	子どもの反応観察
8	収穫祭	●たくさんできた野菜の収穫を喜び，収穫祭を行う（3～5歳企画） ●保護者に野菜レストランの料理をふるまう	保育士 管理栄養士 調理員 青果店店員 JA	子どもの反応観察

※毎日の生活のなかで子ども自らが野菜の面白さを見つけ，深め，友達と共有し，さらに広がって行く活動をめざすため，想定される計画である．

⑦実施準備

期間・タイミング	準備内容	実施者（人数）
2か月前まで	園内の掲示場所，職員連携のための仕組みづくり	4名
2か月前まで	地域の青果店への協力依頼	1名
1か月前～1週間前まで	●園内の環境構成 ●保護者への周知（園だより，給食だより，掲示板，園HP） ●全職員の情報共有 ●子どもとの話し合い ●青果店との打ち合わせ	2名
1週間前まで	関係職員の打ち合わせ	3名
1週間前～3日前まで	降園時の保護者への伝達	2名
3日前まで	青果店への確認電話	1名
前　日	子どもと翌日の活動について話をする	2名

スケジュールどおりに，準備を進めることができたか

D　栄養教育の実施

栄養教育の実施

⑧指導の実施

第3回目の青果店への買い物について　指導案

	時間	内　容	活　動	留意点	準備・配布物等
導入	15分	活動準備	●散歩に行く準備をする ●今日の目的確認，手遊び（「八百屋のお店」） ●青果店での注意事項 ●約束事を確認する		
展開	120分	●青果店へ買い物に出かける ●買った野菜でみそ汁を作る	●普段の散歩道を歩き，畑のある道を通っていく ●青果店と相談し，旬の野菜を買う ●購入した野菜を使い，みそ汁を作る	●畑で作られている野菜と青果店で並ぶ野菜につながりがもてるようにする ●子どもの思いがうまく伝わるように仲介する	お金 買い物袋 カメラ
まとめ	45分	喫食	作ったみそ汁を昼食に食べる	子どもの反応を観察する	
備考	青果店へお礼の電話をし，みそ汁づくりと喫食時の様子を伝える				

経過評価の視点

計画・打ち合わせどおりに実施できたか

参加数（参加率）はどうだったか

学習者の理解度・満足度・反応はどうだったか

（期間を通じて）
参加数の推移はどうだったか

モニタリング ⑨モニタリングの実施

モニタリング項目	タイミングや方法	モニタリング実施者	行動継続のための工夫
保育園の給食の献立を確認する家庭	毎日	担任保育士	献立や使用食材をクイズ形式で問う
子どもが野菜料理を食べる量	毎日	管理栄養士	盛り付け時・片付け時に職員が必ずつき，個別にポジティブな声を掛ける

モニタリング状況はどうだったか

適宜修正したか

C 評価

形成的評価

⑩企画評価

プログラム名は保護者にも伝わりやすく，全体の流れも理解できるものであったという声があった．計画書の内容は6W2Hでの表記であり，多様な学習形態を通してプログラム名にある五感を通したプログラム内容になった．実施準備のスケジュールでは，関係職員の打ち合わせが1週間を切ってからになってしまった．

⑪経過評価

計画・打ち合わせどおりに実施することができ，登園していた子ども全員が活動に進んで参加していた．また，本プログラムが進むにつれ，保育中に活動に関する話題が増え，実施目標は達成された．

総括的評価

⑫影響評価

目標の種類	目標（上段） 評価指標（下段）	評価時期・方法	結果	評価
行動目標	**昼食時の野菜料理の摂取量を増加** 園での昼食時間に野菜料理を残す（もしくは減らす）子どもの割合	年度末 毎日の昼食時の残菜量	10%未満	A
学習目標	**野菜に興味をもつ子どもの増加** 毎日の昼食時に使用した野菜の展示を見に来る子どもの割合	年度末 昼食で使用した野菜に興味をもつ子ども	90%	A
環境目標	**調理担当職員（1人）が保育時間・給食時間に子どもたちと話をする機会の増加** 1週間に調理担当者が子どもたちと話をする回数	5月 給食日誌中の子どもの具体的な様子に関する記述回数	平均 5.3回/週	A
	調理担当職員が，玄関に調理室の展示や情報発信コーナーの設置 設置の有無	4月	設置（毎月・毎日の調理室からメッセージ，保護者や子どもからのメッセージが双方向で運用されるようになった）	A
	各月の本棚に献立に関わる本の増加 本の冊数	毎月 管理栄養士と話し合い，担当保育士が実施する	0冊（本の選定に関わる担当保育士と，十分な話し合いを行う場が足りなかった）	D

A：（目標達成），B：（改善傾向），C：（現状維持），D：（悪化）

⑬結果（アウトカム）評価

目標の種類	目標（上段） 評価指標（下段）	評価時期・方法	結果	評価
結果目標	**食事を楽しむ子どもの増加** 園での食事時間を楽しみと感じる子どもの割合	年度末・保育士による観察 （食事前の様子，食事中の様子をビデオ観察による）	100% （全員が日々の昼食に興味を示し，みそ汁当番などを楽しみにクラス内で話し合う様子や，家庭でも話す様子が多く報告されるようになった）	A

A：（目標達成），B：（改善傾向），C：（現状維持），D：（悪化）

⑭経済評価

		結果目標に対する評価	行動目標に対する評価
A	総費用	20,000円	20,000円
B	対象者数	45人	45人
C	達成者数	45人	41人
A/B	対象者あたりの費用	444円	444円
A/C	費用効果費	444円	488円

<table>
<tr><td></td><td>⑮総合評価</td><td>● 今回のプログラムでは，子どもたち自身のやりたい気持ちを広げ，展開することができ，仲間同士のチームでの活動となったため，多くの子どもが課題であった野菜に興味をもつことができ，結果目標である食事を楽しみにする子どもが全員となった
● みそ汁当番は3・4・5歳児の合同で班構成を作ったため，3・4歳児は5歳児へのあこがれをもち，5歳児は下の年齢の子どもたちの手本になろうと相乗効果がみられた．その結果，最後の収穫祭においても，チームとしての活動が展開され，その様子を保護者も見ることで，家庭でも子どもと一緒に食事づくりをする，という意識が芽生えるようになった
● 園内での子どもと調理室職員との関わりの少なさの課題は，食材の展示やみそ汁当番への食材提供などを介して両者が日々関わるようになった．目標として掲げた給食日誌への子どもの様子の記載が平均週5.3回となり，目標が達成された．子どもたちにとって職員がみそ汁づくりのアドバイザーとなったことが要因といえる
● 調理担当職員が玄関に調理室の展示や情報発信コーナーを作り，収穫祭の様子などを園内の掲示板で知らせることにより，全クラスの保護者との相互のやり取りが生まれた．その結果，0～2歳児やその保護者も憧れや成長の見通しをもてるようになり，園全体として食への興味が高まる風土ができあがった
● しかし，保育室の書棚内容と食育内容とのつながりの連携の難しさに課題がみられたことから，保育士と管理栄養士両者による食育リーダーを配置し，年間計画と子どもの現在の興味の両方を捉えた書棚や教材の構成が行えるようにする
● これらの風土をより醸成するため，次年度以降は，地元の食材や旬の食材などに対し，さらに目を向けられるよう環境構成や地域資源の探索・連携をよりいっそう行う</td></tr>
<tr><td rowspan="3">A 見直し 改善</td><td>⑯見直し改善</td><td>● 今後，より効果のあがる栄養教育プログラムにするために，見直しと改善を行う
● 具体的には，保育と調理の連携をよりスムーズに行うため，食育リーダーとして，保育士，管理栄養士を1名ずつ選出し，子どもの日々の興味や変化にすぐに対応できるようにする</td></tr>
<tr><td>⑰フィードバック</td><td>● 保護者へは保護者会，毎月のおたより，掲示板の掲示，園のHPにより報告を行う
● 地域の方，協力いただいた青果店，JAの方へは，紙媒体で子どもの様子を伝える報告書を作成して提出する</td></tr>
<tr><td>⑱発表・公表</td><td>結果をまとめて，グループ園内で報告を行う．</td></tr>
<tr><td colspan="3">⑲このプログラムの工夫点・注意点，行動科学理論やモデルや各種行動変容技法の利用について
● この事例では，3～5歳児の縦割り保育のなかで日々のみそ汁当番や活動を行ったため，野菜に興味がある人，食事づくりが得意な人などがモデルとなり，保育士や子ども同士がサポートするなどにより，社会的認知理論のモデリング効果が生まれ，子どもそれぞれが自らの成長過程のなかで野菜に興味をもつようになっていくことができる
● 単発の企画による一律的な教育ではなく，みそ汁当番や毎日の食材など日々の繰り返される生活のなかで，子ども一人ひとりの育ちとチームとしての育ちの相互作用が生じる
● 園内の子どもと調理室職員との関わりが少ないという人の交流の構造を変えることにより，子どもの活動に広がりができ，野菜を介して調理室職員との交流が生まれ，日々の食事内容や食事づくりにも興味が広がった
● 地域の野菜に関わる生産分野のサポーターであるJA職員，流通の販売に関わる青果店と連携をとり，子どもたち自身が関わることで，食の循環の流れを感じることができた
● 日々の子どもたちの変化を保護者に掲示し，最後の集大成となる収穫祭に保護者も参加することで，保護者自身も子どもの成長を実感できた．また，日々子どもが園での食や調理室職員について家庭で話すことで，園の食事への信頼が高まるなど，調理室職員が保育士だけでなく親にとってソーシャルサポートの一員となる
● 地域の人との交流を通し，親，子どもともに地域における子育ての安心感やつながりが生まれ，ソーシャルキャピタルの醸成につながっている</td></tr>
</table>

4）事例2：食物アレルギー児を対象とした個別指導

個人を対象とした栄養教育プログラム	アレルギーっ子も楽しい食事
このプログラムの簡単な説明（背景等）	保育園，家庭ともに，誤配・誤食によるアレルゲンの摂取を避けるために，誰かと一緒に食べるという場面がなく，子どもが楽しんで食事ができていない状況がある．まずは，園における食事環境の整備を行い，その後，家庭にも誰かと一緒に食べる子どもの様子をみてもらい，園と家庭両輪での相乗効果を期待する．

<table>
<tr><th></th><th>項目</th><th>実施項目</th><th>詳　細</th><th>形成的評価の実施</th></tr>
<tr><td rowspan="4">P
計画</td><td rowspan="4">アセスメント</td><td>①アセスメントと課題の抽出</td><td>プリシード・プロシードモデルにて分析して課題を抽出する
<table>
<tr><th>アセスメントの内容</th><th>具体的な情報</th><th>アセスメントの対象</th><th>情報を得る方法</th></tr>
<tr><td>QOL</td><td>食事を楽しんでいるか，楽しみにしているか</td><td rowspan="3">子ども</td><td rowspan="7">●担任保育士・保護者への聞き取り
●毎月の身長体重計測
●連絡帳の記述内容，家庭への聞き取り
●紙面調査，Web調査
●聞き取り調査，臨床検査，臨床診査，ニュース，研究データ，二次データ　等</td></tr>
<tr><td>健康栄養状態</td><td>体格，アトピー状態</td></tr>
<tr><td>栄養・食生活・ライフスタイル</td><td>●食事内容
●睡眠状況，投薬状況</td></tr>
<tr><td>環　境</td><td>食事提供のための園内の職員連携状況</td><td>園の職員</td></tr>
<tr><td>準備要因</td><td>—</td><td></td></tr>
<tr><td>強化要因</td><td>母親，担任保育士のアレルギー専門の対応のサポート状況，母親への家族のサポート状況</td><td>母親
家族
担任保育士</td></tr>
<tr><td>実現要因</td><td>●子どもの食事環境づくりのスキル，アレルギー専門医（かかりつけ医）との連携，情報入手スキル
●母親のアレルギーに対応した食事準備の知識・スキル・態度</td><td>母親</td></tr>
</table>
</td><td>企画評価の視点

課題抽出に必要な情報が得られたか

課題抽出のための要因分析方法は適切か</td></tr>
<tr><td></td><td>課題の抽出
<table>
<tr><th>課題1</th><td>子どもが楽しんで食事をしていない</td></tr>
<tr><th>課題2</th><td>母親がアレルギー対応の食事準備について負担を感じている</td></tr>
<tr><th>課題3</th><td>保育者がアレルゲン除去の食事提供に敏感となりすぎ，食事時間に緊張感がある</td></tr>
<tr><th>課題4</th><td>家庭でも，食事中に親は見守り，子ども1人で食事をとっている</td></tr>
</table>
</td><td rowspan="3">優先順位決定方法は適切か</td></tr>
<tr><td>②優先課題の決定</td><td>課題1　子どもが楽しんで食事をしていない
抽出した理由：
子どもにアレルギーがあっても食事の楽しみが低下しないように準備をすることが重要である．食事の楽しみが低下する要因として，家庭や園における食事提供の状況を改善することによって課題が達成される．</td></tr>
<tr><td>③目的決定</td><td>子どもが食事を楽しいと感じるよう，周囲の者の食事提供のスキルや自信を高め，さらに食事提供の環境を改善する</td></tr>
</table>

栄養教育計画

④栄養教育の目標とその評価基準の決定

	目標（上段） 評価指標（下段）	現状値	目標値	評価時期・方法	評価基準	判定
結果目標	**子どもが食事を楽しむ** 食事中の食事の様子（0：楽しんでいない～10：楽しんでいる）	0	8以上	担任保育士等による観察評価（11段階のリッカートスケールの平均値を算出する）	0 1～4 5～7 8以上	D C B A
行動目標	**園での共食の増加** 子どもが友達と同じ部屋の空間で食事をとる頻度	0回/週	5日/週	2か月後 実施状況	0日/週 1日/週 2～4日/週 5日/週	D C B A
行動目標	**家庭での共食の増加** 家族と一緒に夕食をとる頻度	0回/週	5日以上/週	2か月後 連絡帳で評価	0日/週 1日/週 2～4日/週 5日以上/週	D C B A
学習目標	**アレルゲン除去食と他の子が食べている食事が異なることが分かる** 自分用の食事（他の子と異なる色のお皿）を準備できる	1 まったく分からない	5 よく分かる	1か月後 担任保育士による観察評価	1 まったく分からない 2 分からない 3 どちらともいえない 4 分かる 5 よく分かる	D C C B A
環境目標	**対象児の食事時間に関わる職員の知識向上** 対象児のアレルギー食について正しく理解している	2 理解していない	5 よく理解している	1か月後 5段階評価	1 まったく理解していない 2 理解していない 3 どちらともいえない 4 理解している 5 よく理解している	D C C B A
実施目標	**継続的な母親へのサポート（週1回）** 実施率	—	100%	実施状況	100%未満 100%	未達成 達成

A：（目標達成），B：（改善傾向），C：（現状維持），D：（悪化）

目標設定は適切か

⑤計画書の作成

プログラム名	アレルギーっ子も楽しい食事 （アレルギーがある子もない子も同様に食のQOLを保障することが必要であるため）
Why 栄養教育の目的（再掲）	子どもが食事を楽しいと感じるよう，周囲の者の食事提供のスキルや自信を高め，さらに食事提供の環境を改善する
Whom 対象	アレルギーがある2歳児（男児）（アレルゲン食品：卵，小麦，牛乳）とその母親
What 実施内容	●母親へのアレルギー食準備に関する教育 ●担任保育士への教育 ●園全体としてのアレルギー食提供の仕組みの見直し
When 時期・期間・頻度・時間帯・時間/回	6月頃～ ●母親：月1回程度（保護者との献立確認のやり取り），必要な場合はその都度 ●担任保育士：月1回程度，必要な場合はその都度 ●園の仕組みの見直し：週1回程度
Where 実施場所　設備	園内会議室，調理室，面談室，保育室

6W2Hを含めて計画されているか

How ①参加者管理(倫理的配慮) ②実施に対する共通理解を得る方法 ③学習形態・教材	①子どものアレルギー症状・家庭状況等に関するデータは園内事務所において厳重に管理する．データは，担任保育士，管理栄養士，主任が責任をもって取り扱う ②園内，園医で共通理解を得る ③「保育所におけるアレルギー対応ガイドライン」，保育所で提供する食事の試食，食事づくりのためのリーフレット，連絡帳 効果的な学習形態：面談による支援(母親)，ロールプレイ等(園内研修)
How much 費用	主任を通し，園長，事務と相談して予算を確保する (試食代，資料代，食事環境変更に伴う準備費用として3,000円)
Who 実施者　連携体制	管理栄養士，担任保育士，補助保育士，主任

⑥実施計画

回数	学習形態	内　容	スタッフ連携	経過評価の方法
1	グループディスカッション (主任・栄養士・担任保育士)	●現在の子どもの食事の時の様子，楽しくない状況になっている要因を話し合う ●母親への援助の方向性を決める	担任保育士 主任 管理栄養士	議事録内容
2	対面面談 (母親)	●母親の悩みの共有 ●今後の連携の方向性	担任保育士 主任 管理栄養士	連絡帳の記述内容
3	ロールプレイ グループディスカッション (主任・管理栄養士・担任・担当保育士)	●子どもが1人で食べないようにする環境設定について話し合う ●保育士も一緒に食事を食べる際のロールプレイを行う ●食事提供の際のアレルギー食のチェックを行う	担任保育士 2歳児クラス担当保育士 主任 管理栄養士	参加者の感想，議事録
4	対面面談，食事時間の参観(母親)	●保育士や他の子どもと一緒に食事を食べる様子をみる ●実際に園の食事を試食する ●参観後に面談を行い，具体的な共食や食事準備のポイントについて家庭の食事環境も交えて話し合う	担任保育士 主任 管理栄養士	連絡帳の記述内容
5	対面面談(母親)	●家庭での様子，保育園での食事中の様子について共有する	担任保育士 主任 管理栄養士	連絡帳の記述内容

計画に無理はないか

期間・タイミング	準備内容	実施者(人数)
2か月前まで	●職員同士の課題，方向性の共有 ●参観日の流れの決定	3名
1か月前～1週間前まで	●参観日の調整 ●参観用の窓(子どもが参観されているのが分からないようにする)を準備する	3名
1週間前まで	配付資料，日々の子どもの様子の記録の準備，調理室との調整	
1週間前～3日前まで	主任・管理栄養士・担任保育士による最終打ち合わせ	3名
3日前まで	提供資料の印刷等準備	2名
前　日	●会場設営 ●母親に参観の確認	1名

D 栄養教育の実施

栄養教育の実施　⑦指導の実施

4回目の指導案

	時間	内容	活動	留意点	準備・配布物等
導入	15分	●最近の園での食事中の様子を知らせる	●当日の流れの確認 ●子どもが笑顔で食事をしている様子を写真でみて共有する	少しでも不安が軽減するように話す	
展開	60分	●食事の準備，食事の様子をみる ●試食 ●園と家庭での様子の共有 ●家庭でもできそうなことを話し合う	●配膳の様子，食事を食べている様子を参観する ●面談室で職員と一緒に食事をとる ●園での食事環境の変化，気をつけていること，子どもの変化を話す ●最近の家庭での様子を共有する ●家庭でできそうなことを一緒に考え，話し合う	子どもに見つかると食べにくくなることから，参観用窓からみてもらう	試食 子どもの最近の様子をまとめた資料 園での食事提供のポイントをまとめた資料
まとめ	10分	今後の方向について	●随時相談体制があることを伝える	無理なく前向きな状態であることを確認する	
備考	子どもが園で保育士と笑顔で食べている様子を観ることで，モデリング効果を体験				

経過評価の視点

対象者の理解度・満足度・反応はどうだったか

個別支援は継続したか

モニタリング　⑧モニタリングの実施

モニタリング項目	タイミングや方法	モニタリング実施者	行動継続のための工夫
家族と一緒に夕食をとる	連絡帳で様子を報告	母親	連絡帳に日々担任からコメントを返す

モニタリング状況はどうだったか

適宜修正したか

C 評価

形成的評価　⑨企画評価と経過評価

- 企画としては，まず園内の食事環境の見直しのための食事環境の整備を行い，関係職員の対象児のアレルギー食理解が向上したことによって，職員が子どもと一緒に食事をとることができるようになった．その後，職員の共食行動に対する自信が高まり，園で友達と食事をするための環境づくりに連携して取り組むことができた
- 子どもも人と一緒に食事を食べる喜びを感じながら，学習目標である自分の食事と職員の食事が異なることを理解し，友達も同様に異なることを理解できるようになった．友達と一緒に食べられるようになると，食事時間を待ちわびる様子がみられるようになり，家庭でも共食をする母親の背中を後押しした
- 行動目標の一つである「家族と一緒に夕食をとる」では，日々連絡帳を通じてモニタリングを実施し，母親の悩みやできた時の喜びなどに対して，担任保育士が日々コメントをつけることで，母親の行動にも変化がみられた
- 実施計画のグループディスカッションやロールプレイなどを通して，担当保育士をはじめとする職員の連携が強化され，母親の行動の変化も情報がすぐに共有され，関係職員全員で支援する体制が構築された

総括的評価　⑩影響評価

目標の種類	目標（上段） 評価指標（下段）	評価時期・方法	結果	評価
行動目標	**園での共食の増加** 子どもが友達と同じ部屋の空間で食事をとる頻度	2か月後 実施状況	5日/週	A
行動目標	**家庭での共食の増加** 家族と一緒に夕食をとる頻度	2か月後 連絡帳で評価	4日/週	B
学習目標	**アレルゲン除去食と他の子が食べている食事が異なることが分かる** 自分用の食事（他の子と異なる色のお皿）を準備できる	1か月後 担任保育士による観察評価	5よく分かる	A
環境目標	**対象児の食事時間に関わる職員の知識向上** 対象児のアレルギー食について正しく理解している	毎月 質問紙調査	平均値4.5	B

A：（目標達成），B：（改善傾向），C：（現状維持），D：（悪化）

⑪ 結果（アウトカム）評価

目標の種類	目標（上段） 評価指標（下段）	評価時期・方法	結　果	評価
結果目標	**子どもが食事を楽しむ** 食事中の食事の様子（0：楽しんでいない～10：楽しんでいる）	6か月後 担任保育士による観察評価	8	A

A：（目標達成），B：（改善傾向），C：（現状維持），D：（悪化）

⑫ 総合評価

- 今回，保育園職員の知識向上，食事環境の変更は目標を達成することができ，園では食事中に子どもの笑顔もみられるようになった
- 家庭での支援として，母親のみが食事の対応をしており，負担感が大きかったことから，父親へのソーシャルサポートも試みようとしたが，実際には父親の仕事が忙しく，教育の機会が得られなかった
- 家庭での共食の頻度も目標には達しなかったが，改善傾向にあり，母親と園の職員の信頼関係の構築は確認された
- 今後は，母親だけでなく父親も子どもの食事に関われるよう支援の範囲を広げられるように計画を考える

A 見直し 改善　⑬ 見直し改善

- 今後，より効果のあがる栄養教育プログラムにするために，見直しと改善を行う
- 現在は，配膳されたものを食べるようになっている．今後，成長に合わせて食べ終わった食器の片付けや配膳活動などが始まることから，対象児も実施できるように検討を行う．このように成長・発達に合わせて食事環境の見直しを行い，食事への楽しみが増すように検討していく．家庭への支援方法として，母親の食事に関する負担感をより軽減するため，定期的に母親への聞き取りや支援内容のニーズ検討を行う
- 子どもの食事中の様子を家庭にフィードバックする
- 園内の会議で全職員に周知，共有する
- 同業者や関係多職種と情報を共有する

⑭ このプログラムの工夫点・注意点，行動科学理論やモデルや各種行動変容技法の利用について

- この事例は，子どものアレルギーで孤食になる（園では別の部屋で1人で食べる）ことによる食事時間の楽しさの低下が課題となっている
- アレルギー反応が起こらないよう，保育士も母親も敏感になり，十分な知識の向上と食事の環境構成の工夫，食事提供の連携の仕組みの強化など，支援者となる保育士の研修と家庭への支援が同時に遂行されている
- 園での変化を母親に実際に参観してもらうことにより，家でもできるかもしれないというモデリング効果が得られ，実行可能性が高まるようにまずは園内の教育研修を強化した

2. 小・中・高等学校における栄養教育

1) 小・中・高等学校における栄養教育の特徴

❶児童生徒の健康観・健康状態と環境

小・中・高等学校期（6〜18歳）の生活習慣病等の疾病罹患率は，成人期以降と比較すると低い．したがって，児童生徒の疾病に対する危機感も低く，この時期の健康観や価値観は家庭環境や学校等での教育による影響を受ける．社会的な活動範囲は，習い事やクラブ活動，学童保育，ボランティア，アルバイトなどに参加する機会の有無により，個々人によって異なる．近年は学業のみならず，人間関係によるストレスをためている児童生徒も多く，これらが彼らのQOLを低下させる要因にもつながっている．

また，肉体的には発育発達[注]急進期であり，推定エネルギー必要量がもっとも高まる時期である．食欲も身体の発育に応じて増加するが，この時期に身体活動量が低下すれば，肥満傾向を示すことになる．また，この時期は，第二次性徴[注]も重なり，急激に身体は変化し，男女の体つきに違いがみられるようになる．なかには自分の身体の変化を受け入れることが困難となり，無理な食事制限等によって痩身傾向を示す者や，摂食障害[注]のリスクが高まる者もいる．精神機能は徐々に発達し，感情のコントロールがとれるようになる．また，記憶力や思考力向上による知的能力の発達もみられる．一方で，大人や社会に対する反発や反抗心も顕在化してくる．

近年は核家族化が進み，子どものいる世帯においては，一人親＋子どもで構成される世帯も漸増している．また，親が共働き，またはシフト勤務等のさまざまな事情によって家庭での共食の機会が減少し，孤食となる子どもも多く存在する．さらに，一人親世帯や収入が少ない世帯においては，適切な食生活を送るのが困難な子どもも存在する．

以上のように，児童生徒一人ひとりの健康観，価値観，健康状態・家庭の事情等が異なるため，栄養教育の際にはそれらを考慮して計画実施する必要がある．

❷児童生徒の行動と生活習慣

児童生徒の食行動における主な特徴としては，偏食，朝食欠食，不適切な間食などがあげられる．学年進行に伴い，食の選択の機会は増え，外食回数は増加する．また，特に女子においては思春期頃から極端な減食や身体活動量の増加によりダイエットを試みようとする者が増える．

また，室内で体を動かさなくても楽しめる遊びが増えたため，日常的な身体活動量が不足する傾向にある．このような遊びは，1人で実施できるものも多く，対人交流を通して醸成される社会性を身につける機会をも減少させ

発育・発達

発育とは身体の形態的変化をさし，身長や体重の増加などをいう．発達とは身体の機能的変化をさし，運動機能の発達や精神面での発達，生理機能の発達などをいう．

肥満傾向児・痩身傾向児

学校保健統計調査では，2006年度から性別，年齢別，身長別標準体重から肥満度を算出し，肥満度が20％以上の者を肥満傾向児，−20％以下の者を痩身傾向児としている．

肥満度（過体重度）＝[実測体重(kg)−身長別標準体重(kg)]/身長別標準体重(kg)×100(%)

第二次性徴

性ホルモンの増加とともに，性機能に関する臓器が著しい発達をみせる．発現時期には個人差がある．

摂食障害（eating disorder）

神経性やせ症（anorexia nervosa），神経性過食症（bulimia nervosa）のほか，過食性障害，異食症，反芻症など多岐にわたる分類が存在する．摂食障害の発症には，社会・文化的要因，心理的要因などが複雑に関与している．

ている．また，少子化の影響を受け，特に地方の小中学校は統廃合が進み，児童生徒の通学スタイルが変化している．通学方法はさまざまだが，徒歩や自転車利用の機会が減り，バスや自家用車での通学スタイルが増加する傾向にある．また，近年では教諭の働き方改革の影響で，土日の部活動廃止など休日の時間の使い方も変化している．中学校や高校では，部活動やクラブチームでの活動が盛んであるが，身体活動を伴う部活に所属する者と文化部に所属する者では身体活動量に大きな差が生じる．高校生ではアルバイトを始める者もおり，日常生活における行動様式も多様化する．

さらに，日本の児童生徒は学年進行に伴い，睡眠時間が短縮される傾向にある．その要因は就寝時刻が遅延していることであり，これらは深夜の夜食喫食，朝食欠食，授業中の集中力の欠如など，その他の生活上の課題や体調にも関連する．

その他の生活行動の特徴としては，思春期に入ると，飲酒・喫煙・薬物乱用など思わぬトラブルへ発展してしまうケースもみられる．

❸児童生徒の行動に影響を及ぼす環境要因

児童生徒は，経済的にも社会的にも自立していない状況であるため，家庭や地域からのサポートが絶対的に必要であり，これらの有無が直接的・間接的に児童生徒の食行動や健康状態へ影響する．学内外において，どのような支援を受けることができるのかを事前に把握しておくことは重要である．

各家庭での食事提供の状況，子ども食堂[注]のような地域の食育ボランティアの活用状況，学童保育[注]での指導員による生活習慣と食習慣の支援状況，地域における料理教室や農業体験の機会，学校周辺地域の店舗協力によるスタンプラリーなどの活用，フードバンクによる食料支援，ソーシャル・ネットワーキング・サービス（SNS）等の新しいメディアを活用した正しい情報の発信，児童生徒でも調理することができる簡単な健康レシピの公開などは，望ましい食行動へと導くサポート例としてあげられる．また，高校生になると給食の機会がなくなるため，高校周辺の低価格で食事を提供している食堂の有無なども確認しておくとよい．

子ども食堂

地域の子どもたちや保護者などを対象として食事等を提供するコミュニティ．主にNPO法人や地域住民によって運営されることが多い．子ども食堂の目的は，「地域交流の拠点」と「子どもの貧困対策」である．

学童保育（放課後児童クラブ）

保護者が労働などにより昼間家庭にいない環境にある小学校就学児に対し，授業の終了後に児童館や学校施設等を利用して適切な遊びおよび生活の場を与えて，その健全な育成を図るもの．

❹児童生徒の栄養教育を推進するための政策等

「学校における食育の推進」については，小学校・中学校・高等学校の学習指導要領総則のなかで明確に位置づけられている．また，2019年3月には文部科学省から「食に関する指導の手引―第二次改訂版―」が発表されている．学校における食に関する指導は，これらをベースとして展開することが求められる．

2）対象者とセッティングを考慮した栄養教育のポイント

❶栄養教育計画

a）対象者（Whom）

小学校・中学校・高等学校における栄養教育の対象は，児童生徒である

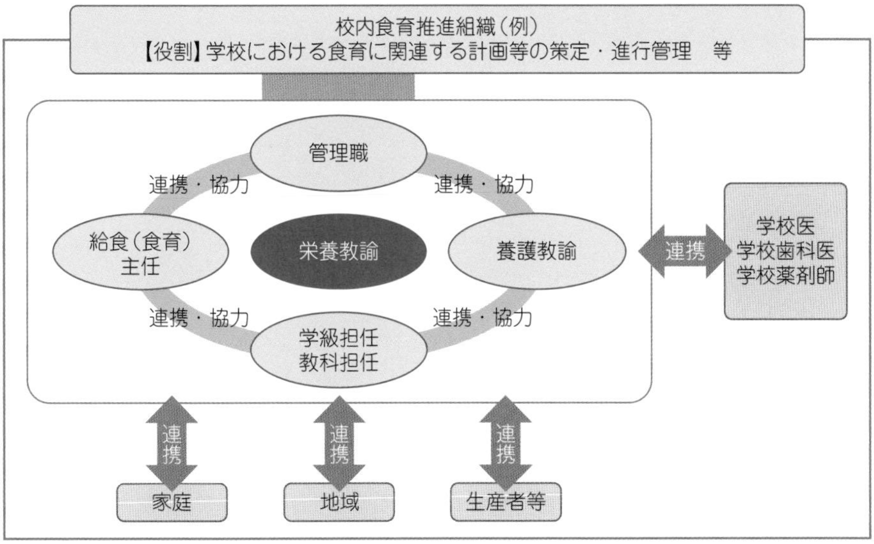

図2-5 ● 学校における食育推進組織例

（文部科学省：学校教諭を中核としたこれからの学校の食育．2017より）

が，その教育効果を高めるためには，保護者や教育関係者，学校周辺の地域の人々等も含めて，包括的に実施展開することが望ましい．

b）実施者（Who）

学校における栄養教育は，食に関する指導として展開される．食に関する指導を展開する際には，児童生徒の健康状態や日常の生活行動，もしくはスポーツ活動等の状況も踏まえておくことが前提となる．したがって，**図2-5**のように，校長，教頭等の管理職によるリーダーシップのもと，栄養教諭（学校栄養職員），養護教諭，教科担任，学級担任，給食（食育）主任，給食室（給食センター）職員等の教職員が連携して実施する必要がある．また，学校全体の教育活動を把握している教務主任との連携も重要である．さらに，家庭・地域・関連機関・生産者等の協力が必要になることもあるし，学校医・学校歯科医・学校薬剤師，スクールカウンセラーやスクールソーシャルワーカーとの連携が求められることもある．

チーム・ティーチング（T.T.）
学校における学習活動は，栄養教諭が単独で指導する場合のほか，担任や複数の教師が共同で指導をするチーム・ティーチングなどがある．

一方，栄養教育の場が運動部活動や学外でのクラブチーム等である場合は，部活顧問，養護教諭，チームの指導者やトレーナー等関係スタッフ，家庭・地域との連携が求められる．

c）目的やテーマ（Why）

学校における食に関する指導の目標は，学校教育活動全体を通して，学校における食育の推進を図り，食に関わる下記に示した知識・技能，思考力・判断力・表現力等，学びに向かう力・人間性等の資質・能力を育成することである．

知識・技能

食事の重要性や栄養バランス，食文化等についての理解を図り，健康で健全な食生活に関する知識や技能を身に付けるようにする．

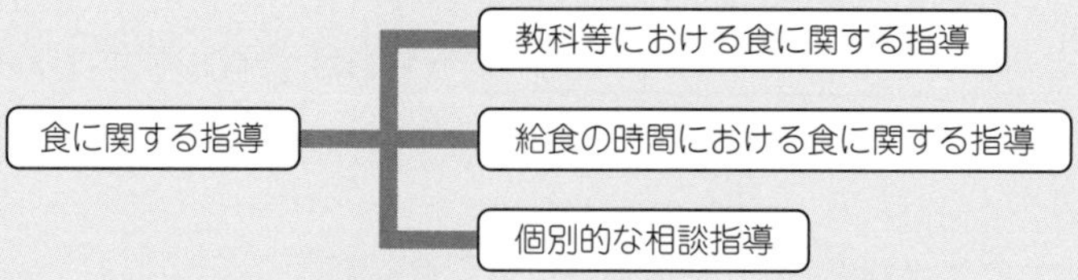

図2-6 ● 食に関する指導の内容
〔文部科学省：食に関する指導の手引—第二次改訂版—（https://www.mext.go.jp/a_menu/sports/syokuiku/1292952.htm：最終アクセス2020年10月31日）．p20より〕

思考力・判断力・表現力等

食生活や食の選択について，正しい知識・情報に基づき，自ら管理したり判断したりできる能力を養う．

学びに向かう力・人間性等

主体的に，自他の健康な食生活を実現しようとし，食や食文化，食料の生産等に関わる人々に対して感謝する心を育み，食事のマナーや食事を通じた人間関係形成能力を養う．

食に関する指導は，**図2-6**に示すとおり，教科等における食に関する指導と，給食の時間における食に関する指導，個別的な相談指導の3つに大別することができる．

また，学習指導要領には，「教科等横断的な視点」が定義されており，そのうち「現代的な諸課題に対応して求められる資質・能力」のなかには食に関する教育が設定されている．**図2-7**は，中央教育審議会答申による食に関する教育のイメージ図であるが，このように教科等横断的な視点で，切れ目なく食に関する教育を実施することが求められている．また，肥満・肥満傾向，脂質異常症，高血圧症，脂肪肝，2型糖尿病，痩身・痩身傾向，摂食障害，貧血，食物アレルギーなど，同一地域もしくは同一クラス内においても，ハイリスクな問題をもつ児童生徒も存在する．このような児童生徒においては，集団での指導内容だけでは十分に対応できないケースも生じる．各児童生徒がもつ個人要因および環境要因を見極めたうえで，個々に適した指導を個別に実施する必要もある．

一方，栄養教育の場が部活やクラブチーム等である場合は，上記にあげたテーマに加えて，スポーツに適した身体づくりや記録や勝利に結びつけたテーマでの栄養教育が求められる．

d）具体的な内容（What）

学校における児童生徒に対する栄養教育の具体的な教育内容としては，図2-7に示したように教科等横断的なものがあげられる．また，小・中学生の食に関する資質・能力を学年段階別に6つの食育の視点で整理したものが**表2-8**である．

栄養教育の場が，部活やクラブチーム等である場合は，上記の内容に加えて，**表2-9**に示すように，コンディショニングとからだづくり，試合期の食事，スポーツ障がい予防と改善，合宿や遠征などで食環境が変化した時の対

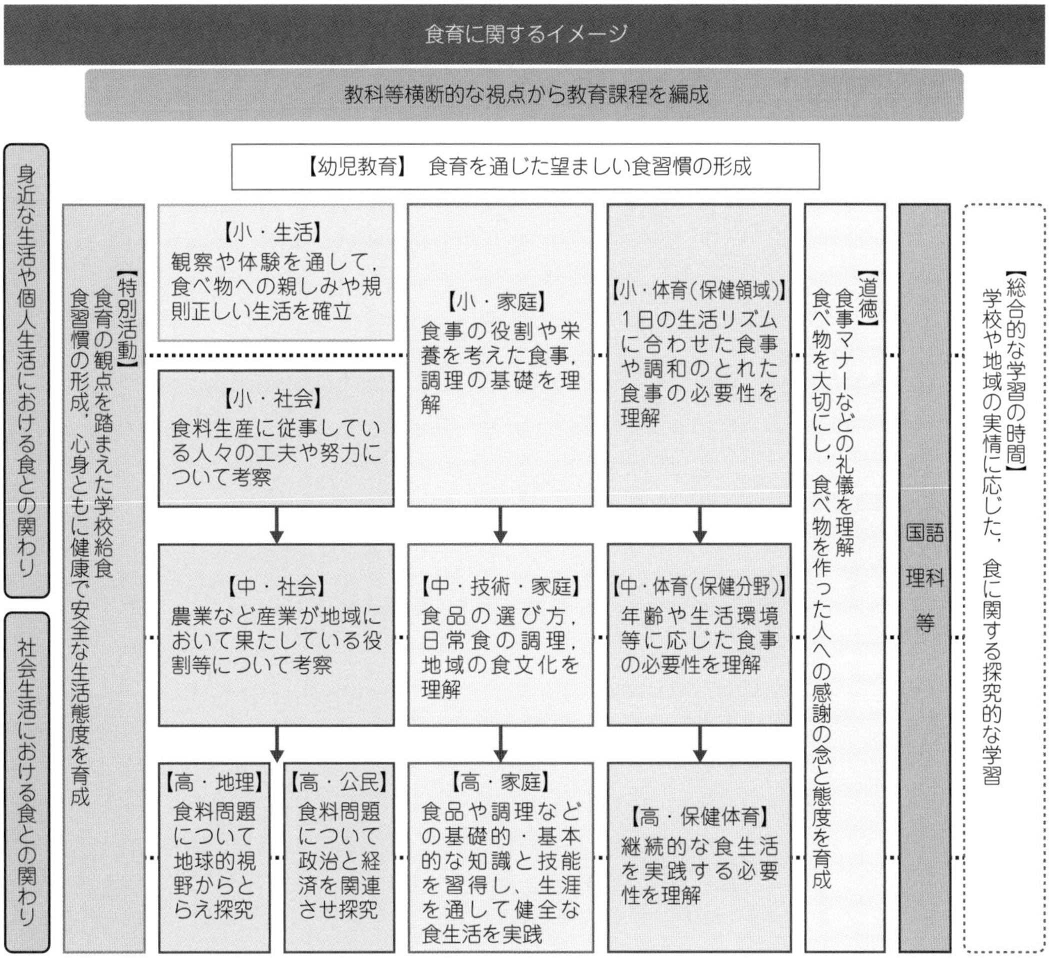

図2-7 ● 中央教育審議会答申による食育に関するイメージ
〔中央教育審議会：幼稚園，小学校，中学校，高等学校及び特別支援学校の学習指導要領等の改善及び必要な方策等について（答申）別紙．2016より〕

応等があげられる．

児童生徒に対する栄養教育の範囲は，前項「c) 目的やテーマ（Why）」にも記載したとおり幅広く，適用される行動科学理論・モデル，各種行動変容技法も多い．

基本的に学校での食に関する指導は，学年単位やクラス単位で実施されることが多いため，行動変容ステージを絞ることは難しいが，日常の子どもたちの行動状況をモニタリングすることや，食意識を調査することで，もっとも多い食行動変容ステージに合わせた変容プロセスを抽出することが可能である．

発育発達期の児童生徒に対する栄養教育では，社会的認知理論に基づいた指導が有効であると考えられる．

児童生徒に対して，簡単な食事の方法や技術を数多く紹介し，スモールステップ法[注]により自信を高めることと，行動を行うことでどのようなメリッ

スモールステップ法
少しずつ段階的に成功体験を積み重ねていき，最終目標を達成することである．できそうな目標を立てることが大切である．

表2-8 ● 学年段階別に整理した資質・能力（例）

学 年		①食事の重要性	②心身の健康	③食品を選択する能力	④感謝の心	⑤社会性	⑥食文化
小学校	低学年	○食べ物に興味・関心をもち，楽しく食事ができる．	○好き嫌いせずに食べることの大切さを考えることができる． ○正しい手洗いや，良い姿勢でよく噛んで食べることができる．	○衛生面に気を付けて食事の準備や後片付けができる． ○いろいろな食べ物や料理の名前が分かる．	○動物や植物を食べて生きていることが分かる． ○食事のあいさつの大切さが分かる．	○正しいはしの使い方や食器の並べ方が分かる． ○協力して食事の準備や後片付けができる．	○自分の住んでいる身近な土地でとれた食べ物や，季節や行事にちなんだ料理があることが分かる．
	中学年	○日常の食事に興味・関心をもち，楽しく食事をすることが心身の健康に大切なことが分かる．	○健康に過ごすことを意識して，様々な食べ物を好き嫌いせずに3食規則正しく食べようとすることができる．	○食品の安全・衛生の大切さが分かる． ○衛生的に食事の準備や後片付けができる．	○食事が多くの人々の苦労や努力に支えられていることや自然の恩恵の上に成り立っていることが理解できる． ○資源の有効利用について考える．	○協力したりマナーを考えたりすることが相手を思いやり楽しい食事につながることを理解し，実践することができる．	○日常の食事が地域の農林水産物と関連していることが理解できる． ○地域の伝統や気候風土と深く結び付き，先人によって培われてきた多様な食文化があることが分かる．
	高学年	○日常の食事に興味・関心をもち，朝食を含め3食規則正しく食事をとることの大切さが分かる．	○栄養のバランスのとれた食事の大切さが理解できる． ○食品をバランスよく組み合わせて簡単な献立をたてることができる．	○食品の安全に関心をもち，衛生面に気を付けて，簡単な調理をすることができる． ○体に必要な栄養素の種類と働きが分かる．	○食事にかかわる多くの人々や自然の恵みに感謝し，残さず食べようとすることができる． ○残さず食べたり，無駄なく調理したりしようとすることができる．	○マナーを考え，会話を楽しみながら気持ちよく会食をすることができる．	○食料の生産，流通，消費について理解できる． ○日本の伝統的な食文化や食に関わる歴史等に興味・関心をもつことができる．
中学校		○日常の食事に興味・関心をもち，食環境と自分の食生活との関わりを理解できる．	○自らの健康を保持増進しようとし，自ら献立をたて調理することができる． ○自分の食生活を見つめ直し，望ましい食事の仕方や生活習慣を理解できる．	○食品に含まれている栄養素や働きが分かり，品質を見分け，適切な選択ができる．	○生産者や自然の恵みに感謝し，食品を無駄なく使って調理することができる． ○環境や資源に配慮した食生活を実践しようとすることができる．	○食事を通してより良い人間関係を構築できるよう工夫することができる．	○諸外国や日本の風土，食文化を理解し，自分の食生活は他の地域や諸外国とも深く結びついていることが分かる．

〔文部科学省：食に関する指導の手引―第二次改訂版―（https://www.mext.go.jp/a_menu/sports/syokuiku/1292952.htm：最終アクセス2020年10月31日）．p21-22より〕

トがあるかを子どもの価値観に基づいて提示することが効果的である．さらに，それぞれの学習時に，児童生徒からの発言を積極的に促し，正のフィードバックを行うことで，やる気と行動の強化を図ることが可能となる．自分たちで考えたアイデアや目標をクラス内でコミットメントさせることで，実行可能性が高まることが期待できる．またクラスメイトの発言は，他の児童

表2-9 ● 運動部活動やスポーツクラブにおける栄養教育内容の例

目 的	具体的な食事指導・栄養教育内容
コンディショニングとからだづくり	スポーツ活動時の基本の食事のとり方，補食の考え方やとり方 サプリメントとドーピングについて，運動時の水分摂取について 体重管理（減量・増量）について，疲労・回復について
試合期の食事	試合前に気をつけること，試合中の食事戦略，試合後の疲労回復
スポーツ障がい予防・改善	骨密度を高める食事，スポーツ貧血予防のための食事 相対的エネルギー不足による障がい 女子選手の三主徴[注]予防のための食事
合宿や遠征等の食環境変化時の適応	合宿や遠征時の食に関する準備と対応 食品衛生に関すること

（日本スポーツ栄養学会監修：エッセンシャルスポーツ栄養学．p34，市村出版，2020より改変）

生徒にとっては観察学習となり，他の児童生徒の行動へのきっかけ，自信にもつなげることができる．同時に児童生徒の活動の状況を自分自身でモニタリングさせることで，自己強化を図ることもできる．

児童生徒は，経済的にも社会的にもまだ自立できていない時期であるため，家庭との連携は必須である．栄養教育を実施する際には家庭に対して，栄養教育の実施状況を定期的に報告・連絡し，家庭内においても児童生徒が保護者から正のフィードバックやソーシャルサポート[注]を受けられるようにしておくと，教育効果をあげることが期待できる．

e）教材・学習形態（How）

児童生徒に対する栄養教育にて利用する教材は，その目的や教育内容に合わせて選択する必要があるが，対象年齢が6歳から18歳と幅が広いため，理解度も考慮して選択・利用することが肝要である．特に，小学校の低学年においては，言葉の理解，読み書きも不十分であるため，それらを視覚的に補う等の配慮が求められる．また，学年進行に伴って，理解度は深まってくるため，考えさせることを中心とした教材の利用を検討し，より行動へ結びつけられるように配慮することが大切である（**表2-10**）．さらに，小学校・中学校では学校給食が日々の教材として有効活用できる．教科等で学んだ学習内容を給食の献立や栄養に関する指導と関連付けられるようにすると，より深い学びが期待できる．

学習形態としては，一斉学習である講義形式が一般的であるが，一方的な講義だけではなく，そのなかにグループ学習を積極的に取り入れて，グループディスカッション，バズセッションの機会をつくると，児童生徒間にグループダイナミクスが生じ，教育効果をさらに高められる．また，調理実習や農業体験などの体験学習は，児童生徒の主体的な参加を促し，かつ自己の成功体験ともなる．さらには，これらの体験から得た学びを発表する機会をつくることで，より学習内容の保持と行動変容の確率が高まるものと思われる．

また，個別的な相談指導は，扱うテーマによっては完全に個別で実施する

女子選手の三主徴《さんしゅちょう》

激しい運動を行う女子選手の健康管理上の問題であり，「摂食障害を伴うまたは伴わない利用可能エネルギー不足」「視床下部性無月経」「骨粗鬆症」をいう．利用可能エネルギーとは，エネルギー摂取量から運動によるエネルギー消費量を差し引いたもの．

ソーシャルサポート

社会的支援のことをさす．情動的サポート，評価的サポート，道具的サポート，情報的サポートに分類される．

表2-10 ● 教材の例と利用時の留意点

教材の例	留意点
学校給食 料理・食品の実物 畑の農作物そのもの フードモデル，人体模型 紙芝居 リーフレット，パンフレット，ポスター 食品写真，料理カード，食品カード 音やにおい パワーポイント 映像（動画） その他	● 発育発達段階に合わせた教材を選択利用することが大切である ● 特に低学年では読み書きも不十分であり，言語だけでは，理解が難しいため，五感なども適宜利用することで理解を補うよう配慮する必要がある ● 小学校・中学校においては，学校給食を積極的に教材として使用することが望ましい ● 小学校高学年・中学生・高校生になると，理解度も高まってくるため，考えさせることを中心とした教材の利用を検討する

こともあれば，同じ問題や課題を持つ児童生徒を複数名集めて実施することもある．同一の問題を抱えている児童生徒を一緒に指導する場合には，ピア・カウンセリング，ピア・エデュケーション[注]のように児童生徒間が同じ悩みを共有することで不安の解消につながることもあるし，連帯感や競争意識が芽生え，指導効果があがりやすくなることもある．

ピア・エデュケーション（仲間教育）

ピアとは仲間を意味する．ピア・エデュケーションは思春期・青年期の健康教育において，有効な手段の一つである．同世代の仲間同士がお互いの対話を通じて，リラックスした楽しい雰囲気のなかでさまざまな情報やメッセージを伝達することが可能になる．また，支援者が学習者に似た存在であるため，それをモデルとして学ぶことができる．

f）場所（Where）

学校において展開される食に関する指導は，各教室，体育館，視聴覚室，給食室，調理室，保健室等さまざまであり，それぞれの環境や条件によって教育効果があがると考えられる場所での開催が望まれる．

学外において栄養教育を行う場合は，地域の公民館や体育館内の研修室，屋外運動場，ホテルの食堂やレストラン，合宿所等を利用することもある．

学校のように教育目的で設置されている施設であれば，講義・講習のために必要な機器類は揃っていると思われるが，講義や教育目的外の施設等を利用する際には，電源や各種指導用機材の準備，動作確認等が必要である．

g）日時や頻度（When）

図2-8，**表2-11**は，食に関する指導の全体計画（中学）例であるが，表2-11に示したように，食に関する指導は，年間を通した学校行事や各教科の学年進行等に合わせて実施日時や頻度を決定することになる．

また，個別的な相談指導の場合は，その課題の改善を目的として期間を決めて定期的，継続的に指導を進めることが求められる．一度で解決しようとせず，複数回にわたる相談指導によって課題解決に導けるように配慮するとよい．

また，部活やクラブチーム等で展開される栄養教育は，年間で予定されている試合等の日程から，日時や頻度を決定するとよい．

h）予算（How much）

学校で展開される栄養教育においても，その内容によっては経費が必要となる．主な経費としては外部講師を依頼した時の講師料や資料作成費，食品を扱う指導であれば食材費，光熱費などが考えられる．あらかじめ計画のなかに予算が組み込まれていないと実施が難しいものもある．年間計画の段階からこれらの費用を何から工面するか，学内で話し合っておく必要がある．

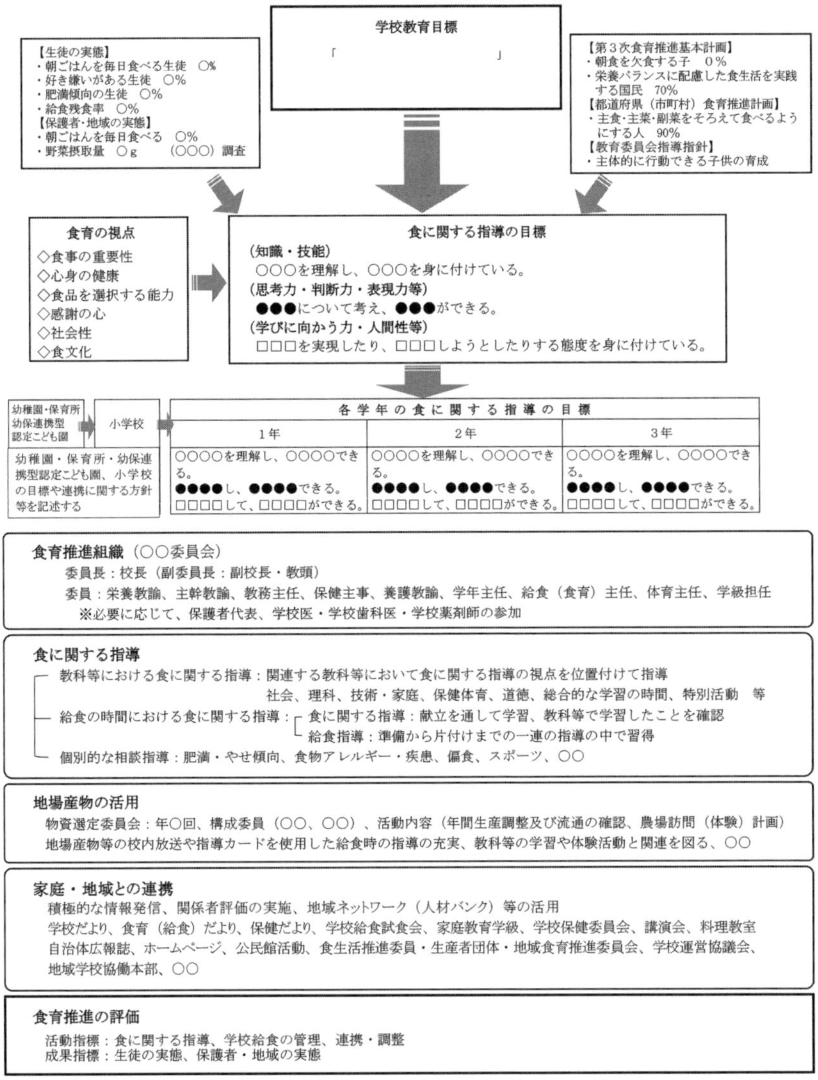

図 2-8 ● 食に関する指導の全体計画（中学）　例①

〔文部科学省：食に関する指導の手引―第二次改訂版―（https://www.mext.go.jp/a_menu/sports/syokuiku/1292952.htm：最終アクセス2020年10月31日）．p46より〕

学外で実施される栄養教育においては，施設利用費や人件費，謝金，通信運搬費，旅費，消耗品費などが必要となることがある．これらは参加者負担で実施されることもある．

i) 倫理的配慮

個人情報を扱う場合は，高い倫理観とスキルが求められる．指導上得られた個人情報の保護は徹底する必要があり，指導する側のプライバシーや個人情報の提供についても十分な配慮が求められる．特に，個別的な相談指導の対象となる児童生徒については，それ以外の児童生徒からいじめの対象とされるなど，思わぬトラブルのきっかけにならぬよう，周囲の実態を把握してから開始するようにするとよい．

表2-11 ● 食に関する指導の全体計画（中学） 例②

教科等		4月	5月	6月	7月	8～9月
学校行事等		入学式	運動会	クリーン作戦	集団宿泊合宿	
推進体制	進行管理		委員会		委員会	
推進体制	計画策定	計画策定				
教科・道徳 総合的な学習の時間	社会	世界各地の人々の生活と環境【1年】、大航海時代の幕開け【2年】、都市から広がる大衆文化【3年】	世界各地で生まれる文明【1年】、東アジアの貿易と南蛮人、日本の気候の特色【2年】	世界の食文化とその変化【1年】、各地を結ぶ陸の道・海の道【2年】、大きく変化した私たちの生活【3年】	稲作による生活の変化【1年】、日本の農業とその変化【2年】、私たちの生活と文化【3年】	世界の諸地域（アジア）【1年】、日本の諸地域（九州・南西諸島）【2年】
	理科	花のつくりとはたらき【1年】、物質の成り立ち【2年】、生物の成長とふえ方【3年】	水や栄養分を運ぶしくみ【1年】	栄養分をつくるしくみ【1年】、生命を維持する働き【2年】	植物のなかま分け【1年】、遺伝の規則性と遺伝子【3年】	動物のなかま【2年】
	技術・家庭	食生活と栄養【2年】		献立作りと食品の選択【2年】		秋のくらし　さつまいもをしゅうかくしよう【2年】
	保健体育		食生活と健康【3年】	体の発育・発達【1年】、水の利用と確保【2年】		
	他教科	花曇りの向こう【1国】、握手【3国】、A History of Vegetables【3英】	ダイコンは大きな根【1国】	言葉を集めよう【1国】		学校の文化祭【1英】、盆土産【2国】
	道徳	自校の道徳科の指導計画に照らし、関連する内容項目を明記すること。				
	総合的な学習の時間				働く人から学ぼう【2年】 ――	
特別活動	学級活動 *食育教材活用			健康な歯や骨を作ろう【1年】		弁当の日のメニューを考えよう【1、2、3年】
	生徒会活動	残菜調べ、片付け点検確認・呼びかけ ―― 目標に対する取組等（5月：身支度チェック、12月：リクエスト献立募集・集計） 掲示（5月：手洗い、11月：おやつに含まれる砂糖、2月：大豆の変身）				
	生徒会活動			給食委員会発表「よく噛むことの大切さ」		
	学校行事	お花見給食、健康診断		試食会、学校保健委員会、全校集会		遠足
	給食の時間 給食指導	給食時間の過ごし方 ・準備、後片付けの仕方・協力体制 ・当番の身支度・手洗いの励行				準備・後片付けの協力の仕方 ・給食当番と当番以外の効率的
	給食の時間 食に関する指導	朝食の大切さを見直そう 伝統的食文化（行事食・節句料理・郷土料理）・朝食・生活リズム 夏の食事（夏野菜・水分補給・夏バテ予防）				日本食を見直し良さを知ろう 食事のあいさつ、ノロウイルス バランスのよい食事（3食の
学校給食の関連事項	月目標	給食の準備をきちんとしよう	きれいなエプロンを身につけよう	よくかんで食べよう	楽しく食事をしよう	正しく配膳をしよう
	食文化の伝承	お花見献立	端午の節句		七夕献立	お月見献立
	行事食	入学進級祝献立お花見献立		カミカミ献立		祖父母招待献立、すいとん汁
	その他		南蛮料理			世界（日本）の料理 ――
	旬の食材	なばな、春キャベツ、たけのこ、新たまねぎ、きよみ	アスパラガス、グリーンピース、そらまめ、新たまねぎ、いちご	アスパラガス、じゃがいも、にら、いちご、びわ、アンデスメロン、さくらんぼ、	おくら、なす、かぼちゃ、ピーマン、レタス、ミニトマト、すいか、プラム	さんま、さといも、ミニトマト、とうもろこし、かぼちゃ、えだまめ、きのこ、なす、ぶどう、なし
	地場産物	じゃがいも	こまつな、チンゲンサイ、じゃがいも	こまつな、チンゲンサイ、なす、ミニトマト		こまつな、チンゲンサイ、たまねぎ、じゃがいも
	地場産物	地場産物等の校内放送や指導カードを使用した給食時の指導充実。教科等の学習や体験活動と関連を図る。 推進委員会（農場訪問（体験）の計画等）				推進委員会
個別的な相談指導					個別相談指導（面談）	
家庭・地域との連携		積極的な情報発信（自治体広報誌、ホームページ）、関係者評価の実施、公民館活動、地域ネットワーク（人材バンク）等の活用 学校だより、食育（給食）だより、保健だよりの発行 ・朝食の大切さ・運動と栄養・食中毒予防・夏休みの食生活・食事の量				・地元の野菜の特色
家庭・地域との連携				学校給食試食会	公民館親子料理教室	家庭教育学級

また，対象となる児童生徒は未成年者であるため，学校等で実施した食に関する指導の過程で得た情報（データや写真，動画を含む）を公表する可能性がある場合には，保護者をはじめ関係者の承諾をあらかじめ得ておくことも重要である．指導開始後も保護者や関係者とは密に連携を取りながら進められるようにしておくとよい．

❷影響評価・結果評価の表し方とフィードバック

栄養教育の計画を立てる段階において，体調，体力，発育の状況，検査値，QOLの状況，資質，能力，各単元の理解度や知識量，ターゲットとしている食行動の状況等について，実態把握を十分に行っておく必要がある．さらに，食の指導によって何をいつまでに，どれくらい，どうしたいのか具体的な目標値や達成割合などを計画の段階で決めておくことが重要である．これらの変化量や経過は学期ごとや学年進級時に前後比較することで，達成

10月	11月	12月	1月	2月	3月
	避難訓練				卒業式
委員会		委員会		委員会	
		評価実施	評価結果の分析	計画案作成	
律令国家でのくらし【1年】、日本の諸地域（中国・四国）【2年】	世界の諸地域（ヨーロッパ、アフリカ）【1年】、日本の諸地域（近畿）【2年】、私たちのくらしと経済【3年】	世界の諸地域（南北アメリカ）【1年】、日本の諸地域（中部）【2年】	世界の諸地域（オセアニア）【1年】、日本の諸地域（関東）【2年】	世界の様々な地域の調査【1年】、日本の諸地域（東北）、地域によって異なる食文化【2年】	日本の諸地域（北海道）【2年】
	水溶液の性質【1年】、酸・アルカリと塩【3年】	多様なエネルギーとその移り変わり【3年】	自然界のつり合い【3年】	自然が人間におよぼす影響【3年】	
調理と食文化【2年】	生物育成（技）【2年】				
生活習慣病とその予防【3年】		健康な生活と病気の予防【3年】			
幻の魚は生きていた【1国】、自然物のデザイン【1美】、帰れソレントへ【3音】	故郷【3国】	新聞の社説を比較して読もう【3国】	組曲「展覧会の絵」から【2音】		
	生産者との交流給食会		学校給食週間の取組		
遠足	交流給食会		給食感謝の会		
な動き			正しい食事マナー ・はし、食器の持ち方　・会話の内容 ・食事のあいさつ		
（郷土の産物　・郷土への関心） バランス、寒さに負けない食事（風邪予防・冬至とかぼちゃ））			楽しい給食時間の過ごし方を考えよう（1年間の振り返り） 学校給食週間（歴史・伝統食と世界の料理） 生活習慣病予防		
後片付けをきちんとしよう	食事のあいさつをきちんとしよう	きれいに手を洗おう	給食について考えよう	食事マナーを考えて食事をしよう	1年間の給食をふりかえろう
和食献立	地場産物活用献立	冬至の献立	正月料理	お月見献立	桃の節句献立
		クリスマス献立	給食週間行事献立	リクエスト献立	卒業祝献立（選択献立）
さけ料理、煮・焼・蒸（魚・肉・野菜）料理					
さんま、さけ、きのこ、さつまいも、くり、かき、りんご、ぶどう	新米、さんま、さけ、さば、さつまいも、はくさい、ブロッコリー、ほうれんそう、ごぼう、りんご	のり、ごぼう、だいこん、ブロッコリー、ほうれんそう、みかん	かぶ、ねぎ、ブロッコリー、ほうれんそう、キウイフルーツ、ぽんかん	しゅんぎく、ブロッコリー、ほうれんそう、みかん、いよかん、キウイフルーツ	ブロッコリー、ほうれんそう、いよかん、きよみ
こまつな、チンゲンサイ、たまねぎ、じゃがいも、りんご	たまねぎ、じゃがいも、りんご		たまねぎ、じゃがいも		
	推進委員会		推進委員会（年間生産調整等）		
	管理指導表提出		個別面談		個人カルテ作成
・地場産物のよさ・日本型食生活のよさ			・運動と栄養・バランスのとれた食生活・心の栄養		

〔文部科学省：食に関する指導の手引―第二次改訂版―（https://www.mext.go.jp/a_menu/sports/syokuiku/1292952.htm：最終アクセス2020年10月31日）．p48-49より〕

度が明確となり，達成できなかった点および達成できた点のそれぞれについて改善・強化・再計画へと結びつけることが可能となる．

また，こうして得られた結果は，児童生徒の各個人の経過や変化量を表や図として表わしてフィードバックするとよい．児童生徒は自分の状況を客観的に把握することができ，さらには保護者とその結果を共有することで，家庭とも連携しながら，食に関する課題に取り組むことができるようになる．

さらに，教育効果としての食行動の変化は，モニタリングシートを活用するとよい．モニタリングの結果は，1週間ごと，月ごと，学期ごと，学年進行ごとに振り返りができるようにしておくと，児童生徒の自己強化として機能するだけではなく，モニタリングの結果を学科担任や栄養教諭，保護者による正のフィードバックとして定期的に活用することで，さらに行動を強化することが可能となる．

3）事例1：朝食摂取推進に向けた家庭地域と連携した小学校の食育

集団を対象とした栄養教育プログラム	体力向上に向けたからだづくり　家庭・地域と連携した小学校の健康教育の取り組み
このプログラムの簡単な説明（背景等）	T小学校では，市の指定を受けて，体力向上に向けた取り組み（元気アッププログラム）を，小学校5，6年生（120名4クラス）を中心に実施することになった．プログラムは，食育だけではなく，運動や睡眠に関するものも含まれ，年間計画を立てて実施することになった．本事例では食育の部分を中心にとりあげる．

	項目	実施項目	詳細	形成的評価の実施
P 計画	アセスメント	①アセスメントと課題の抽出	プリシード・プロシードモデルにて分析して課題を抽出する（下表「アセスメントの内容」）	企画評価の視点 課題抽出に必要な情報が得られたか 課題抽出のための要因分析方法は適切か
			課題の抽出（下表「課題」）	優先順位決定方法は適切か
		②優先課題の決定	**課題2　バランスが悪い朝食を食べている児童の割合が高い** ※実際には食事・睡眠・運動に関する課題をそれぞれ抽出したが，ここでは食に関する課題を抜粋して記載 抽出した理由： バランスのよい食事をとれるようになるためには，準備要因・強化要因・実現要因の各情報の強化が重要となる．また，課題2を強化することで健康栄養状態の各情報の改善にもつながると考えたため．	
		③目的決定	生活習慣を改善することで，かぜをひかない丈夫な体をつくること．	

アセスメントの内容	具体的な情報	アセスメントの対象	情報を得る方法
QOL	—	—	—
健康栄養状態	●かぜ（免疫力低下）で休む児童の割合が高い ●肥満傾向児の割合が高い ●疲れていると訴える児童の割合が高い	児童本人	出席率と理由
栄養・食生活・ライフスタイル	●バランスが悪い朝食を食べている児童の割合が高い ●就寝時刻の遅延している児童の割合が高い ●身体活動量が低い児童の割合が高い	児童本人	年度はじめの質問紙調査
環　境	共働きの家庭が多い	—	個人票
準備要因	健康に関する知識・意識の個人差大	児童本人	年度はじめの質問紙調査
強化要因	親・PTA・地域大学のフィードバック体制　強化の必要性	保護者 担任教諭 大学関係者	質問紙調査 聞き取り 聞き取り
実現要因	健康行動をとりやすい環境づくりの必要性	保護者 担任教諭	質問紙調査 聞き取り調査

課題の抽出

課題1	かぜ（免疫力低下）で休む児童の割合が高い
課題2	バランスが悪い朝食を食べている児童の割合が高い
課題3	健康に関する知識・意識の個人差大
課題4	親・PTA・地域大学のフィードバック体制　強化の必要性

栄養教育計画

④栄養教育の目標とその評価基準の決定

	目標（上段） 評価指標（下段）	現状値	目標値	評価時期・方法	評価基準	判定
結果目標	**かぜや感染症にかからない児童を増やす** かぜや感染症が原因で学校を休まない児童の割合	70%	90%以上	年度末 出席率	70%未満 70〜79% 80〜89% 90%以上	D C B A
行動目標	**バランスのよい朝食を食べる児童を増やす** 毎朝，主食・主菜・副菜を組み合わせた食事を食べる児童の割合	30%	70%以上	毎学期末 モニタリングシート	30%未満 30〜49% 50〜69% 70%以上	D C B A
学習目標	**バランスのよい食事を理解している児童を増やす（知識）** バランスのよい食事を理解している児童の割合	70%	100%	毎学期末 質問紙調査	現状未満 ＋15%未満 ＋30%未満 ＋30%	D C B A
	朝食を自分で用意できる児童を増やす（スキル） 朝食を自分で用意できる児童の割合	20%	50%以上			
環境目標	**子どもの生活習慣改善に積極的に協力する保護者を増やす** 子どもの生活習慣改善に積極的に協力する保護者の割合	70%	90%以上	毎学期末 モニタリングシートへの書き込み	70%未満 70〜79% 80〜89% 90%以上	D C B A
	地域の大学と連携し学術面の情報提供の回数を増やす 地域の大学と連携し，情報提供を受けた回数	1回/年	3回/年	実施記録	0回 1回 2回 3回以上	D C B A
実施目標	**児童が理解しやすい指導** 参加満足度	—	平均90%以上	毎学期末 質問紙調査	90%未満 90%以上	未達成 達成
	行動実行率を高める指導 モニタリング継続率	—	平均90%以上	毎学期末 モニタリングシート記入率		

A：(目標達成)，B：(改善傾向)，C：(現状維持)，D：(悪化)

目標設定は適切か

⑤計画書の作成

プログラム名	「元気アッププロジェクト　ー自分でつくろう！丈夫な体ー」
Why 栄養教育の目的	生活習慣を改善することで，かぜをひかない丈夫な体をつくること
Whom 対象	T小学校5，6年生120名（4クラス）とその保護者
What 実施内容	●1：朝食のバランスと揃え方，2：体を動かすことの重要性 ●3：規則正しい生活の大切さ（睡眠を含む），4：保護者の役割と関わり
When 時期・期間・頻度・時間帯・時間/回	5年次，6年次の1年間に， ●総合的な学習の時間（1学期4回，2学期2回，3学期1回） ●夏休みに1回
Where 実施場所，設備	各教室，体育館，オンライン
How ①募集方法 ②参加者管理（倫理的配慮） 実施に対する共通理解を得る方法 ③学習形態・教材	①5，6年生全員 ②プログラムの実施前に，保護者に対して校長名で通知を出し，理解を求めた ③プレゼンテーション用ソフトウエアを用いた講義，グループワーク，リモート講習会，ワークシート
How much 総費用	市からの補助金，教材備品費と消耗品費より20,000円
Who 実施者　連携体制	担任，養護教諭，栄養教諭，教務主任，体育主任，大学生と大学教員

プログラム名は魅力を感じるものか

6W2Hを含めて計画されているか

⑥教育プログラム計画と経過評価の方法

回数	学習形態	内　容	連携体制	経過評価の方法
1	5月下旬： 講義＋グループ討議	●自分の生活を見直そう ●なりたい自分を探そう	担任	①，②，③
2	6月初旬： 講義＋演習	睡眠の大切さを見直して，生活リズムをつくろう，睡眠の目標	担任 養護教諭	①，③，④
3	6月中旬： 講義＋演習	朝食の大切さを見直そう，食事の目標	担任 栄養教諭	①，③，④
4	7月初旬： 講義＋実技（体育館）	運動の大切さを見直そう，運動の目標	担任 地域大学教員・大学生	①，②，④
5	7月下旬： リモート講習会	夏休み家族チャレンジ （対象：保護者＋児童対象）	教務主任 校長 地域大学教員	①，③，⑤
6	9月： 講義＋グループ討議	学校保健会による夏休み中の取り組み発表会	学校保健委員会の児童	②，③，④
7	10月： リモート講習会	免疫力アップ！　丈夫な体をつくる（食＋運動＋睡眠）	教務主任 地域大学教員・大学生	③，⑥
8	3月： 講義（体育館）	取り組み成果発表会	担任 児童	①，②，③

①教育内容の理解度，満足度，②積極的に参加する児童，③プログラム進行チェック表，④モニタリング実施状況，⑤保護者の参加率，⑥事後質問紙調査

各種目標に合った教室プログラムになっているか

経過評価の方法が含まれているか

⑦実施準備

期間・タイミング	準備内容	実施者（人数）
2か月前まで	●地域大学との日程調整，プログラム等検討 ●時間割の調整	教務主任 栄養教諭 養護教諭 担任 学校保健委員会の児童や大学生
1か月前 ～1週間前まで	●各担当者　配布資料準備 ●指導案の作成	
1週間前 ～3日前まで	各担当者間の打ち合わせ	
3日前まで	●各指導案，各使用教材準備 ●各質問紙修正等	
前　日	必要に応じて教室準備 （机・椅子配置，機材の準備等）	

スケジュールどおりに，準備を進めることができたか

D　栄養教育の実施　／　栄養教育の実施　／　⑧指導の実施

第3回目（朝食の大切さを見直そう，食事の目標）の指導案

	時間	内　容	活　動	留意点	準備・配布物等
導入	5分	アイスブレイク 自分を知る	担任 ●指導の目的とねらいを説明 ●食行動変容ステージの確認	全員が発言しやすい雰囲気を作る	食行動変容ステージのチェックシート

経過評価の視点

計画・打ち合わせどおりに実施できたか

参加数（参加率）はどうだったか

	時間	学習活動	担当・内容	留意点	教材	評価
展開	5分	グループワーク	担任 ●食べたい朝食をグループで作成する	リーダーを決めて，相談しやすい雰囲気を作る	●お料理カード ●お盆型シート	対象者の理解度・満足度・反応はどうだったか
	10分	朝食について説明	栄養教諭 ●朝食の役割 ●朝食の揃え方 ●理想の朝食の話（簡単レシピの紹介）	簡単な方法を伝えることで，児童の自己効力感を高められるように配慮	配付資料	（期間を通じて）参加数の推移はどうだったか
	5分	グループディスカッション	担任 ●食べたい朝食を，2品だけ変えて，理想の朝食揃えに挑戦させる	児童の考えを尊重しながら，机間巡視により，適宜アドバイスを行う	●お盆型シート ●お料理カード	
	10分	グループディスカッションの結果発表	担任 ●改善した理想の朝食を各班から紹介してもらう ●工夫した改善点を発表 栄養教諭 ●よかった点をコメントする	発表者に対しては，オペラント条件付けの正の強化を意識したコメントをするよう心がける		
まとめ	5分	アイデアを考えてもらう	担任 ●バランスのよい朝食を食べるための工夫を考えさせる ●グループ内で発表する	コミットメントの機会をつくり，実行可能性を高める	目標設定シート	
	5分	本日の学習のまとめ	担任 ●朝食についてまとめと理解度チェック，食行動変容ステージのチェック		理解度・食行動変容ステージチェックシート	
備考	本取り組みは，地方新聞の取材を受けた					

モニタリング ⑨モニタリングの実施

モニタリング項目	タイミングや方法	モニタリング実施者	行動継続のための工夫	評価
毎日，主食・主菜・副菜・乳製品が揃った朝食	各学期で指定した1週間 毎朝，登校時に元気アップカード（モニタリングシート）に一斉に記録	児童本人 1週間の記録後に保護者と担任が実施状況を確認する	●保護者と担任からの定期的なフィードバック ●モニタリングによる自己強化	モニタリング状況はどうだったか 適宜修正したか

元気アップカード ～自分でつくろう　じょうぶな心と体～（　　年　　組　　前　　　　　　）
記録期間　2020年　　月　　日（月）～　　月　　日（日）　この用紙は　　月　　日に提出しましょう

		月	火	水	木	金	土	日	合計
朝の会	昨日は夜の10時までに寝た（できたら10点）	10							
	昨日の夜、寝た時間	21:50	:	:	:	:	:	:	—
	今朝は朝食を食べた（できたら1点）	5							
	朝食は主食・主菜・副菜がそろっていた（できたら5点）	5							
帰りの会	休み時間は体を動かした（できたら5点）	5							
	30分以上、体育以外で運動した（できたら5点）	5							
おうちの人からのコメント							土、日の点数と合計点は おうちの人と一緒につけましょう		

※実際には朝食・睡眠・運動に関する行動目標に対するモニタリングを設定したが，本事例では朝食のみ抜粋して記載
※元気アップカード（モニタリングシート）には，すべての行動目標が記載

C 評価

形成的評価

⑩企画評価

- 複数回の学習日を設けたため，ゆとりのあるプログラム計画を立てることができた
- 児童に対するフィードバックの機会を，プログラムの後半に頻繁に設定しておけば，さらによい結果が得られると思われた
- メディアでの紹介や，地域大学との連携の回数を増やすことで，児童のやる気を高められると思われた
- リモート会議システムを利用した指導法は，児童のみならず，教諭や保護者から注目された

⑪経過評価

- リモート講義日には配信が途切れたクラスが1クラスと，つながらない家庭が複数あり，予定どおりの進行ができない時間があった
- プログラム終了後の参加満足度は98%で，目標90%を達成した
- モニタリングシートへの記入忘れがあり，担任教諭の促しはあったがモニタリングシート記入率は平均85%で，目標の90%を達成できなかった

総括的評価

⑫影響評価

目標の種類	目標（上段） 評価指標（下段）	評価時期・方法	結果	評価
行動目標	**バランスのよい朝食を食べる児童を増やす**	毎学期末 モニタリングシート	1学期68.3% 2学期66.7% **年度末58.3%**	B B **B**
	毎朝，主食・主菜・副菜を組み合わせた食事を食べる児童の割合			
学習目標	**バランスのよい食事を理解している児童を増やす（知識）**	毎学期末 質問紙調査	1学期100% 2学期98.3% **年度末100%**	A B **A**
	バランスのよい食事を理解している児童の割合			
	朝食を自分で用意できる児童を増やす（スキル）		1学期40.0% 2学期45.0% **年度末48.3%**	B B **B**
	朝食を自分で用意できる児童の割合			
環境目標	**子どもの生活習慣改善に積極的に協力する保護者を増やす**	毎学期末 モニタリングシートへの書き込み	1学期85.0% 2学期87.5% **年度末91.7%**	B B **A**
	子どもの生活習慣改善に積極的に協力する保護者の割合			
	地域の大学と連携し学術面の情報提供の回数を増やす	実施記録	年度末まで 3回実施	**A**
	地域の大学と連携し，情報提供を受けた回数			

A：（目標達成），B：（改善傾向），C：（現状維持），D：（悪化）

※実際には食事・睡眠・運動に関する取り組みを行ったが，本事例では食に関係する評価のみ抜粋して記載

⑬結果（アウトカム）評価

目標の種類	目標（上段） 評価指標（下段）	評価時期・方法	結果	評価
結果目標	**かぜや感染症にかからない児童を増やす**	年度末 出席率	83.3%	B
	かぜや感染症が原因で学校を休まない児童の割合			

A：（目標達成），B：（改善傾向），C：（現状維持），D：（悪化）

⑭経済評価

		結果目標に対する評価	行動目標に対する評価
A	総費用	20,000円	20,000円
B	対象者数	120人	120人
C	達成者数	100人	70人
A/B	対象者あたりの費用	167円	167円
A/C	費用効果費	200円	286円

⑮総合評価

- 年間を通しての健康プログラムであり，学校・家庭・地域の全体で取り組むことができた．しかし，日数の経過とともに行動実施率が低下する傾向があり，継続的な働きかけが重要であると思われた
- 新しい試みで実施したリモート講義では，ネットトラブル等の課題が残ったが，保護者にもプログラムに参加してもらえたため環境目標を達成することができた
- メディアや大学等の外部の関わりがあることで児童の意識を高めることにもつながったと思われた
- 影響評価，結果評価ともに最終的な評価はA判定，B判定であり，概ねプログラム全体としては目標達成に近づいたと思われるが，朝食を準備するスキルの向上の評価が高評価にいたらなかった点が，行動目標，結果目標にも影響したと思われる

A 見直し 改善	⑯見直し改善	●行動目標と学習目標（スキル）は，実行可能性を踏まえて，設定する ●行動の実施率が低下する傾向がみられたため，モニタリングの期間を延長するか，保護者や担任等からのフィードバックの機会を増やす ●具体的なスキル向上に向けた方法を提案する（実際に調理実習を組み込む等）
	⑰フィードバック	●市の指定を受けて実施したため，プログラム実施報告書を作成し，市へ提出する ●保護者用にも，簡単な実施報告を作成し，継続的な協力を呼びかける
	⑱発表・公表	●市のホームページで，報告書の公開をしてもらう ●全国栄養教諭・学校栄養職員研究大会にて発表する ●全国養護教諭連絡協議会の研究大会にて発表する　等

⑲このプログラムの工夫点・注意点，行動科学理論やモデルや各種行動変容技法の利用について

●対象が，児童であることから，実施に際しては，事前に保護者の了解を得てから実施することが重要である

●学校全体のプログラムとして実施することになったため，担任や養護教諭，栄養教諭，教務主任，体育主任等で十分に相談をしながら計画・実施することが求められる

●行動科学理論・技法としては，

・行動変容ステージを定期的にチェックすることで，それぞれの目標としている行動に対する準備性を把握できること

・児童でもできる簡単な朝食レシピを紹介することで，自分でもできるという自己効力感を高める工夫をしていること

・それぞれの学習時には児童の発言を積極的に促し，よい発言に対して正のフィードバックを行うことで，やる気と行動の強化を図っていること，また，それを見聞きしている他の児童にとっては，モデリング（代理的経験）としての影響が考えられること

・自分たちで考えたアイデアや目標は，できる限り全員に発表させる機会を作り，実行可能性を高めるようにしていること

・メディアでの紹介などを入れることで，それが社会的強化子となり，さらに，外部からの目を気にするようになることで，行動の継続につながっていること

・モニタリングシート（元気アップカード）は自己強化となり，また，担任や保護者からのフィードバックも相まって，行動の継続につながりやすくなること

・元気アップカードは得点化してクラス対抗・学年対抗で評価したため，グループダイナミクスの効果が生まれたこと

などがあげられる

4）事例2：やせを対象とした中学校における個別指導

個人を対象とした栄養教育プログラム	体重低下と貧血症状がみられた中学生女子に対する個別的な相談指導例
このプログラムの簡単な説明（背景等）	女子生徒は，県のなかでも陸上の強豪校といわれる中学校に通う3年生．3年生の5月頃から急激に体重が減少しはじめ貧血症状が現れている．その異変に気がついた部活顧問から養護教諭に相談があった．同時に，本人からも体調が悪いと養護教諭のところへ相談があった．食が関係することから栄養教諭とともに個別相談指導に当たることになった．

	項目	実施項目	詳細	形成的評価の実施
P 計画	アセスメント	①アセスメントと課題の抽出	主観的情報もしくは客観的情報を得てから課題を抽出する	企画評価の視点 課題抽出に必要な情報が得られたか 課題抽出のための要因分析方法は適切か

	情報を得る方法	情報の概要
主観的情報	部活顧問・外部指導者	●週6日の練習を行っているが，最近は疲れやすく，練習意欲が減退している ●練習も十分できておらず，体重が急激に減っているようで，貧血の症状もみられる ●練習日誌をみると直近の2か月間は生理がなかったようだ
	養護教諭が本人から得た情報	●高校で競技を続けられるか不安である ●陸上の指導をしている親や外部指導者の期待に応えられる気がしない ●夜，ぐっすりとねむれないのがつらい ●食欲がない．体重が増えると競技力が落ちると思っている ●親は家では食事の準備をちゃんとしてくれる
客観的情報	身体計測・血液検査	●5月から3か月間で体重が5kg減少した ●軽度貧血（Hb値11.5g/dL）の症状がみられる

課題の抽出（形成的評価の実施：優先順位決定方法は適切か）

課題1	貧血症状があること
課題2	体重の減少
課題3	競技に対するストレスの度合いが大きいこと

実施項目	詳細
②優先課題の決定	**課題1　貧血症状があること，課題2　体重の減少** 抽出した理由： ストレスの状況が身体状況や食行動，競技にも影響していると思われるため，まずは，ストレスへの対応を行ったうえで課題1と2に取り組むことにした．
③目的決定	ストレスマネジメントにより，食行動の変容を促し，貧血改善と低体重の改善を図る．

栄養教育計画　④栄養教育の目標とその評価基準の決定（形成的評価の実施：目標設定は適切か）

	目標（上段） 評価指標（下段）	現状値	目標値	評価時期・方法	評価基準	判定
結果目標	**貧血の改善** 血中ヘモグロビン値（g/dL）	11.5g/dL	13.0g/dL以上	6か月後 血液検査	11.5g/dL未満 11.5〜11.9 12.0〜12.9 13.0g/dL以上	D C B A
結果目標	**体重の増加** 体重（kg）	43kg	+3〜5kg	6か月後 身体計測	減少 現体重+1kg +2kg +3〜5kg	D C B A
行動目標	**家族との対話の増加** 家族と1日1回の対話	実施頻度20%	実施頻度60%以上	4か月後 モニタリング	20%未満 20〜39% 40〜59% 60%以上	D C B A

行動目標（つづき）	**鉄分の多い食品の摂取量の増加** 毎食，貧血改善のための食材をリストから2品選択摂取	実施頻度50%	実施頻度80%以上		50%未満 50〜64% 64〜79% 80%以上	D C B A
	炭水化物摂取量の確保 毎食，主食リストの主食を1つ選択摂取	実施頻度30%	実施頻度80%以上	6か月後モニタリング	30%未満 30〜49% 50〜79% 80%以上	D C B A
学習目標	**食に関する理解を深める**			4，6か月後 5段階評価	1 まったく分からない 2 わからない 3 どちらとも 4 わかる 5 よく分かる	D C C B A
	貧血改善の食べ方の理解	2 分からない	5 よく分かる			
	身体活動量に応じた食べ方の理解	2 分からない	5 よく分かる			
環境目標	**保護者のサポート方法の改善** 女子生徒との対話時間（15分以上）の確保	実施頻度10%	実施頻度60%	4，6か月後女子生徒から聞き取り	10% 11〜29% 30〜59% 60%	D C B A
	女子生徒に対する理解者を増やす 女子生徒の状況を理解している人の人数	1〜2名程度	5名以上		1人もいない 1〜2名程度 3〜4名程度 5名以上	D C B A
実施目標	**継続的なサポート（月1回）** 実施率	—	100%	実施状況	100%未満 100%	未達成 達成

A：（目標達成），B：（改善傾向），C：（現状維持），D：（悪化）

⑤計画書の作成

Why 栄養教育の目的（再掲）	ストレスマネジメントにより，食行動の変容を促し，貧血改善と体重増加を図る
Whom 対象	女子生徒，女子生徒の家族，部活顧問，外部指導者
What 実施内容	●家族や部活顧問を巻き込んだ食環境整備の実施 ●具体的な食事のとり方のアドバイス
When 時期・期間・頻度・時間帯・時間/回	●女子生徒は8月から毎月1回，放課後に1時間程度（顧問の許可を得て実施） ●保護者は2か月1回の頻度で放課後に来校
Where 実施場所 設備	中学校　保健室（保護者とは電話）
HOW ①参加者管理（倫理的配慮） ②実施に対する共通理解を得る方法 ③学習形態・教材	①②あらかじめ，保護者の了解を得た．面談内容等は，保健室で鍵のかかるロッカー等で管理した ③基本的に個別面談（保護者は面談か電話対応）
How much 総費用	—
Who 実施者　連携体制	養護教諭，栄養教諭 （必要に応じて学校医の教職，面談結果はクラス担任に適宜報告）

6W2Hを含めて計画されているか

⑥実施計画

回数	期間・タイミング	対　象	内　容	連携体制
1	8月中旬	女子生徒	食事のアセスメント 栄養指導（貧血改善）	養護教諭 栄養教諭
2	8月下旬	女子生徒	ストレス対処について 栄養指導（身体活動と食事との関係について）	
3	9月	女子生徒 保護者	経過確認 家庭での対応・食事つくり等について	
4	10月	女子生徒	経過観察 栄養指導（活動量に合わせた食事のアドバイス）	
5	11月	女子生徒	経過観察	
6～8	12月以降 翌年2月末まで	女子生徒 （保護者）	経過確認 （血液検査・身体計測等）	

スケジュールに無理はないか

D　栄養教育の実施

栄養教育の実施

⑦指導の実施

2回目の栄養教諭・養護教諭との個別相談指導の流れ（部活顧問の了解を得て放課後練習時間に実施）

あいさつ	アイスブレークも兼ねて，話しやすい環境づくり
目的と内容を説明	前回の養護教諭のアセスメントより，食事上の課題があることを説明し，その前後の状況等を聞くことについて了解を得た
食行動の把握	前回の養護教諭のアセスメント時にお願いしてもらった，簡単な食事記録表を見ながら面談 ex：食事の内容に偏りがあり，極端に摂取量が減っていること（特に炭水化物） →　何かきっかけがあるのか →　どのような考えでそのような食事をしているのか →　この食事をすることのメリットやデメリットをどう考えているか →　この食事を続けることで体調の変化はどうだったか →　この後どうなりたいと思うか →　この食事に対して保護者や指導者から何かアドバイスがあるか →　疲労感や気持ち，感情の確認 →　このあとどうしていきたいか　等
課題の確認と指導	●競技に対する不安や継続に対する負担感について共感を示すとともに，現在感じている身体的疲労感の軽減の必要性を確認 ●たんぱく質と鉄を多く含む食材を紹介した
行動目標の検討	●貧血改善のための行動目標とし，毎食貧血予防のための食品リストのなかから2品選ぶことを約束 ●モニタリング表をつけることを約束
次回の約束	1か月後に，保護者と一緒に来校してもらうことを約束
備　考	

経過評価の視点

対象者の理解度・満足度・反応はどうだったか

個別支援は継続したか

2回目の個別相談指導の実施記録（POSに基づいたSOAP形式により整理）

S （主観的データ）	●4月に1つ年下の妹が入部して，レギュラーをとられるのが怖かったから，練習を今まで以上にがんばろうと思った ●でも，なかなか記録が縮まらなかった時に，友達がダイエットの話（白いご飯を減らせばやせられる）をしているのを聞いて，ちょっとやってみたら簡単に1kgくらいは減らせた．その時，身体がすごく軽く感じられて速く走れる気がした ●ご飯を食べずに，練習をちゃんとしていたらおもしろいくらい体重が減って，みんなからやせたねって言われるのがうれしかった ●両親は「ちゃんと食べないと高校に行ってからも陸上を続けられないよ」と言うけれど，食べたら体重が元に戻るし，体重が減った時に記録は少しよくなったから，このままでよいと思っていた．みんな私が高校でも絶対に競技を続けると思っているんだなって思った ●ただ，最近はすごく疲れていて，ちょっと走ると息が切れる感じがする ●自分で体力が落ちたなって気がしている ●親にも勧められたから高校はスポーツ推薦で入るつもりだったけど，最近は陸上を続ける自信がなくなってきている．でも，普通に勉強しても希望の高校には入れないかもしれないから，やっぱり続けるしかないのかも．陸上しかやってこなかったから，陸上を辞めたら家族からも周りからも見放されてしまうかもしれない．学校でも家でもいつでも競技のことばかり．高校に行っても，きっとこういう生活になると思うと気持ちがへこむ
O （客観的データ）	●体重　5月48kg　6月46kg　7月44kg　8月43kg ●ヘモグロビン値　8月11.5g/dL ●食事記録から1日おおよそ1,600kcalを摂取（1日の摂取エネルギー量としては500kcal程度の不足が予想される）
A （アセスメント）	●競技を続けないと見離される心配と，競技を続けることに対する負担が食行動にも影響している ●認知再構成・ストレスコーピング等によるストレスマネジメントの必要性が見出された ●体重が増えることに対して抵抗を抱いているため，体重を増やす指導よりも，貧血の改善や疲労感の軽減に焦点を当てた指導を行って，信頼関係が築けてから具体的な食事量の増加に関する指導に切り替えたほうが有効と思われた
P （計画）	●貧血の改善に焦点を当てた指導を実施し，疲労感を軽減させることを提案する ●保護者や部活顧問，外部指導員へ練習量を減らすよう依頼する ●やせれば速く走れるという不合理な信念に対する認知の変容を促す ●その後，ストレスマネジメントにより，食行動の改善を促す（摂取量の増加へと導く）

		モニタリング項目	タイミングや方法	モニタリング実施者	行動継続のための工夫	
モニタリング	⑧モニタリングの実施	家族との対話	就寝前にモニタリングシートに記入	栄養教諭（養護教諭）	1か月ごとの経過観察時に評価的サポートを実施	モニタリング状況はどうだったか 適宜修正したか
		毎食，貧血改善のための食材（2品）の接取				
		毎食，主食リストの主食（1つ）の摂取				

C 評価	形成的評価	⑨企画評価と経過評価	●アセスメント時に家族との関係について発言が多かったため，環境目標として保護者の関わり方を追加した ●保護者には2か月に1度くらいの頻度で個別面談を実施する計画としたが，保護者の都合がつかない月は，生徒のみの面談にし，実施状況を保護者に書面か電話等で報告した ●女子生徒の感情や考え方を引き出すために，面談中は開かれた質問を多用し，共感を挟みながら，信頼関係を構築するように心がけた ●食べることに対しては抵抗を示していたため，貧血の症状など，気づきを重視した指導に変更し，結果目標は貧血改善とした ●モニタリングシートの項目が，部活で利用している練習ノートと同じだったことが分かり，途中から練習ノートの記録で対応した ●毎月1度のサポートに必ず現れたため，実施目標は100％で達成できた

総括的評価

⑩影響評価

目標の種類	目標（上段） 評価指標（下段）	評価時期・方法	結　果	評価
行動目標	**家族との対話の増加** 家族と1日1回の対話	4か月後 食事記録	72.0%	A
	鉄分の多い食品の摂取量の増加 毎食，貧血改善のための食材をリストから2品選択摂取		75.6%	B
	炭水化物摂取量の確保 毎食，主食リストの主食を1つ選択摂取	6か月後 食事記録	68.0%	B
学習目標	**食に関する理解を深める** 貧血改善の食べ方の理解	4，6か月後 5段階評価	4か月後　5 よく分かる 6か月後　5 よく分かる	A A
	身体活動量に応じた食べ方の理解		4か月後　4 分かる 6か月後　4 分かる	B B
環境目標	**保護者のサポート方法の改善** 女子生徒との対話時間（15分以上）の確保	4，6か月後 女子生徒から聞き取り	4か月後　70% 6か月後　65%	A A
	女子生徒に対する理解者を増やす 女子生徒の状況を理解している人の人数		4か月後　3〜4名程度 6か月後　6名	B A

A：（目標達成），B：（改善傾向），C：（現状維持），D：（悪化）

⑪結果（アウトカム）評価

目標の種類	目標（上段） 評価指標（下段）	評価時期・方法	結　果	評価
結果目標	**貧血の改善** 血中ヘモグロビン値（g/dL）	6か月後 血液検査	13.2g/dL	A
	体重の増加 体重（kg）	6か月後 身体計測	45kg （+2kg）	B

A：（目標達成），B：（改善傾向），C：（現状維持），D：（悪化）

⑫総合評価

- 初期のアセスメントで女子生徒が競技に対する不安を抱えていることを示してくれたことで，課題の抽出および対応方法の検討につながった
- 重篤な身体症状が現れる前に，部活顧問が相談してくれたので，早期回復に結びついた．平常時の教諭間の連携の重要性が確認できた
- 保護者のみならず，指導者の理解が得られ（A評価），家庭のなかでの対話が増えたこと（A評価）が女子生徒のストレス軽減につながり，食行動も改善（A・B評価）の方向に進んだと思われた
- 女子生徒とは，部活引退後も学校でコンタクトをとることができ，途中脱落することなく卒業するまで支援することができた（A評価）

A 見直し改善

⑬見直し改善

- 競技部では，同じような事例が今後も発生する可能性があるため，定期的に身体状況のモニタリングや食事指導の機会を設ける
- 今回は重篤な状況にはならなかったが，拒食症や過食症のような摂食障害の症状にまで発展することがあるため，学校医にすぐに相談できる体制を作る
- 女子生徒は学校で用意したセルフモニタリングシートをしばらく使っていたが，部活で利用している練習ノートのほうが使いやすいと申し出てきた．練習ノートへの記録が女子生徒にとっては自己強化になっていると思われた．また，養護教諭と一緒に作成したセルフモニタリングシートを改善し，記録しやすいものにする

⑭このプログラムの工夫点・注意点，行動科学理論やモデルや各種行動変容技法の利用について

- 競技に対する不安を抱いていたため，競技とは異なる話題でアイスブレークを行った
- 女子生徒の感情や考え方を引き出すために，開かれた質問を多用し，共感を挟みながら信頼関係を構築するよう心がけた
- 食べることに対しては抵抗を示していたため，貧血の症状など，気づきを重視した指導を心がけた

5) 事例3：スポーツをする高校生を対象とした集団指導

<table>
<tr><th colspan="3">集団を対象とした栄養教育プログラム</th><td colspan="2">競技力向上に向けた増量プログラム</td></tr>
<tr><th colspan="3">このプログラムの簡単な説明（背景等）</th><td colspan="2">T高校男子サッカー部では，新入生（高校1年生約40名）を対象に，身体づくりを目的とした取り組みを実施することになった．</td></tr>
<tr><th></th><th>項目</th><th>実施項目</th><th>詳　細</th><th>形成的評価の実施</th></tr>
<tr><td rowspan="5">P 計画</td><td rowspan="4">アセスメント</td><td rowspan="2">①アセスメントと課題の抽出</td><td>プリシード・プロシードモデルにて分析して課題を抽出する
<table>
<tr><th>アセスメントの内容</th><th>具体的な情報</th><th>アセスメントの対象</th><th>情報を得る方法</th></tr>
<tr><td>健康栄養状態</td><td>体格指数が小さい者の割合が4割</td><td>選手本人</td><td>身体計測</td></tr>
<tr><td>栄養・食生活・ライフスタイル</td><td>●食事バランス不良者（毎食，主食，主菜，副菜が揃っていない者）の割合が高い
●夕食に比べて，朝食の主食量が少ない者が多い
●練習後，補食を摂取していない者の割合が高い</td><td>選手本人</td><td>質問紙調査</td></tr>
<tr><td>環　境</td><td>寮よりも，自宅から通学している者が多い</td><td>選手本人</td><td>質問紙調査</td></tr>
<tr><td>準備要因</td><td>食事改善に関する知識，意識の個人差が大きい</td><td>選手本人</td><td>質問紙調査</td></tr>
<tr><td>強化要因</td><td>保護者のサポート体制</td><td>保護者</td><td>質問紙調査</td></tr>
<tr><td>実現要因</td><td>補食をとりやすい環境づくりの必要性</td><td>保護者
指導者</td><td>質問紙調査
聞き取り調査</td></tr>
</table>
</td><td>企画評価の視点
課題抽出に必要な情報が得られたか
課題抽出のための要因分析方法は適切か</td></tr>
<tr><td>課題の抽出
<table>
<tr><th>課題1</th><td>体格指数が小さい者の割合が4割</td></tr>
<tr><th>課題2</th><td>夕食に比べて，朝食の主食量が少ない者が多い</td></tr>
<tr><th>課題3</th><td>食事改善に関する知識，意識の個人差が大きい</td></tr>
<tr><th>課題4</th><td>保護者のサポート体制</td></tr>
</table>
</td><td rowspan="3">優先順位決定方法は適切か</td></tr>
<tr><td>②優先課題の決定</td><td>課題2　夕食に比べて，朝食の主食量が少ない者が多い
※実際には，主食量の他に，食事のバランス，補食に関する課題をそれぞれ抽出したが，ここでは主食に関する課題を抜粋して記載
抽出した理由：
課題2は，他の食生活の課題と比べて，選手自身だけで解決できる可能性が高く，行動変容につながりやすいと判断したから．</td></tr>
<tr><td>③目的決定</td><td>食事の量と内容を改善し，除脂肪体重を増加させること．</td></tr>
<tr><td>栄養教育計画</td><td>④栄養教育の目標とその評価基準の決定</td><td>
<table>
<tr><th></th><th>目標（上段）
評価指標（下段）</th><th>現状値</th><th>目標値</th><th>評価時期・方法</th><th>評価基準</th><th>判定</th></tr>
<tr><th rowspan="2">結果目標</th><td>除脂肪体重の増加</td><td rowspan="2">—</td><td rowspan="2">60%以上</td><td rowspan="2">1年後
身体計測</td><td rowspan="2">60%未満
60%以上</td><td rowspan="2">未達成
達成</td></tr>
<tr><td>現在の除脂肪体重よりも5%以上増加する選手の割合</td></tr>
<tr><th rowspan="2">行動目標</th><td>主食の摂取量の増加</td><td rowspan="2">—</td><td rowspan="2">70%</td><td rowspan="2">指導後1～3か月間
モニタリングシート</td><td rowspan="2">70%未満
70%以上</td><td rowspan="2">未達成
達成</td></tr>
<tr><td>毎朝，主食量を100g増やして食べる選手の割合</td></tr>
<tr><th rowspan="2">学習目標</th><td>自分に必要な主食量を理解している者を増やす（知識）</td><td rowspan="2">60%</td><td rowspan="2">100%</td><td rowspan="2">指導後およびその3か月後
質問紙調査</td><td rowspan="2">現状未満
+15%未満
+30%未満
+30%以上</td><td rowspan="2">D
C
B
A</td></tr>
<tr><td>自分に必要な主食量を理解している選手の割合</td></tr>
</table>
</td><td>目標設定は適切か</td></tr>
</table>

学習目標(つづき)	**主食量を増やすことのメリットを認識している者を増やす(意識)** 主食量を増やすことのメリットを認識している者の割合	40%	70%	指導後および その3か月後 質問紙調査	現状未満 +15%未満 +30%未満 +30%以上	D C B A
環境目標	**選手の食事改善に積極的に協力する保護者を増やす** 保護者が食事面のサポートをしてくれていると感じる選手の割合	50%	70%	半年後および1年後 質問紙調査	50%未満 50〜59% 60〜69% 70%以上	D C B A
	栄養情報の提供回数を増やす コンディショニング管理アプリを利用した栄養情報の提供回数の変化	0回/年	3回/年	1年後 実施記録	0回 1〜2回 3回以上	C B A
実施目標	**選手が理解しやすい指導** 参加満足度	—	90%以上	3か月ごと 質問紙調査	90%未満 90%以上	未達成 達成
	行動実行率を高める指導 モニタリング継続率	—	90%以上			

A:(目標達成),B:(改善傾向),C:(現状維持),D:(悪化)

⑤計画書の作成	**プログラム名**	「目指せ全国! 新入生増量プログラム」	プログラム名は魅力を感じるものか
	Why 栄養教育の目的	食事量を増やすことで,除脂肪体重を増加させること	
	Whom 対象	T高校男子サッカー部新入生40名とその保護者	
	What 実施内容	1)食事のバランスを整えることの重要性 2)主食量を増やすことのメリット 3)補食の重要性	
	When 時期・期間・頻度・時間帯・時間/回	● 集団教育:3か月に1回,45分間の一斉学習 ● 個別教育:4か月に1回,視聴覚教材の配信	
	Where 実施場所,設備	高校の教室もしくは食堂,コンディショニング管理アプリ上	
	How ①参加者管理(倫理的配慮) ②実施に対する共通理解を得る方法 ③学習形態・教材	①②プログラムの実施前に,選手および保護者に対して栄養サポートの説明会を実施し,同意を求めた ③プレゼンテーション用ソフトウェアを用いた講義,グループワークワークシート,実演動画,資料	6W2Hを含めて計画されているか
	How much 総費用	消耗品費 1,000円×集団教育3回分=3,000円 コンディショニングアプリ利用料 43,200円	
	Who 実施者 連携体制	監督,コーチ,アスレティックトレーナー,養護教諭,マネージャー	

⑥ 教育プログラム計画と経過評価の方法

回数	学習形態	内容	連携体制	経過評価の方法
1	6月中旬： 一斉＋グループ（体験型）	●目標とする身体組成 ●自分が食べているご飯の量をはかってみよう ●朝食の主食を増やそう	監督，コーチ，トレーナー	①，②，③，⑤
2	8月初旬：個別 （資料掲載）	売店，コンビニの活用方法		①，④
3	10月下旬：一斉＋グループ（討議型）	●食事のバランスを整えることの重要性 ●食事のバランスを整える方法		①，②，③，④，⑤
4	12月下旬：個別（動画配信）	簡単に自分で作れる朝食メニューの作り方		①，④
5	2月上旬：一斉＋グループ（討議型）	●補食の重要性 ●補食の準備方法		①，②，③，④，⑤
6	3月下旬：個別 （ワークシート配布）	●自分の身体の変化を実感しよう ●1年間の振り返り		③，④

①教育内容の理解度，満足度　②選手の参加率　③プログラム進行チェック表　④モニタリング実施状況 ⑤事後質問紙調査

各種目標に合った教室プログラムになっているか

経過評価の方法が含まれているか

⑦ 実施準備

期間・タイミング	準備内容	実施者（人数）
2か月前まで	チームスタッフとのプログラム内容の検討，スケジュールの調整	監督 コーチ トレーナー 養護教諭 マネージャー
1か月前 ～2週間前まで	各アセスメント（身体計測，食事調査）の実施	
2週間前 ～1週間前まで	監督，コーチと各アセスメント結果を共有 各指導案の作成	
1週間前 ～前日まで	各使用教材，各配布資料，各調査用紙の準備	
前　日	会場準備（机・椅子配置・機材の準備等）	

スケジュールどおりに，準備を進めることができたか

D 栄養教育の実施

栄養教育の実施

⑧ 指導の実施

第1回目の指導案「朝食の主食を増やそう」

	時間	内　容	活　動	留意点	準備・配布物等
導入	5分	アイスブレイク 自分を知る	管理栄養士 ●指導の目的とねらいを説明 ●自分の体組成を確認	全国のトップ選手と自分自身の体格を比較させることで，危機感を感じさせる	身体計測結果用紙
展開	5分	主食の重要性と必要量を知る	●主食量が身体への変化に及ぼす影響を知る ●運動をしている高校生男子に必要とされる主食量の目安を知る	食事に関する行動変容が，自分にどのような影響を及ぼすのかを考えさせる	
	10分	自分が食べているご飯の量をはかる	●普段の朝食および夕食で食べている主食の量をスケールではかり，ワークシートに記入する ●必要量と自分が食べている量を比較する		ワークシート 自分の茶碗 キッチンスケール
	5分	先輩を参考にしよう	●除脂肪体重が増加した先輩の朝食の主食量を知る	先輩が実践している方法を伝えることで，選手の自己効力感を高められるように配慮	先輩のコメント動画

経過評価の視点

計画・打ち合わせどおりに実施できたか

参加数（参加率）はどうだったか

対象者の理解度・満足度・反応はどうだったか

（期間を通じて）参加数の推移はどうだったか

まとめ	5分	行動目標を決定する	●不足している場合，どれくらいの量を増やすことができるか考える ●朝食の主食に関する行動目標をモニタリングシートに書き込み，グループ内で発表する	コミットメントの機会をつくり，実行可能性を高める	モニタリングシート
	5分	事後アンケート	●教育後，理解度および自己効力感を確認		理解度，自己効力感チェックシート
備考	モデルとなる選手の写真，動画は本人，保護者，監督の許可を得る				

モニタリング　⑨モニタリングの実施

モニタリング項目	**タイミングや方法**	**モニタリング実施者**	**行動継続のための工夫**
毎朝，主食量を現在より100g増やして摂取	一定期間，週に4回以上，コンディショニング管理アプリに食事内容を入力する	選手本人 定期的にコーチとマネージャーが入力状況を確認する	●管理栄養士の定期的なフィードバック（入力内容に対するコメント） ●3か月後の栄養教育時に，モニタリング　実施率が高かった選手を紹介する

※実際には，主食，食事のバランス，補食に関する行動目標に対するモニタリングを設定したが，本事例では主食のみ抜粋して記載．

モニタリング状況はどうだったか

適宜修正したか

C 評価

形成的評価　⑩企画評価

- 本プログラムでは，保護者の協力を必要とする課題よりも，選手自身が行動変容しやすい課題を優先したが，高校生においては前者の課題のほうが行動の継続につながったかもしれない
- 主食に関する栄養教育および評価は，食欲が低下する夏場以外に設定したほうが効果が得られやすかったと思われる
- 対面による栄養教育後に視聴覚教材を配信し復習の機会を与えたことは，知識の習得につながったと思われる

⑪企画評価

- 高校の授業時間の変更によって，時間どおりに開始できない時間があった
- 第2回目の栄養教育の満足度が低かったことから，学習内容をもう少し簡単にする必要があった
- コンディショニング管理アプリ上で配信した資料の閲覧数が少なかったため，印刷した資料を直接選手に配布した

総括的評価　⑫影響評価

目標の種類	**目標（上段）** **評価指標（下段）**	**評価時期・方法**	**結　果**	**評価**
行動目標	**主食の摂取量の増加** 毎朝，主食量を100g増やして食べる選手の割合	指導後1～3か月間 モニタリングシート	1カ月後73.3% 2カ月後60.0% **3カ月後45.0%**	達成 未達成 **未達成**
学習目標	**自分に必要な主食量を理解している者を増やす（知識）** 自分に必要な主食量を理解している選手の割合	指導後およびその3か月後 質問紙調査	指導後95.0% **3カ月後87.5%**	A **B**
	主食量を増やすことのメリットを認識している者を増やす（意識） 主食量を増やすことのメリットを認識している者の割合		指導後97.5% **3カ月後75.0%**	A **A**
環境目標	**選手の食事改善に積極的に協力する保護者を増やす** 保護者が食事面のサポートをしてくれていると感じる選手の割合	半年後および1年後 質問紙調査	半年後52.5% **1年後62.5%**	C **B**
	栄養情報の提供回数を増やす コンディショニング管理アプリを利用した栄養情報の提供回数の変化	1年後 実施記録	1年間で**3回実施**	**A**

A：（目標達成），B：（改善傾向），C：（現状維持），D：（悪化）

⑬結果（アウトカム）評価

目標の種類	目標（上段） 評価指標（下段）	評価時期・方法	結　果	評価
結果目標	除脂肪体重の増加 現在の除脂肪体重よりも5％以上増加する選手の割合	1年後 身体計測	47.5％	未達成

⑭経済評価

		結果目標に対する評価	行動目標に対する評価
A	総費用	46,200円	46,200円
B	対象者数	40人	40人
C	達成者数	19名	18名
A/B	対象者あたりの費用	1,115円	1,115円
A/C	費用効果費	2,432円	2,567円

⑮総合評価

- 対面による栄養教育と視聴覚教材の配信を組み合わせたプログラムは，学習目標の達成には効果があったと思われる
- 結果目標および行動目標を達成させるためには，環境目標であった保護者の協力体制を強化するアプローチが必要であった
- コンディショニング管理アプリの利用は，時間の経過とともに減少する傾向があるため，スタッフとの連携を強化し，連携者全員でフィードバックを実施する体制が必要であった

A　見直し　改善

⑯見直し改善

- 結果目標の評価指標の見直し：除脂肪体重増加率の基準が高かったため，次年度は5％から3％に変更し実施する
- スタッフ連携の強化：連携者全員が参加できるリモート形式のミーティングを計画する
- 保護者へのアプローチ：次年度は，部活の保護者会の時間を利用し，選手とその保護者が合同で教育を受ける機会を設ける

⑰フィードバック

- プログラム実施報告書を作成し，校長，監督へ提出する
- 保護者に実施内容と成果をまとめた資料を提出する

⑱発表・公表

- 学会等で実践活動報告を行う
- 同業者や関係多職種と情報を共有する

⑲このプログラムの工夫点・注意点，行動科学理論やモデルや各種行動変容技法の利用について

- 先輩が実践していた簡単な方法を伝えることで，選手の自己効力感を高められるように配慮する（代理的経験）
- 3か月ごとの身体計測時では，身体の変化を実感させ，選手の自己効力感を高められるように配慮する（生理的・情動的状態の変化）
- 自分の食事に関する行動変容が，チームの競技パフォーマンスにどのような影響を及ぼすのか考えさせる（環境の再評価）
- モニタリング実施率が高かった選手を紹介することで，それが社会的強化子となり，行動の継続を促す（強化マネジメント）
- 注意点：栄養サポートの実施に際しては，選手自身だけでなく，その保護者および高校関係者の同意を得てから実施する

3. 地域における栄養教育

1) 地域における栄養教育の特徴

地域における栄養教育の目的は，主に対象者の健康増進や疾病予防である．対象者は，妊産婦，乳幼児，高齢者，障がい者を含む地域社会で生活するすべての住民であり，集団の場合も個人の場合もある．したがって，栄養教育の際には，ターゲットとする対象者を明確にし，栄養教育の目的・目標，方法を適切に判断する必要がある．それらの判断時には，対象者が属するライフステージの特徴と，対象者を取り巻く環境の把握が重要である．特に，健康は，個人の食習慣・生活習慣だけでなく，本人の責任ではない身の回りの環境や地域社会全体によっても左右されるため，このことを念頭に置いた栄養教育を実施することが重要である．また，社会経済的背景（socio-economic status；SES），持病・障がいの有無やその程度等の個人差も健康状態に影響するため，配慮が必要となる．以上を踏まえ，地域における栄養教育では，対象者の特性と周りの環境，および個別性に応じて栄養状態の改善とQOLの向上をめざす．

❶妊産婦・乳幼児への栄養教育の特徴

a) 妊産婦への栄養教育

近年，女性の社会進出が進み，妊娠・授乳期に当たる20～30歳代の就業率は約7割で推移している．さらに，妊産婦を取り巻く社会環境や労働環境も改善されつつあり，女性の育児休業取得率は約8割へと上昇し，妊娠・出産と仕事を両立する女性が増加しているといえる．しかし，その一方で，近年の国民健康・栄養調査結果によると，20歳代女性のやせの者の割合は約2割で推移し，横ばい状態が続いている．やせは，潜在的な低栄養状態を引き起こすリスクが高く，その状態で妊娠・出産した場合，低出生体重児[注]が生まれるリスクも高まる．人口動態統計によると，現在，全出生数中の低出生体重児の出生率は約1割で横ばいが続いている．このことから，妊娠前および妊娠期において，規則正しく栄養バランスのとれた食生活が確立できるよ

社会経済的背景（socio-economic status；SES）とは？

社会経済的状況や社会経済要因ともいう．その例として，収入や学歴，職業的地位がある．さまざまな研究結果から，SESが低い層では，不健康な食習慣・生活習慣が増加し，健康状態が悪くなることが明らかとなっている．SESは健康格差の一要因となる．

低出生体重児

出生体重2,500g未満の児をさす．さらに1,500g未満の児は極低出生体重児，1,000g未満の児は超低出生体重児という．

成人病（生活習慣病）胎児期発症説

バーカー（Barker DJ）により提唱され，胎児期に低栄養または過栄養に曝露されることにより生活習慣病の素因が形成されるという考え方である．本説は，国内外のさまざまな研究により支持されており，妊娠期の母体の栄養状態は胎児の将来を左右するともいえる．

COLUMN

健康は個人の責任だけではない！？

集団間，個人間の健康状態の格差のことを健康格差という．健康格差は，食習慣や生活習慣の違いだけでなく，本人の努力ではどうにもならない社会的・経済的要因によっても引き起こされる．

健康格差を引き起こす要因のことを「健康の社会的決定要因」といい，収入，教育環境，住環境等の不遇（社会格差），ストレスの多い環境，胎児期から乳幼児期の好ましくない生育環境，社会的排除（貧困），良好でない労働環境等のさまざまな要因が健康を左右すると考えられている．これらの要因を減らし，社会環境を改善することが健康格差の縮小につながる．地域社会におけるソーシャルサポート（社会的支援）は，人と人とのつながりを強め，地域社会全体の健康状態を改善することが期待できるため，ぜひ活用したい．

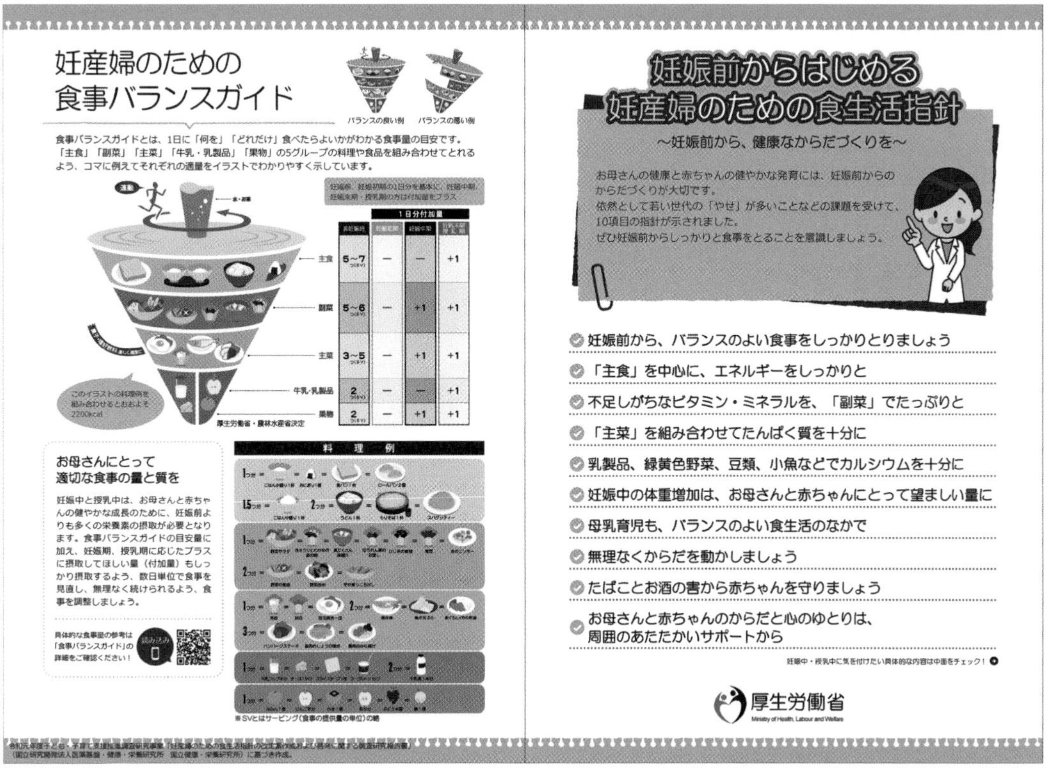

図2-9 ● 妊娠前からはじめる妊婦婦のための食生活指針（右）と妊産婦のための食事バランスガイド（厚生労働省）

う栄養教育を行うことが大切である．

妊産婦への栄養教育は，市町村保健センターや子育て支援センター，医療機関，助産所等において集団教室や個別相談で行われている．持病がなくハイリスクでない妊産婦に対しては，必要な栄養摂取と適正な体重管理を目的とし，「妊娠前からはじめる妊産婦のための食生活指針」注や「妊産婦のための食事バランスガイド」注（**図2-9**）を用いて，「1日に何をどれだけ食べたらよいか」具体的に示すことが重要である．

また，授乳期の母親に対しては，上記に加えて「授乳・離乳の支援ガイド（2019年改定版）」注を用いて支援する．特に，母乳育児を行っている母親は，授乳量や授乳のタイミング等に対して不安を抱きやすい．そのような不安を抱える母親や，就業している母親が自信をもち，安心して長く母乳育児が継続できるよう支援することが重要である．

b）乳幼児への栄養教育

乳幼児期は食習慣の基礎や嗜好を形成する重要な時期である．そのため，乳幼児だけでなく養育者である親への栄養教育も重要となる．栄養教育の場としては，市町村保健センターや子育て支援センターに加え，現在では，就業している母親の増加に伴い，保育所も重要な役割を担っている．

生後5,6か月頃から始まる離乳食は，子ども一人ひとり嗜好や離乳の進み方も異なるため，特に専門家の支援が必要となる．離乳食を進める親への栄

ライフコースの視点をもった栄養教育

人の生涯はすべてのライフステージを通して続いていく．人の生涯を，縦断的に継続性をもって捉える考え方がライフコースである．ライフコースにおいてさまざまな栄養課題があるが，その始まりは胎児期である．胎児期の栄養状態をよりよくするための栄養教育は非常に重要な意味をもつ．

妊娠前からはじめる妊産婦のための食生活指針

妊娠前および妊娠・授乳期における望ましい食生活の実践を目的とし，2021年に厚生労働省によって策定された．

養教育の際には，「授乳・離乳の支援ガイド(2019年改定版)」を用い，子どもの個性を尊重し，また，親の負担感が大きくならないよう配慮することが大切である．

乳幼児期を通して，幼稚園・保育所・認定こども園では「保育所における食育に関する指針」や各基準(p24，27参照)に沿って食事提供および食育を推進し，家庭と情報共有することで，さまざまなアプローチ方法を通して健全な食習慣の形成が促されると考えられる．

❷高齢者への栄養教育の特徴

加齢に伴い心身機能が低下していく．運動機能や認知機能が低下し，生活機能が障害され，心身の虚弱性が出現した状態をフレイルという．フレイル状態に陥ると，かぜをこじらせて肺炎を発症したり，転倒により打撲や骨折をしたりと，健常な人では軽症ですむことが重症化しやすくなる．重症化して入院を機に寝たきりになり要介護状態に至る可能性も高まる．しかし，フレイル状態は，適切に介入・支援することで，生活機能の維持向上が可能な状態でもある．したがって，早期に気づき，治療や重症化予防をすることが重要である．フレイル予防には，持病をコントロールしたうえで，運動による筋力の維持・向上と適切な栄養摂取が重要となる．高齢者では，バランスのよい栄養摂取はもちろんであるが，筋力維持のために良質なたんぱく質摂取に気をつける必要がある．現在，市区町村が主体となり介護予防サービスが実施されているが，それと併せてフレイル予防のための栄養教育も実施する必要がある．

近年，都市郊外への大型店舗の進出と地元の食料品店の衰退により，高齢者を取り巻く食環境は大きく変化し，食のアクセシビリティ[注]の制限を引き起こしている．さらに，高齢者は自宅から離れた場所への移動手段も少なくなることから，フード・デザート[注]も問題となっている．高齢者の食環境整備も重要な課題であり，食事や食品の宅配サービス等の効果的な食品の入手方法の利用も望まれる．

❸障がい者への栄養教育の特徴

障がい者の障害の種類や，その程度はさまざまであり，自立して生活できる者や，家族や介護者の支援があれば日常生活を送ることのできる者も多い．障がい者への栄養教育の際には，ノーマライゼーション[注]の考え方が重要であり，障害があっても，人間としての尊厳を守り，より豊かに生活するためのQOLをめざす．また，障害があったとしても，栄養教育の基本は対象者のライフステージに準じたものとする．しかし，障害の特性により配慮は必要である．視覚障害や聴覚障害であれば障害のない部分で理解できる教材の使用や，精神障害であれば精神状態に合わせたアプローチも必要である．障害の特性を理解し配慮するためには，医療，福祉分野の他職種との連携は必須である．

妊産婦のための食事バランスガイド

妊産婦のための食生活指針を実際の行動に移すためのツールである．「1日に何をどれだけ食べたらよいか」示されている．

授乳・離乳の支援ガイド(2019年改定版)

授乳および離乳を通じた育児支援の視点を重視し，また，妊娠中から離乳の完了まで一貫した支援を推進するため，2019年3月に厚生労働省から発表された．

フレイルの基準

フレイルの基準(Friedらの評価基準)は，①体重減少，②主観的疲労感，③日常生活活動量の減少，④身体能力(歩行速度)の減弱，⑤筋力(握力)の低下のうち3項目以上該当するとフレイル，1～2項目該当した場合をプレフレイルとする．

食のアクセシビリティとフード・デザート

食へのアクセスのしやすさ(食品の入手しやすさ)の程度をさす．近隣に食品を購入する店がなく食へのアクセスが困難な環境をフード・デザート(食の砂漠化)という．

ノーマライゼーション

障害があっても，すべての人がもつ通常の生活を送る権利を可能な限り保障することを目標に社会福祉を進めること．

❹地域住民を対象とした食環境整備の特徴

地域住民を対象とした食環境整備は，地域住民全体へのポピュレーションアプローチ[注]である．食環境は地域住民の食行動を規定する要因であるため，ニーズに合わせて整備する必要がある．たとえば，地域住民が外食において野菜を多く使ったヘルシーな料理を食べたいと考えた時に，ヘルシーな料理を提供する飲食店がないと，その食行動を実現することができないからである．なお，食環境整備には，ナッジ(p75コラム参照)がよく活用されている．

2) 対象者とセッティングを考慮した栄養教育のポイント

❶栄養教育の方法

a) 対象者 (Whom)

地域における栄養教育の対象者はすべての地域住民だが，子どもは学校，多くの成人は職域で健康管理されることから，主に妊産婦，乳幼児，高齢者，障がい者が対象となる．妊産婦に対する栄養教育の際には，妊産婦とそのパートナーも対象にするとよい．夫婦の絆を深めることにもつながる．乳幼児に対する栄養教育の際には，乳幼児の養育者である母親や父親も対象とし，家庭との連携を図る．高齢者や障がい者は，身体的，精神的制約や，移動手段等の環境の制約も多く，本人だけでは食行動の変容が難しい場合もある．したがって，家族や介護者も対象とするとよい．

b) 実施者 (Who)

妊産婦や乳幼児を対象とする場合は，母子手帳の配布時や，妊産婦教室，乳幼児健診が場となると考えられるため，市町村保健センターの行政管理栄養士・栄養士が主体となり，同センターに勤務する保健師や歯科衛生士と協力して実施する．高齢者や障がい者を対象とする場合は，市町村の公共施設や福祉施設において実施することが想定されるため，行政や民間の福祉施設の管理栄養士・栄養士が主体となり，保健師や福祉施設の介護職員と協力して実施する．また食と併せて運動指導も重要であるため，健康運動指導士や健康運動実践指導者等の運動の専門家との連携も必要である．また，食生活改善推進員や介護予防サポーター等の地域住民によるボランティアの協力も得るとよい．

c) 目的やテーマ (Why)

妊産婦を対象とする場合は，何よりも母体と新生児の健康が大切であるため，妊娠期の適切な体重管理，妊娠・授乳期のバランスのとれた栄養摂取などが栄養教育のテーマとなる．乳幼児を対象とする場合は，食を通した乳幼児の健全な発達と望ましい食習慣の形成が目的となるため，授乳の仕方，離乳食の進め方，乳幼児期の食育の重要性，食物アレルギーなどがテーマとなる．高齢者や障がい者を対象とする場合は，自立した食生活を送り，健康に長生きすることが目的となるため，フレイル予防やロコモティブ・シンドローム予防のための食事，栄養バランスのとれた食事などがテーマとなる．

障害者自立支援法とは?

ノーマライゼーションの理念を踏まえ，2006年に障害者自立支援法が制定され，さまざまなサービスを受けることができるようになった．障害の種類(身体障害，知的障害，精神障害)に関わらず，障がい者の自立支援を目的とした共通の福祉サービスを市町村主体で提供する仕組みとなった．

ポピュレーションアプローチ

集団全体へのアプローチをすることにより，集団全体をよい方向へシフトさせることである．ハイリスクアプローチは，リスクの高い人のみに働きかけることである．

また，現在，わが国では野菜摂取量が少ない状況が続いている．そのため地域住民を対象として，野菜摂取量を増やす方法や簡単な調理方法などをテーマに栄養教育をすることも多い．

d) 具体的な内容 (What)

妊産婦を対象とする場合，対象者自身における食生活の継続的な自己管理が重要となる．そのため，目標宣言を行い，体重や間食の回数など，セルフモニタリングを通して食行動の自己管理を実施するよう勧める．その際に，体重などの身体的変化や行動記録は常に目に見えるところに貼っておくと目標達成に向けての意識や行動が継続しやすい．また，集団栄養教育の際にセルフヘルプグループ[注]を活用し，悩みや不安を共有し合うと，仲間と励まし合い停滞期も乗り越えることができる．

乳幼児期は望ましい食習慣形成の基礎となる重要な時期である．乳幼児に効果的な栄養教育方法としてモデリング[注]があげられる．たとえば，野菜が苦手な子どもに，一緒に食べている親や保育者がおいしそうに笑顔で食べているところを見せることで，子どもも食べてみようとすることである．これは苦手な野菜が食べられたという自信につながり，自己効力感を高めることにもなる．また，苦手な野菜に対して「1口だけ食べてみよう」といった声がけを通したスモールステップ法も効果的である（**表2-12**）．この時期にもっとも留意すべき点は，食べることに対してネガティブな感情を抱かせるような声がけは控え，食に対して自己効力感を高められるような働きかけをすることである．

表2-12 ● 乳幼児にみられる食行動と支援者の働きかけの例

食行動	支援者の働きかけ	関連する行動変容技法
苦手な野菜を残す	一緒に食べている大人がおいしそうに食べるところを見せる	モデリング
	「1口だけ食べてみよう」,「今度は2口食べてみよう」という声がけをする	スモールステップ法
食事中に席を立つ	食事中の場面（席を立った時に食事中の子どもにぶつかってしまう）を劇で演じる	ロールプレイ
	席に座って食べる友達を観察させ,「座って食べるとかっこいいね」という声がけをする	モデリング

高齢者や障がい者においては，自立して望ましい食生活を送るためには，地域社会のなかで形成される人との信頼関係（ソーシャルキャピタル）の活用が効果的である．高齢者や障がい者は，他のライフステージと比較して社会のなかで孤立しやすいため，栄養教育の際には，支援者から提供するソーシャルサポートだけでなく，地域社会のなかでさまざまな人と互いに支援し合うことができるよう促すことが重要である．それがグループダイナミクスへ，さらに地域全体の健康づくりへとつながる．

日本人の野菜摂取量はどのくらい足りない？

国民健康・栄養調査結果から，日本人の野菜摂取量の平均値はここ10年間，280g前後で横ばい状態である．健康日本21（第二次）では1日350gの摂取をめざしていることから，1日あたり約70g（おおよそ小鉢一皿分）足りていないということになる．年齢階級別にみると，男女ともに20～40歳代で少なく，60歳以上で多い．

セルフヘルプグループ

自助集団のことで，同じ悩みや疾患・障害などをもつ人たちが自分の体験，気持ち，考えを語り合い，解決への道を探る場をもつグループのこと．

モデリング

手本となる人の行動や，行動の結果を観察することで望ましい行動を習得することである．代理的経験とも呼ばれ，自己効力感を高めることにもつながる．

e）教材・学習形態（How）

栄養教育の目的や学習目標，対象者に適切な教材や学習形態を選ぶ．集団か個人のどちらを対象とするかによっても異なる．対象者の理解度を深め，行動変容につなげられる教材を選択する．**表2-13**に対象者と教材の例を示す．また，対象者の人数と学習目標に合わせた学習形態を選択する．集団に対して一斉に情報を伝えたい場合には，一斉学習である講義形式（講演，シンポジウム，パネルディスカッション等）が適している．参加者同士の情報交換や意見交換を通して理解を深めたい場合には，グループ学習である討議形式（グループディスカッション，バズセッション等）がよい．一斉学習とグループ学習を組み合わせたワークショップが効果的な場合もある（p14-15，図1-5参照）．討議形式を取り入れることで，対象者は自分の意見をアウトプットすることができ，得た知識が定着しやすく，理解が深まりやすい．

表2-13●対象者と教材

対象者	教材の例	留意点
乳幼児	紙芝居，絵本，人形劇，エプロンシアター	●言語のみでは理解が難しく，視覚的に理解できるものがよい
妊産婦 高齢者 障がい者	リーフレット，パンフレット	●言語を中心とし，理解を助けるために，視覚的に理解できる教材を組み合わせるのがよい ●伝えたいことを明確にし，情報が多くなりすぎないよう注意する
	料理や食品の実物，フードモデル，写真，料理カード，食品カード	
	パワーポイント	
	映像（動画）	

f）日時や頻度（When）

栄養教育の内容によって異なるが，対象者が参加しやすい日時を設定する．妊産婦や乳幼児，高齢者，障がい者を対象とする栄養教育では，本人はもちろんのこと，その家族を対象とする場合もあり，対象者のライフスタイルを考慮した設定が必要である．就業者や，子育てや家族を介護している者も含まれる．さまざまなライフスタイルの対象者に対応するためには，なるべく多くの参加者が集まる日時に設定することや，1つの栄養教育を複数日，複数の時間帯で設定し，複数回実施する等の工夫が必要である．

COLUMN

食環境整備におけるナッジの活用

ナッジとは，人々が自分自身にとってよりよい選択が，自発的にとれるように手助けする手法のことをいう．健康的な食事をするよう心がけようと思ってはいても，それを常に意識し，継続することは個人の努力だけでは難しい．

食環境にナッジを活用すると，気づかないうちに健康的な食事をしていることがある．たとえば，友人と一緒にレストランでランチをする時，たくさんのメニューから一つを選ぶ際に，目立つように「シェフのおすすめヘルシーランチ」と書いてあったとすると，それを選んでしまうことがある．これは，一見，自分が好んでそのメニューを選んだように思うが，実はナッジにより，そのメニューが選ばれたわけである．

g) 場所(Where)

栄養教育の場所は主催者によってさまざまであるが，妊産婦や乳幼児への栄養教育は，行政主催の場合，市町村保健センターや子育て支援センター等の公共施設で行われる．その他，妊産婦や乳幼児の健診を行う医療機関，助産所等でも行われる．また，乳幼児に対しては，幼稚園・保育所・認定こども園も重要な場となっている．高齢者や障がい者への栄養教育は，行政や地域住民組織が主催の場合，市町村保健センターや福祉センター，公民館等の公共施設で行われる．また，福祉サービスを行う民間の福祉施設でも行われる．

保健所と市町村保健センターは何が違う？

地域保健法に基づき，保健所は都道府県や政令市，中核市等に設置され，広域的・専門的なサービスを行う場である．それに対し，市町村保健センターは市町村に設置され，住民に身近な保健サービス(健康相談，保健指導，健康診査等)を行っている．地域住民に対し，直接的な栄養教育を行うのは主に市町村保健センターである．

h) 予算(How much)

栄養教育を実施するに当たっては予算が必要である．栄養教育の実施主体，実施場所，対象者の規模，内容によって必要経費は異なる．必要経費の主なものに，人件費(実施に伴うアルバイト賃金)，謝金(講演会の講師料)，通信運搬費(案内や資料の郵送費)，旅費(交通費)，消耗品等がある．

❷評価の方法と工夫

a) 倫理的配慮

栄養教育の実施中に個人情報を得る場合には，個人の人権擁護について明確に示したうえで，本人や家族の同意を得ることが必須である．対象者のアセスメントや栄養教育の評価のためにアンケート調査やインタビュー調査を実施する際も同様である．

行政機関が主体となり栄養教育を実施する際には，行政機関で管理する地域住民の個人情報を利用することがある．利用の場合には対象者の同意を得るとともに，守秘義務を遵守する必要がある．特に，集団を対象とした栄養教育の際には，個人情報を他人に漏らすことがないよう注意する．また，行政機関と民間施設に所属する者が共催する場合において，行政機関で得た個人情報を本人の同意を得ず，民間施設に所属する者と共有してはいけない．

b) 影響評価・結果評価の表し方とフィードバック

栄養教育の結果，対象者の食行動や生活習慣に変化がみられたか(影響評価)や，栄養状態や健康状態に変化がみられたか(結果評価)といった評価を行い，対象者にフィードバックする．集団に対して評価結果を示す場合には，個人ではなく集団としてのデータ解析結果を示すよう留意する．結果は数値化し，グラフ等を用い，どのような対象者でも視覚的に理解しやすい形で示すとよい．

COLUMN

自治体による勤労者への健康管理業務

自営業の人や農業を営んでいる人など，職場の健康保険などに加入していない人は，地域の国民健康保険に加入する．よって，各自治体は，通常職場で実施されている健康診断など勤労者を対象とした健康管理業務も行っている．たとえば，各地域では，40歳以上の国民健康保険加入者を対象に，特定健康診査・特定保健指導を実施している(特定健康診査・特定保健指導については，本章「4．職域における栄養教育」を参照)．

3) 事例1：妊産婦，乳幼児に対する集団指導

集団を対象とした栄養教育プログラム	ハッピーベビママライフを迎えよう
このプログラムの簡単な説明（背景等）	母親が妊娠，出産，授乳，子育てのなかで継続して地域から支援を受けられるというイメージをもち，子育てに孤立感を抱かないようにする．また，家族によるソーシャルサポートの向上を図るとともに，地域支援も活用できるよう多職種連携によるプログラムを行い，地域全体で子育てをするためのスタートプログラムである．

<table>
<tr><th></th><th>項目</th><th>実施項目</th><th>詳　細</th><th>形成的評価の実施</th></tr>
<tr><td rowspan="3">P
計画</td><td rowspan="3">アセスメント</td><td>①アセスメントと課題の抽出</td><td>
プリシード・プロシードモデルにて分析して課題を抽出する
<table>
<tr><th>アセスメントの内容</th><th>具体的な情報</th><th>アセスメントの対象</th><th>情報を得る方法</th></tr>
<tr><td>QOL</td><td>子どもの心身の発育状況（胎児の発育状況）に対する不安感</td><td rowspan="7">対象地域に住む妊娠・授乳期の女性</td><td rowspan="7">●保健所または保健センターでの母子健康手帳の配布時の妊婦への面接聞き取り
●前年度までの4か月児・1歳6か月児健診時の問診票
●前年度までの子育て世代包括支援センター，乳児子育て支援事業の利用者や参加者への質問票</td></tr>
<tr><td>健康栄養状態</td><td>母親の子育て負担感（母親の子育て不安感）</td></tr>
<tr><td>栄養・食生活・ライフスタイル</td><td>授乳リズムの確立，妊娠・授乳期の母親の食事状況，妊娠・授乳期の食事づくり状況</td></tr>
<tr><td>環　境</td><td>●就業の有無，地域とのつながり
●子育て世代包括支援センター，子育て支援事業へのアクセス状況
●子育て世代向けの用品を取り扱う店舗数・状況，授乳期に利用できる店舗等の情報</td></tr>
<tr><td>準備要因</td><td>子育てに関する知識・態度</td></tr>
<tr><td>強化要因</td><td>家族（特に夫）からのサポート状況，地域の子育て支援担当者からのサポート，先輩ママやママ友のサポート</td></tr>
<tr><td>実現要因</td><td>地域の子育て支援事業や施設の利便性やアクセス，保健医療サービスを利用できるスキル</td></tr>
</table>
課題の抽出
<table>
<tr><th>課題1</th><td>近隣に両親がいない世帯が多く，子育てに孤立感をもっている母親が多い</td></tr>
<tr><th>課題2</th><td>子育てに不安を感じている妊婦が多い</td></tr>
<tr><th>課題3</th><td>子どもの発育発達の見通しとそれに合わせた子育てが分からないと感じる母親が多い</td></tr>
<tr><th>課題4</th><td>夫がサポート方法を知らない（夫へのサポート依頼方法が分からない）</td></tr>
</table>
</td><td>**企画評価の視点**

課題抽出に必要な情報が得られたか

課題抽出のための要因分析方法は適切か

優先順位決定方法は適切か</td></tr>
<tr><td>②優先課題の決定</td><td>**課題2　子育てに不安を感じている妊婦が多い**
抽出した理由：
出産後に困ったことがあった場合も，サポートしてくれる地域の資源や体制を妊娠期に知っておくことで出産後も安心した子育てができるため，妊娠期の母親への支援が重要である．</td><td></td></tr>
<tr><td>③目的決定</td><td>地域に子育てをサポートする体制があることを知り，子育てが楽しめること．</td><td></td></tr>
</table>

栄養教育計画

④栄養教育の目標とその評価基準の決定

	目標（上段） 評価指標（下段）	現状値	目標値	評価時期・方法	評価基準	判定
結果目標	**育児不安を感じる母親を減らす** 育児不安を感じる母親の割合	母子健康手帳配布時 75%	50%	4か月児・1歳6か月児健診時	75%以上 65〜74% 50〜64% 50%未満	D C B A
行動目標	**妊娠期に合ったバランスのよい食事を食べる母親を増やす** 妊娠期に合ったバランスのよい食事をとる母親の割合	50%	70%以上	事業終了時に評価	50%未満 50〜59% 60〜69% 70%以上	D C B A
行動目標	**困ったことなどを誰かに相談する母親を増やす** 困ったことなどを誰かに相談する母親の割合	55%	80%以上	授乳期 4か月児健診時に評価	55%未満 55〜64% 65〜79% 80%以上	D C B A
学習目標	**妊娠期におけるバランスのよい食事を知っている母親の増加（知識）** 妊娠期におけるバランスのよい食事を知っている母親の割合	20%	70%以上	事業終了時に評価	20%未満 20〜39% 40〜69% 70%以上	D C B A
学習目標	**地域の子育て支援事業や施設などにアクセスすることができる母親の増加（スキル）** 地域の子育て支援事業や施設などにアクセスすることができる母親の割合	10%	70%以上	事業終了時に評価	10%未満 10〜49% 50〜69% 70%以上	D C B A
学習目標	**出産前後の妊産婦の心身の変化を理解している母親の増加** 出産前後の妊産婦の心身の変化を理解している母親の割合	10%	60%以上	事業終了時に評価	10%未満 10〜39% 40〜59% 60%以上	D C B A
環境目標	**各種地域資源を知っている者の増加** 新生児訪問時に地域の相談窓口，地域交流センター等の地域資源を知っている者の割合	15%	80%以上	新生児訪問時に評価	15%未満 15〜49% 50〜79% 80%以上	D C B A
環境目標	**夫が支えになっていると感じられる母親の増加** 夫が支えになっていると感じている母親の割合	20%	50%以上	4か月児健診時に評価	20%未満 20〜34% 35〜49% 50%以上	D C B A
実施目標	**シリーズすべてを受講したいと思える支援**	—	70%	すべての回に参加した者の割合（継続率）	70%未満 70%以上	未達成 達成

A：（目標達成），B：（改善傾向），C：（現状維持），D：（悪化）

目標設定は適切か

⑤計画書の作成

プログラム名	ハッピーベビママライフを迎えよう
Why 栄養教育の目的(再掲)	地域に子育てをサポートする体制があることを知り，子育てが楽しみになるようにする
Whom 対象	妊娠中の女性とその夫　48組(各コース12組)
What 実施内容	●同じ地域に住む妊婦とその夫が子育て期に向けた講義やロールプレイを通し，子育てに対する自信を高められる教室 ●同じ地域に住むことから，子育てママのつながりづくりにもなる
When 時期・期間・頻度・時間帯・時間/回	●年4回 平日コース2回，土曜コース2回(約2時間) ●1コース　3回シリーズ ●10時～12時
Where 実施場所，設備	保健センター，子育て世代包括支援センター内の調理室，講義室
How ①募集方法 ②参加者管理(倫理的配慮)実施に対する共通理解を得る方法 ③学習形態・教材	①母子健康手帳配布時，センターHP，地域掲示板，地域だより ②年齢，妊娠までの経過(不妊治療等)，配偶者との関係に対する配慮 ・得たデータは関係職員での共有とするが，漏洩のないよう厳重に管理する ・実施に対する共通理解を得る方法：センター内，関係機関との連携会議によって共通理解を得る ③効果的な学習形態：調理，沐浴，おむつ替え等のロールプレイによる学習，先輩パパママや参加者との交流による成功体験
How much 総費用	事業計画により，予算を確保する
Who 実施者　連携体制	管理栄養士・保健師・歯科衛生士・保育士・地域ボランティア(ファミリーサポート)

プログラム名は魅力を感じるものか

6W2Hを含めて計画されているか

⑥教育プログラム計画と経過評価の方法

回数	学習形態	内　容	連携体制	経過評価の方法
1	講義形式 ロールプレイ グループディスカッション	●お母さんの心身の変化と子どもの心身の発達を知ろう ●妊娠・授乳期の食事を知ろう ●パパがママ体験して家事をしてみよう(料理)	助産師 管理栄養士 保健師 保育士	●教室後の参加者への質問紙 ●参加者の反応観察
2	講義形式 ロールプレイ グループディスカッション	●赤ちゃんとの1日の生活の流れを知ろう ●お家の準備を考えよう ●赤ちゃんとの生活を体験しよう(授乳・沐浴・着替え) ●簡単野菜たっぷりパパforママ料理(便秘対策・授乳期に向けて)	保健師 管理栄養士	●教室後の参加者への質問紙 ●参加者の反応観察
3	講義形式 グループディスカッション	●先輩パパママとお話しよう ●地域の子育て支援を知ろう ●簡単離乳食につながるパパforママ料理教室	保健師 管理栄養士 歯科衛生士 子育て支援センター職員 ファミリーサポート(地域ボランティア)	●教室後の参加者への質問紙 ●参加者の反応観察

各種目標に合った教室プログラムになっているか

経過評価の方法が含まれているか

⑦実施準備

期間・タイミング	準備内容	実施者（人数）
2か月前まで	会場の手配，申し込み・費用の支払い	1名
2か月前まで	講師の手配，依頼状の送付，謝金準備	2名
1か月前～1週間前まで	学習者の募集と名簿作成	1名
1週間前まで	配付資料・教材の準備	3名
1週間前～3日前まで	スタッフマニュアルの作成と研修の実施	3名
3日前まで	ネームプレート等の準備	1名
3日前まで	受付票の作成と会計業務	1名
前　日	会場設営 （案内板・机・椅子配置・機材の準備）	3名

スケジュールどおりに，準備を進めることができたか

D　栄養教育の実施

栄養教育の実施

⑧指導の実施

第1回目の指導案

	時間	内　容	活　動	留意点	準備・配布物等
導入	5分	挨拶 シリーズについて	実施者の挨拶とグループ内の挨拶 （3組ずつ4グループ）	緊張感をほぐせるように自己紹介を工夫する	クッションなど妊婦が楽な体勢になるよう準備する
展開	90分	●お母さんの心身の変化と子どもの心身の発達を知ろう ●妊娠・授乳期の食事を知ろう ●パパがママ体験して家事をしてみよう（料理）	●助産師より出産までの母子の変化と出産後の新生児期，産褥期について講義（15分） ●保育士より乳児期全般の子どもの発達と遊びの講義（15分） ●管理栄養士より妊娠・授乳期の食事について講義（15分） ●パパが妊娠体験ジャケットを着用して，掃除体験，料理体験を行う（45分） ※料理は，妊娠後期に求められる鉄分摂取，便秘対策の食物繊維，薄味の工夫をテーマとした簡単料理	●一方的な講義とならないよう，人形を用いるなどロールプレイを取り入れながら進行する ●料理体験の時はグループでコミュニケーションがとれるようにする ●主体は父親となるようにする	パワーポイント パンフレット 新生児人形（ベビーケアトレーニング用） 遊びのおもちゃ等 妊娠体験ジャケット
まとめ	30分	試食 まとめ	●作った料理を食べながら参加者同士交流を図る ●参加者からの感想 ●質問紙 ●次回のアナウンス	参加者同士のコミュニケーションが図れるように注意する	
備考					

経過評価の視点

計画・打ち合わせどおりに実施できたか

参加数（参加率）はどうだったか

学習者の理解度・満足度・反応はどうだったか

（期間を通じて）参加数の推移はどうだったか

モニタリング

⑨モニタリングの実施

モニタリング項目	タイミングや方法	モニタリング実施者	行動継続のための工夫
毎日ほっと一息つく時間をとる（妊婦） バランスのとれた食事を1日1回はとる	モニタリング用カレンダーに記入する	次回教室参加受付時に回収	次回教室参加中に確認し，教室の帰りに一組ずつ話しながら返す

モニタリング状況はどうだったか

適宜修正したか

C 評価

形成的評価

⑩企画評価

- 母親を支える夫のソーシャルサポート力を向上することを重視したプログラムとしたが，プログラム名にはパパについて含められなかった．そのため，母親だけでなく家庭を支援する企画であることが分かりやすい告知とする工夫が必要であった
- 各回，ママもパパも一緒に子育ての不安が軽減できるような構成になっていた．また，各職種が連携し，実施準備はスケジュールどおりに進めることができた
- ファミリーサポート（地域ボランティア）の方との事前打ち合わせが十分にとれなかったことから，次回はプログラムの目標や参加者との関わり方についてよりいっそうの事前打ち合わせをとれるように準備をする

⑪経過評価

- 計画・打ち合わせどおりに進めることができ，参加者も各回とも定員を満たす参加率であった．学習者の理解度，満足度ともに高かった．しかし，夫の調理スキルに差があったため，それぞれの参加者に合わせた声かけ等の臨機応変な対応が必要であった
- すべての回に参加した組は，目標の70%を超え高い継続率であった．第3回は，「離乳食」という言葉があり，まだまだ先のことのような感じを受けている参加者もいたことから，なぜ妊娠期に離乳食について考えるかがより分かりやすい教室名になるとよりよかった
- 母親はモニタリングに積極的に取り組んでいたが，環境目標となる夫の目標のモニタリングの実施率が低かった

総括的評価

⑫影響評価

目標の種類	目標（上段） 評価指標（下段）	評価時期・方法	結果	評価
行動目標	**妊娠期に合ったバランスのよい食事を食べる母親を増やす**	事業終了時	67%	B
	妊娠期に合ったバランスのよい食事をとる母親の割合			
	困ったことなどを誰かに相談する母親を増やす	4か月児健診に妻が振り返り評価を行う	67%	B
	困ったことなどを誰かに相談する母親の割合			
学習目標	**妊娠期におけるバランスのよい食事を知っている母親の増加（知識）**	事業終了時に評価	83%	A
	妊娠期におけるバランスのよい食事を知っている母親の割合			
	地域の子育て支援事業や施設などにアクセスすることができる母親の増加（スキル）		58%	B
	地域の子育て支援事業や施設などにアクセスすることができる母親の割合			
	出産前後の妊産婦の心身の変化を理解している母親の増加		67%	A
	出産前後の妊産婦の心身の変化を理解している母親の割合			
環境目標	**各種地域資源を知っている者の増加**	新生児訪問時	58%	B
	新生児訪問時に地域の相談窓口，地域交流センター等の地域資源を知っている者の割合			
	夫が支えになっていると感じられる母親の増加	4か月児健診時	33%	C
	夫が支えになっていると感じている母親の割合			

A：（目標達成），B：（改善傾向），C：（現状維持），D：（悪化）

⑬結果（アウトカム）評価

目標の種類	目標（上段） 評価指標（下段）	評価時期・方法	結果	評価
結果目標	**育児不安を感じる母親を減らす**	1歳6か月児健診時	50%	B
	育児不安を感じる母親の割合			

A：（目標達成），B：（改善傾向），C：（現状維持），D：（悪化）

⑭経済評価

		結果評価に対する評価
A	総費用	24,000円
B	対象者数	48組
C	達成者数	24組
A/B	対象者あたりの費用	500円
A/C	費用効果費	1,000円

	⑮総合評価	今回，参加した夫の育成がもっとも重要であったが，環境目標②「夫が支えになっていると感じられる母親」の割合は，33％と現状維持にとどまり，想定よりも効果がみられなかった．しかし，結果目標であった「育児不安を抱える母親を減らす」では，50％と改善傾向がみられた．これは，地域の各種資源を知り，アクセスするスキルも改善傾向となったことにより，地域資源のサポートによる不安の軽減が図られたと考えられる．
A 見直し 改善	⑯見直し改善	●実際の子どもの動きなど，人形では体験できない部分についてより一人ひとりの対象者の不安箇所を聞き取るなど支援ができるプログラムにする必要がある ●夫の食事づくりのサポートの実施率が高くなかったため，料理教室の実施だけでなく，教室参加後のフォローとなる継続的な情報提供の方法を考える必要がある ●より効果のあがる栄養教育プログラムにするために，見直しと改善を行う
	⑰フィードバック	保健センターの事業報告の作成と提出．
	⑱発表・公表	同医療圏の他市町村との連携会議等で報告し，情報共有を行う．

⑲このプログラムの工夫点・注意点，行動科学理論やモデルや各種行動変容技法の利用について

- 妻にとってもっとも重要なソーシャルサポートである夫の育児参加を促すことを強化したプログラムとなっている．また，子育ては子どもの授乳期，離乳期，幼児期と続いていくため，先を見通した教育内容が重要となる．そのため，本事例では保育士による子どもの発達に合わせた遊び方についてロールプレイを通して疑似体験し，自信を高められるようにした
- 妊娠期から夫が食事づくりに携わることにより，離乳期の母親の食事づくりの負担も軽減できるよう，離乳食づくりにつながる料理教室としたことも特徴である
- 特に子育てにより家庭が孤立することで子育て不安が高まり，虐待等が起きやすくなることから，地域の子育て資源としてのソーシャルサポートを地域全体で多様な職種が担っていることを参加者に伝え，また，参加者同士がつながることで子育ての仲間づくりの機会を設け，ソーシャルサポートの形成もねらっている

4) 事例2：高齢者のフレイル対策をめざした集団指導

集団を対象とした栄養教育プログラム	高齢者のフレイル対策をめざした集団指導
このプログラムの簡単な説明（背景等）	A市の保健センターでは，地域住民の高齢化率が高いことを踏まえ，フレイル予防を重点課題として取り組むことになった．そこで，地域在住のフレイルのおそれのある高齢者を対象に，フレイル予防・改善のプログラムを実施した．プログラムでは，事前に身体計測や食事調査を行い，プログラム終了後，改善度を評価する．

<table>
<tr><th></th><th>項目</th><th>実施項目</th><th>詳　細</th><th>形成的評価の実施</th></tr>
<tr>
<td rowspan="3">P
計画</td>
<td rowspan="3">アセスメント</td>
<td>①アセスメントと課題の抽出</td>
<td>主観的情報もしくは客観的情報を得てから課題を抽出する
<table>
<tr><th></th><th>アセスメントの対象と方法</th><th>情報の概要</th></tr>
<tr><td>主観的情報</td><td>管理栄養士
保健師</td><td>● 独居高齢者が多く，買い物や食事準備が困難な高齢者も多い
● 健康意識は高いが，フレイル予防については理解度が低い．フレイル予防に関する情報の入手場所や予防に取り組む通いの場が少なく，利用者も少ないなど，フレイル対策が地域の課題</td></tr>
<tr><td>客観的情報</td><td>対象者
食事調査（事前），身体計測・フレイルチェック（初回）</td><td>● 栄養・健康状態：
・BMI≦20kg/m^2（45％）
・エネルギー摂取量不足（30％），たんぱく質の摂取量不足（推奨量以下）（25％）
・体重変化（減少）（15％），口腔機能低下（30％），運動器機能低下（35％），社会参加の減少（40％）
● 食事状況：
主食・主菜・副菜を揃えた食事を1日3食とる（20％），外食や弁当，総菜をよく利用（35％），女性は肉類摂取が少ないが間食は多い
● 生活習慣：
睡眠の質が悪い（40％）</td></tr>
</table>
課題の抽出
<table>
<tr><td>課題1</td><td>健康状態：BMI 20kg/m^2以下が3割以上で，フレイルを疑う者（低栄養・口腔機能低下・運動器機能低下・社会参加の減少）が多い</td></tr>
<tr><td>課題2</td><td>主食・主菜・副菜を揃えた食事を1日3食とる者の割合が低い（たんぱく質など必要量を摂取できていない）</td></tr>
<tr><td>課題3</td><td>健康意識は高いが，フレイル予防についての理解度が低い</td></tr>
<tr><td>課題4</td><td>フレイル予防に関する情報や活動の場が少なく，利用もできていない</td></tr>
</table>
</td>
<td>企画評価の視点

課題抽出に必要な情報が得られたか

課題抽出のための要因分析方法は適切か

優先順位決定方法は適切か</td>
</tr>
<tr>
<td>②優先課題の決定</td>
<td>課題2　主食・主菜・副菜を揃えた食事を1日3食とる者の割合が低い
抽出した理由：
主食・主菜・副菜を揃えた食事を1日3食とることによって，低栄養リスクの低減が見込まれる．そのためには，食事のとり方に重点を置きつつ，フレイル予防・改善のための健康行動（食事，口腔・運動）の重要性を理解し，自ら実践しようとする意欲をもたす．</td>
<td></td>
</tr>
<tr>
<td>③目的決定</td>
<td>フレイル該当者とフレイルを疑う者の割合を減らす〔BMI≦20kg/m^2の高齢者の割合と体重変化（減少）の割合を減らす〕．</td>
<td></td>
</tr>
</table>

栄養教育計画	④栄養教育の目標とその評価基準の決定	目標設定は適切か

	目標（上段） 評価指標（下段）	現状値	目標値	評価時期・方法	評価基準	判定
結果目標	**フレイル該当者とフレイルを疑う者の減少** BMI≦20 kg/m²の者の割合	45%	15%	プログラム終了時 身体計測	45%以上 35〜44% 16〜34% 16%未満	D C B A
	体重減少者の割合	15%	5%未満		20%以上 10〜19% 5〜9% 5%未満	D C B A
行動目標	**バランスのよい食事をとる高齢者を増やす** 主食・主菜・副菜の揃った食事を1日3食とる高齢者の割合	20%	70%	プログラム終了時 モニタリングシート，質問紙調査	20%未満 20〜29% 30〜69% 70%以上	D C B A
	健康行動を継続する高齢者を増やす 健康行動（口腔ケア・運動）を継続した者の割合	20%	70%			
学習目標	**フレイル予防の重要性とその予防となる健康行動を理解する高齢者を増やす** フレイル予防の重要性を理解する高齢者の割合（第2回）	70%	90%以上	該当回終了時，プログラム終了時 教室後アンケート，質問紙調査	70%未満 70〜79% 80〜89% 90%以上	D C B A
	バランスのよい食事の重要性を理解する高齢者を増やす 主食・主菜・副菜の揃った食事を1日3食とることの重要性を理解する高齢者の割合（第3回）	60%	90%以上		60%未満 60〜69% 70〜89% 90%以上	D C B A
	バランスのよい食事をとる自信がある高齢者を増やす 主食・主菜・副菜の揃った食事をとることができると思う高齢者の割合（第4回）	40%	90%以上		40%未満 40〜59% 60〜89% 90%以上	D C B A
環境目標	**フレイル予防に関する地域の情報提供の機会を増やす** 地域の社会資源を利用する高齢者の割合	10%	30%	プログラム終了時 質問紙調査	10%未満 10〜19% 20〜29% 30%以上	D C B A
実施目標	**高齢者が理解しやすい指導を行う** 参加満足度	—	平均90%以上	各回終了時，プログラム終了時 教室後アンケート，質問紙調査，モニタリングシート	90%未満 90%以上	未達成 達成
	継続してプログラムに取り組む意欲を高める指導 参加率，モニタリング継続率	—	平均90%以上			

A：（目標達成），B：（改善傾向），C：（現状維持），D：（悪化）

⑤計画書の作成

プログラム名	活き活きライフ75―食事とお口の健康でフレイル予防
Why 栄養教育の目的	フレイル該当者とフレイルを疑う者の割合を減らす
Whom 対象	地域在住のフレイルの予防の必要性を感じている高齢者(30人) (体重減少,食事量の減少などが気になる高齢者,主に70歳代前半の方)
What 実施内容	●計測,質問紙による現状把握,フレイル予防の運動(第1回),フレイル予防・改善の重要性(第2回),主食・主菜・副菜を揃えて食べる重要性を理解させ,実習によってスキルと自己効力感を高める(第3・4回) ●計測・質問紙により変化を確認,地域資源について知る(第5回),成果(全体と個人)を確認し,教室終了後も継続(目標の実践,グループ活動)する意欲をもたす(第6回) ●フレイル体操,自宅での実践のコツ(行動変容技法など紹介),地域のおすすめスポット紹介(通いの場,配食サービス,情報入手先・方法などを紹介)
When 時期・期間・頻度・時間帯・時間/回	9月～翌年2月(6か月間)・90分/回,調理実習180分,個別相談日(月2回)
Where 実施場所,設備	(保健センター内)講堂,集団指導実習室,調理室
How ①募集方法 ②参加者管理(倫理的配慮) ③実施に対する共通理解を得る方法 ④学習形態・教材	①募集チラシを作成し,関係団体等に,教室案内の配布と該当者への積極的な声掛けを依頼.市の広報紙への掲載などで対象者を募集.対象者が決定したら,開催要項と質問紙を郵送する(募集チラシには,体重減少,栄養,口腔,転倒などに不安がある人が対象で要支援は除くと明記) ②教室前後に実測や質問紙への回答を求めるため,調査の目的,個人情報の取り扱いについて詳細に説明する ③関係団体(高齢者担当課,保健所,地域包括支援センター等)の理解・協力を得る ④高齢者対象のプログラムであるため,プログラム内容,進行速度,資料内容などに配慮する
How much 総費用	20,000円(謝金,教材費,飲食物,郵送代など) ただし,調理実習の食材費は試食者全員から徴収する(1人300円)
Who 実施者　連携体制	●保健センタースタッフ：管理栄養士,保健師,歯科衛生士,事務職(各1名) ●理学療法士(1名)(保健所からの派遣),管理栄養士(地域活動)(1名),食生活改善推進員(2名),介護予防サポーター(5名) ●関係団体等(保健所高齢者担当課,地域包括支援センター等)に協力を要請

プログラム名は魅力を感じるものか

6W2Hを含めて計画されているか

⑥教育プログラム計画と経過評価の方法

回数	学習形態	内　容	連携体制	経過評価の方法
1	講義・実技 講義 グループ討議	●身体計測,身体能力チェック,フレイルチェック ●オリエンテーション ●フレイル予防の体操(運動の重要性と実践：体操は各回実施) ●目標設定(グループ+個人) ●自宅での実践のコツ,地域のスポット紹介(各回実施)	管理栄養士 保健師 理学療法士 サポーター	①③⑤⑥
2	講義 グループ討議	●フレイル予防について ●オーラルフレイル予防 ●実践報告と目標の継続について	保健師 歯科衛生士 管理栄養士	①②③④⑤
3	講義 グループ討議	●食事調査結果(個人)の見方について ●フレイル予防の食事について ●食生活の問題点とその改善方法,目標について	管理栄養士	①②③④⑤
4	実習 グループ討議	●フレイル予防の食事(主菜・副菜簡単メニュー) ●実践報告と目標の継続について	管理栄養士 食生活改善推進員	①②③④⑤

各種目標に合った教室プログラムになっているか

経過評価の方法が含まれているか

5	講義 グループ討議	●身体計測，身体能力チェック，フレイルチェック ●地域の社会資源の活用について ●目標の達成，今後の目標について	管理栄養士 保健師 理学療法士 サポーター	①②③④⑤⑥
6	グループ討議	●調査結果の返却と説明 ●対象者の体験発表（グループ→全体報告） ●交流会（ミニおやつバイキング） ●閉講式（表彰状・記念品，終了証授与）	管理栄養士 保健師 サポーター	①③⑤
7	個別相談	●体重の推移，行動目標への取組等を確認し，見直しを行う（対面指導）	管理栄養士 保健師	④⑥

①教育内容の理解度，満足度　②学習への取組状況　③プログラムの進行状況　④モニタリング実施状況　⑤教室参加状況　⑥計測，調査状況

⑦実施準備

期間・タイミング	準備内容	実施者（人数）
年度初め	（前年度に，教室運営予算をとっておく）会場予約，関係者会議（保健師，管理栄養士，歯科衛生士，事務職：企画内容の確認，役割等），各種団体等への協力要請（保健所高齢者担当課，地域包括支援センター等）	4名
2か月前まで	●対象者募集チラシの作成→関係団体等への配布，呼びかけ ●講師（理学療法士）の手配，介護予防サポーター，地域活動栄養士，食生活改善推進員へ依頼	4名
5週間前まで	●対象者募集を市の広報紙等へ掲載依頼，町内会等へ参加呼びかけ ●関係者への教室運営会議の案内（メール），スタッフマニュアルの作成	4名
3週間前まで	対象者への案内発送（教室案内と事前質問紙）と名簿作成	4名
1週間前まで	配付資料・教材等の準備，スタッフ会議（教室の運営について）	6名
1週間～3日前まで	受付表，会計業務，ネームプレート等の準備	1名
前　日	教室運営に必要な物品確認，会場設営の確認	2名
当日（午前）	会場設営（案内板・机・椅子配置・機材の準備等）と教室運営の最終確認	10名

スケジュールどおりに，準備を進めることができたか

D 栄養教育の実施　栄養教育の実施　⑧指導の実施

第3回（管理栄養士担当回）：フレイル予防の食事（115分）

	時間	内　容	活　動	留意点	準備・配布物等
導入	15分	紹介 スケジュール説明 結果返却	●前回の振り返り，本講座の内容とねらいについて知る ●食事調査結果の見方が分かる	●前回の内容，感想を聞く（発言を促す） ●結果の見方の理解を確認しながら説明（スタッフによる支援）	各自の結果（返却）
展開	45分	フレイル予防の食事（講話）（25分）	フレイル予防と食事の関係について学ぶ ●フレイルと食事のとり方，体重の関係を理解する ●食事バランスを整えた食事摂取の重要性が分かる	●対象者の反応を確認しながら説明を進める ●特に栄養素については，分かりやすく説明する ●望ましい食事のとり方を，教材を用いて分かりやすく説明する	配布資料（フレイル予防の食事） 1日の食事のとり方例（スライド：写真）

計画・打ち合わせどおりに実施できたか

参加数（参加率）はどうだったか

対象者の理解度・満足度・反応はどうだったか

（期間を通じて）参加数の推移はどうだったか

区分	時間	項目	内容	留意点	教材
展開（つづき）		グループディスカッション①（10分）	食事バランスの整え方について考える	主食のみ，外食など偏った例を示し，食事バランスの整え方をグループで考えさせる（活発な意見交換が行われるようスタッフがサポートする）	フードモデル（献立例） ワークシート・料理カード・トレイ
		グループディスカッション②（10分）	これまでの学習と結果から自分の問題点を考える（体重，栄養素，食事バランス）→グループでの発表，ディスカッション	●結果から自分の問題への気づきを促す ●グループでの問題の確認が改善の意識を高める	（各自の結果） ワークシート
まとめ	30分	グループディスカッション③（10分）	前回目標の実践と今回の目標について話し合う（目標をモニタリングシートに記入）	●グループメンバーの実践状況の確認後，各自の目標発表により，取り組み意欲を高める（これまでの取り組みをほめ，目標設定のサポートをする）	手帳（モニタリングシート）
		体操（3分）	フレイル予防体操	●食事バランスのよい定食を「おすすめ」にしている店の利用（ナッジ：デフォルト） ●通いの場への参加意欲を高める	配布資料（体操・実践のコツとスポット紹介）
		実践のコツ（5分）	実践のコツ（外食の選び方）が分かる		
		地域スポット（5分）	地域のスポット（通いの場）を知る		
		確認シート，次回案内（7分）	確認シートへの記入 次回案内の内容を知る	対象者の満足度，目標，感想等を把握する	確認シート（記入後回収）
備考	受付で手帳を回収．センタースタッフが内容を確認後，印を押し，グループワーク時③に返却				

モニタリング ⑨モニタリングの実施

モニタリング項目	タイミングや方法	モニタリング実施者	行動継続のための工夫
主食・主菜・副菜の揃った食事を1日3食とる	●プログラム終了まで継続して実施 ●モニタリングシートに記録	本人 グループメンバー 管理栄養士，保健師 教室開催時に実施状況を確認	●グループ内での励ましあい ●管理栄養士，保健師からのフィードバック ●モニタリングシート（手帳式）による可視化
健康行動を1つ毎日行う			

モニタリング状況はどうだったか

適宜修正したか

C 評価		
形成的評価	⑩企画評価	●教室開催時のスタッフを増員したプログラムを計画したことがスムーズな運営につながったと思われた．また，後半のプログラムを定番化したことも，高齢者が取り組みやすいプログラムとして満足度につながったと思われた ●地域資源の活用や関係部署との連携したプログラムのため，教室運営費用を抑えることができた ●対象とする高齢者の参加が少なかったため，該当高齢者の募集方法等の検討が必要と思われた ●高齢者は体調等により欠席することがあるため，事前に欠席者への対応を決めておくことが必要だと感じた
	⑪経過評価	●開催日時等への配慮，サポーター等の効果もあり，平均参加率90％，全回出席者は85％と概ね良好であった．教室終了時のアンケート結果から，平均90％以上の受講者が満足と回答していた ●前半の回にはモニタリングシートへの記入不備やもれがみられたが，平均モニタリング継続率は90％と良好であった．モニタリングシートを手帳式にし，毎回フィードバックを行ったことが，継続率につながったと思われた ●計測実施（第1・5回）を時間どおり進めるのが困難で，待ち時間を持て余す対象者もいた

総括的評価

⑫影響評価

目標の種類	目標（上段） 評価指標（下段）	評価時期・方法	結果	評価
行動目標	**バランスのよい食事をとる高齢者を増やす**	プログラム終了時 セルフモニタリングによる行動記録と達成状況 事前事後質問紙調査	70%	A
	主食・主菜・副菜の揃った食事を1日3食とる高齢者の割合			
	健康行動を継続する高齢者を増やす		70%	A
	健康行動（口腔ケア・運動）を継続した者の割合			
学習目標	**フレイル予防の重要性とその予防となる健康行動を理解する高齢者を増やす**	該当回終了時，プログラム終了時 フレイル予防についての知識の習得度 食事の組み合せに関する自己効力感 〔事後質問紙調査（毎回・事後）〕	100%	A
	フレイル予防の重要性を理解する高齢者の割合（第2回）			
	バランスのよい食事の重要性を理解する高齢者を増やす		100%	A
	主食・主菜・副菜の揃った食事を1日3食とることの重要性を理解する高齢者の割合（第3回）			
	バランスのよい食事をとる自信がある高齢者を増やす		90%	A
	主食・主菜・副菜の揃った食事とることができると思う高齢者の割合（第4回）			
環境目標	**フレイル予防に関する地域の情報提供の機会を増やす**	プログラム終了時 地域の情報，資源の利用状況（事後質問紙調査）	20%	B
	地域の社会資源を利用する高齢者の割合			

A：（目標達成），B：（改善傾向），C：（現状維持），D：（悪化）

⑬結果（アウトカム）評価

目標の種類	目標（上段） 評価指標（下段）	評価時期・方法	結果	評価
結果目標	**フレイル該当者とフレイルを疑う者の減少**	プログラム終了時 事前事後の体重		
	BMI≦20 kg/m^2 の者の割合		15%	A
	体重減少者の割合		4%	A

A：（目標達成），B：（改善傾向），C：（現状維持），D：（悪化）

⑭経済評価

		結果評価に対する評価	行動目標に対する評価
A	総費用	20,000	20,000
B	対象者数	30	30
C	達成者数	10	15
A/B	対象者あたりの費用	667	667
A/C	費用効果費	2,000	1,333

⑮総合評価

- 教室プログラムは，概ね期待どおりに遂行することができた．学習目標はいずれの項目も目標に達したことから，高齢者の理解度に合った教育内容と思われた．各グループに専属のサポーターを配置したことが，個人の理解だけでなく，グループ内での目標に向けての意識向上にもつながったと思われた
- 影響評価，結果評価ともに，最終評価はAおよびB判定であり，概ねプログラム全体としては目標達成に近い成果が得られた

A 見直し 改善	⑯見直し改善	●一般的な広報による公募では，BMIが20kg/m^2以下に該当する高齢者が少なかったため，国保データベース（KDB）システムからの情報提供を受け，フレイルリスクが高い者を対象者にするなどの検討も必要である ●計測実施（第1・5回）の回は，スムーズな運営方法や時間配分等の検討が必要である ●行動目標への自己効力感を高め，継続させる方法の検討が必要である（学習形態・教材，教室開催時以外の支援方法など）
	⑰フィードバック	●対象者へのフィードバックとして，集団の取組結果は最終回に報告する．個人へのフィードバックは，教室開催時および個別面談時に行う ●事業報告書を作成し，保健センター内の関係部署へ提出，成果を報告する（次年度予算獲得のための資料となる） ●教室に関係したスタッフ等に，協力のお礼と成果報告を行う（成果により，次年度の協力体制が構築される）
	⑱発表・公表	●教室の様子や成果を記事として，広報紙等に掲載する（住民の関心を高め，次年度の参加を推奨する） ●データをまとめて学会や研究会等で実践活動報告を行い，多くの関係職種と情報を共有したり，助言を得たりする

⑲このプログラムの工夫点・注意点，行動科学理論やモデルや各種行動変容技法の利用について

- 専門職の地域診断によってプログラムを立案し，実際のデータ（初回に収集）に基づき目標を設定した
- 介護予防サポーター（地域で養成）をチューターとして張り付けたり，個別面談の時間を設けたりして，高齢者の理解や実践に努めた
- フレイル予防の柱である栄養・口腔，運動，社会参加を盛り込んだプログラムとした．高齢者の理解度や集中力を考慮して後半の内容を定番化し，毎回，行動目標継続につながるコツと地域の情報を盛り込んだ．毎回グループディスカッションを行い，メンバー間でのモニタリングや目標，継続などの話し合いをすることでグループダイナミクスをねらった（ピアサポート，グループカウンセリング，目標宣言）
- 行動意欲を高め継続を促すために，行動記録をつけた手帳に毎回スタンプを押す，表彰するなどの設定とした（セルフモニタリング，自己効力感，オペラント強化）

5) 事例3：障がい者に対する食育推進（個別・環境）

個人を対象とした栄養教育プログラム	地域のスポーツ施設の利用を始めた車椅子利用者を対象とした，生活習慣病予防を目的とした栄養教育〈個別〉ならびに関連スタッフとの連携の仕組みづくり〈環境〉
このプログラムの簡単な説明（背景等）	対象者は28歳の時，交通事故で脊髄を損傷した31歳の男性．急性期の治療，回復期のリハビリテーション，自律訓練センターでの訓練を終え，半年後に自宅に戻り，職場に復帰した．勤務のうち週3日は自宅でテレワーク，週2日は自身の車運転により出社している．1か月前の職場健診で体重が受傷前より10kg増加していることを指摘された．体重管理の必要性は感じているが，日常生活で体重測定の習慣はない．車椅子生活で生活習慣病の発症リスクが高いことは理解しており，障がい者スポーツ施設（以下，施設）の利用を始めた．施設にある健康栄養相談コーナーで管理栄養士（非常勤）に相談できることを知り，コーナーを訪ねてきた．現時点では，高血圧，糖代謝異常，脂質代謝異常などの症状はない．

	項目	実施項目	詳細	形成的評価の実施
P 計画	アセスメント	①アセスメントと課題の抽出	プリシード・プロシードモデルにて分析して課題を抽出する（下表）	**企画評価の視点** 課題抽出に必要な情報が得られたか 課題抽出のための要因分析方法は適切か

アセスメントの内容	具体的な情報	アセスメントの対象	情報を得る方法
QOL	食関連QOL	対象者本人	●身長，体重，腹囲，皮下脂肪厚の測定 施設スタッフとの協働でトレーニング室にて測定 ●生活習慣病のリスクの有無 職場での健康診断やかかりつけ病院での臨床検査結果の活用 ●個別面談 簡易の質問紙調査，生活習慣リスクチェック表，食事・食行動記録用紙，観察や聞き取り調査 ※一時点の検査結果による評価は難しい．変化を聞き取ることが重要である
健康栄養状態	BMI，生活習慣病のリスクの有無，排便・排尿など		
栄養・食生活	生活習慣病のリスクにつながる食事摂取や食行動，食生活上の問題の有無		
ライフスタイル	勤務状況，身体活動やリハビリテーションの状況など		
準備要因	生活習慣病予防に関する知識，態度		
強化要因	周囲からのフィードバック体制		
実現要因	施設までのアクセス，対象者の測定スキル，食スキル		
環　境	食物へのアクセス，情報へのアクセス		
	施設スタッフとの情報共用の仕組みや連携の状況	施設スタッフ	●健康スポーツ支援課や健康スポーツ相談課，トレーニングルーム等のスタッフ（主に上級障害者スポーツ指導員，健康運動指導士）からの聞き取り調査 ●対象者の施設利用の様子の観察調査

課題の抽出　（形成的評価の実施：優先順位決定方法は適切か）

課題1	受傷前と比較し体重が10kg増えている
課題2	日常，習慣的に自宅で体重を測定していない
課題3	自宅で体重を測定できる環境が整っておらず，スキルがない
課題4	野菜の摂取頻度が少なく，生活習慣病の発症予防のためには改善が必要である
課題5	施設では利用者の身体計測，体力測定を行っているが，管理栄養士との協働はない

②優先課題の決定

課題2　日常，習慣的に自宅で体重を測定していない

抽出した理由：

脊髄損傷者は，生活習慣病の発症リスクがきわめて高く，将来の生活習慣病の重症化を予防するためにも，自身が自宅で実践できる健康管理の一つとして，体重管理を実践する必要がある．そのためには，課題3の強化が必要だが，加えて生活習慣病予防のために課題4の強化も必要である．課題2・3・4の強化で課題1の改善にもつながる．なお，脊髄損傷者は身体活動の制約があり体重減少にかかる時間は健常者とは異なる．また，上肢の筋量の増大がある一方，腹囲の増加，下肢の筋量減少もあり，安易に適切な目標体重を設定することができない．そのため，課題1を優先課題にはしない．

栄養教育計画

③目的決定

将来の生活習慣病の発症予防，重症化予防のための行動変容と環境づくり

④栄養教育の目標とその評価基準の決定

	目標（上段） 評価指標（下段）	現状値	目標値	評価時期・方法	評価基準	判定
結果目標	**体重を1kg減らす** 体重（kg）	170cm 74kg	−1.0kg	3か月後 身体計測	+1.0kg以上 ±1.0kg内 −1.0kg以上	D C/B A
行動目標	**体重測定** 自宅で，週1回の体重測定	実施頻度 0週	実施頻度 週1回測定を4週以上	3か月後 行動記録および栄養相談時の聞き取り調査	0週 1〜3週 4週以上	C B A
	野菜料理の摂取 1日5皿分の野菜料理の摂取	実施頻度 40%	実施頻度 80%以上		0%未満 40〜59% 60〜79% 80%以上	D C B A
学習目標	**体重測定のスキルの獲得** 自宅における体重測定のスキル	1 できない	3 できる	3か月後 施設スタッフと連携し，対象者とともに実践の可否を確認	1 できない 2 どちらとも 3 できる	D B A
	健康行動に対する自己効力感の向上 工夫次第で健康的な行動（自宅での体重測定）ができると思う自信	2 あまりできない	4 できる	3か月後 個別相談時の聞き取りおよび質問紙調査	1 できない 2 あまりできない 3 少しできる 4 できる	D C B A
	野菜料理確保のスキルの向上 1日5皿分の野菜料理を確保するためのスキル	2 どちらともいえない	4 できる		1 あまりできない 2 どちらともいえない 3 少しできる 4 できる	D C B A
	野菜摂取に関する理解の増加 生活習慣病予防につながる野菜摂取の理解	2 分かる	3 よく分かる		1 どちらともいえない 2 分かる 3 よく分かる	D C/B A
環境目標	**施設スタッフとの連携** 施設スタッフとの健康相談コーナー来訪者に関する身体計測の情報共有	—	該当者の50%	3か月後 個別相談時の身体計測記録の確認	1 情報共有者はいない 2 情報共有者はいる 3 該当者の半分は情報共有ができている	C B A
	施設スタッフとの連携の機会 スタッフ会議への参加	—	該当会議への参加の有無	3か月後 該当会議への参加記録	1 なし 2 あり	未達成 達成
実施目標	**参加を続けやすい栄養教育** 満足度	—	満足	3か月後 質問紙調査	1 不満 2 満足	未達成 達成
	施設スタッフと管理栄養士との実現可能性の高い連携業務 継続した該当利用者の身体計測の情報共有や会議への参加の可能性	—	継続が可能	3か月後 施設スタッフへの聞き取り調査	1 不可能 2 可能	未達成 達成

A：（目標達成），B：（改善傾向），C：（現状維持），D：（悪化）

目標設定は適切か

⑤計画書の作成

Why 栄養教育の目的	●〈個別〉車椅子生活（不活動）により，肥満をはじめ，生活習慣病のリスクがきわめて高い．体重管理など，予防のための健康行動の習慣化が必要である ●〈環境〉管理栄養士（非常勤）が施設スタッフと円滑な連携を取るための仕組みを作る
Whom 対象	●〈個別〉健康栄養相談コーナーを訪ねてきた相談者（対象者） ●〈環境〉施設スタッフ（主にスポーツ支援課）
What 実施内容	●脊髄損傷者が1人でできる体重測定の方法を学び，自分（自宅）に合ったやり方での測定スキルを習得し，実践する ●十分な野菜確保のために，毎日，野菜を使った料理を5皿分摂取する
When 時期・期間・頻度・時間帯・時間/回	●個別栄養相談 期間：3か月間 頻度：月2回 時間帯：土曜日の15時から16時 時間/回：カウンセリングは30分/1回．初回のみ60分．身体計測，栄養教室，運動教室は各60分
Where 実施場所，設備	施設（健康栄養相談コーナー，トレーニング室，多目的室，研修室など）
How ①参加者管理（倫理的配慮） ②実施に対する共通理解を得る方法 ③学習形態・教材	①②参加者管理 ●個人情報の取り扱いについて，相談開始時に説明し，同意を得ておく．事前に説明文書を作成しておくなど，限られた時間内で適切に理解と同意を得るための手順をあらかじめ決めておく ●個人の健康栄養相談カルテに記載する事項について，対象者に説明し，了解を得ておく ●個人の健康栄養相談カルテは，施設の規則に従い，決められた場所と方法で保管し，情報を外部に持ち出さない ●施設で臨床検査を実施するわけではない．職場等での健康診断データの共有の仕方について，対象者と相談し，取り扱い方法の合意を得ておく．たとえば，健康診断結果を見せてもらえるか（口頭での伝達では誤りが生じる），健康栄養相談カルテへの転記は可能か，など ●健康栄養相談カルテの取扱者：管理栄養士 ●情報の共有者：施設規則で定められたスタッフ ③学習形態 ●個別のカウンセリングに加え，施設利用者を対象とした栄養教室，スポーツ指導員による運動教室を組み合わせて行う ●トレーニング室での身体計測では，自宅で1人でできる体重測定の方法をともに考え，スキル習得につなげる
How much 総費用	●対象者の費用負担はない ●施設は，健康栄養相談コーナー運営のための非常勤の管理栄養士雇用の予算を確保している ●教育教材作成のための消耗品費等は，施設の予算内で対応する
Who 実施者　連携体制	管理栄養士（非常勤） 施設スタッフ（上級障害者スポーツ指導員，健康運動指導士，事務スタッフなど）

6W2Hを含めて計画されているか

⑥実施計画

回数	学習形態	内　容	スタッフ連携	経過評価の方法
1	〈個別〉栄養カウンセリング（60分）	●栄養アセスメント ●対象者の課題のリストアップと優先順位付け ●対象者の目標設定	管理栄養士	対象者とともに課題，目標が設定できたか，確認する
2	〈個別〉身体計測および自宅での体重測定のスキル練習（60分）	●身体計測（身長・体重・腹囲・皮下脂肪厚） ●自宅でできる体重の測定方法の確認と実践練習	上級障害者スポーツ指導員 管理栄養士	対象者・施設スタッフとともに，身体計測，スキル獲得のプロセスを確認する
3	集団を対象とした栄養教室（レクチャー40分と事後のフォロー20分）	●食事の基本：何を，どうやってどのくらい食べたらよいのか ●野菜料理を1日5皿食べるための工夫	管理栄養士	学習目標の達成を事後のフォローで聞き取る

スケジュールに無理はないか

4	〈個別〉個別の栄養カウンセリング	行動目標達成に向けての個別アドバイス	管理栄養士	食事記録・行動記録で目標の達成状況を確認する
5	集団を対象とした運動教室（60分のレクチャーと実践）	健康スポーツ，有酸素運動	上級障害者スポーツ指導員，健康運動指導士	参加満足度を聞き取る
6	〈個別〉身体計測（20分） 個別の栄養カウンセリング（40分）	● 身体計測 ● 行動目標達成の確認と個別アドバイス	上級障害者スポーツ指導員 管理栄養士	食事記録・行動記録で目標の達成状況を評価する

第2回　〈個別〉身体計測および自宅での体重測定のスキル練習

期間・タイミング	準備内容	実施者（人数）
日常的に	健康栄養相談に必要な教材や調査票などの準備	管理栄養士（1名）
日常的に	施設スタッフが実施している身体計測の手法などを理解しておく	管理栄養士（1名）
日常的に	施設スタッフとのコミュニケーションを通し，連携の必要性について共通理解を得ておく	管理栄養士（1名） 施設スタッフ（複数名）
身体計測1週間前まで	スタッフと身体計測の実施手順や役割分担等を確認し，測定練習をしておく	管理栄養士（1名） 施設スタッフ（複数名）

D 栄養教育の実施　栄養教育の実施　⑦指導の実施

第2回　〈個別〉身体計測および自宅での体重測定スキル獲得レッスン

	時間	内　容	活　動	留意点	準備・配布物等
導入	10分	内容と方法の説明	● トレーニング室への案内とスタッフ紹介 ● 測定項目と方法の説明	対象者の車椅子からの移乗があるので，測定方法は丁寧に説明する	測定項目と方法の説明文書
展開	10分	身体計測	● 施設スタッフ2名による測定 ● 記録は管理栄養士が担当		測定結果の記録用紙
	25分	体重測定のスキル練習	● 対象者の自宅環境での体重測定のための工夫や準備物について，話し合う ● その場を想定して，自身で移乗して測定できる方法を習得する	練習を通して，自宅でも，工夫次第で，1人で体重測定ができることを理解し，自信をもってもらう	対象者に事前に自宅の様子の写真を撮ってきてもらう
まとめ	15分	栄養教育の目標の確認	スキル練習の結果，行動目標の確認を話し合う		
備考	通常，家庭に車椅子用の体重計はない．しかし，工夫次第で，一般的な体重計を利用した体重測定は可能である．障害の程度によって，測定にかかる時間は異なる．練習を通して，測定に要する時間を確認し，行動目標に無理がないかを確認する				

経過評価の視点

対象者の理解度・満足度・反応はどうだったか

個別支援は継続したか

モニタリング　⑧モニタリングの実施

モニタリング項目	タイミングや方法	モニタリング実施者	行動継続のための工夫
自宅で，週1回，体重を測定する	● 第4回の個別カウンセリングの時間 ● 行動記録のチェックと聞き取り調査	管理栄養士	自宅での体重測定の習慣を身につけるのには時間がかかることも多い．焦らすことなく，対象者の行動変容の意欲を支援する
1日5皿分の野菜料理を食べる			

モニタリング状況はどうだったか

適宜修正したか

C 評価

形成的評価

⑨企画評価と経過評価

- 対象者は施設利用を始めたばかりの時期であり，施設スタッフと連携した内容を取り入れたプログラムを企画したことで，対象者自身の施設利用の意欲や関心を高めることができた
- 体重減少の前に，自宅での体重測定の習慣を身に付けることを優先したが，対象者自身が課題としている体重減少達成のためには，3か月後の指導プランも提示すると，行動変容の維持につながると考える
- 体重測定等をスムーズに進めるうえで，事前の「身体計測および自宅での体重測定のスキル練習」や自宅の様子を写真に撮ってきてもらうことは有益であった
- 身体計測の情報共有が必要な相談者の人数，管理栄養士が参加可能な施設スタッフ会議について，事前にアセスメントしたうえで環境目標を設定する必要があった
- 施設スタッフと連携することによって，脊髄損傷者の体重測定の困難さや，健常者とは異なる身体計測値の評価の難しさを理解・実感したうえでの栄養教育が可能となり，対象者の支援者も，満足度が高いものとなった
- スタッフとの連携について，聞き取り調査等を参考に目標項目と指標の設定を行い，連携のための働きかけをしたが，事前のアセスメントが十分とはいえず，スタッフと共有できる適切な設定とはならなかった

総括的評価

⑩影響評価

目標の種類	目標（上段） 評価指標（下段）	評価時期・方法	結　果	評価
行動目標	**体重測定** 自宅で，週1回の体重測定	3か月後 行動記録および栄養相談時の聞き取り調査	3週	B
	野菜料理の摂取 1日5皿分の野菜料理の摂取		80%	A
学習目標	**体重測定のスキルの獲得** 自宅における体重測定のスキル	3か月後 施設スタッフと連携し，対象者とともに実践の可否を確認	3 できる	A
	健康行動に対する自己効力感の向上 工夫次第で健康的な行動（自宅での体重測定）ができると思う自信	3か月後 個別相談時の聞き取りおよび質問紙調査	4 できる	A
	野菜料理確保のスキルの向上 1日5皿分の野菜料理を確保するためのスキル		4 できる	A
	野菜摂取に関する理解の増加 生活習慣病予防につながる野菜摂取の理解		3 よく分かる	A
環境目標	**施設スタッフとの連携** 施設スタッフとの健康相談コーナー来訪者に関する身体計測の情報共有	3か月後 個別相談時の身体計測記録の確認	2 情報共有者はいる	B
	施設スタッフとの連携の機会 スタッフ会議への参加	3か月後 該当会議への参加記録	2 あり	達成

A：（目標達成），B：（改善傾向），C：（現状維持），D：（悪化）

⑪結果（アウトカム）評価

目標の種類	目標（上段） 評価指標（下段）	評価時期・方法	結　果	評価
結果目標	**体重を1kg減らす** 体重（kg）	3か月後 身体計測	−1.0kg	A

A：（目標達成），B：（改善傾向），C：（現状維持），D：（悪化）

⑫総合評価

- 対象者とともに考えた目標であり，個別栄養カウンセリングでモニタリングを行いながらの栄養教育であったため，対象者の学習目標，行動目標が達成され，結果目標である体重減少も達成できた
- 施設スタッフとの連携も対象者の高い満足度につながったと考える
- 環境目標は，施設利用者の一部で，必要性の高い者の情報共有ができたものの，目標達成のためには，事前の環境目標設定に関するスタッフとの十分なコミュニケーションや検討会議での議論が必要である
- 対象者の影響評価，結果評価ともに最終的な評価はA判定であり，プログラム全体としては対象者にとって目標達成が可能で満足度の高い内容であったと評価できる．しかし，環境目標の評価は概ねB判定であり，施設スタッフとの連携については，引き続き取り組みを継続する必要がある

A 見直し 改善	⑬見直し改善	●身体計測について，管理栄養士から施設スタッフへ，協働による栄養アセスメントのオーダーを出すことができる仕組みを整える ●スタッフ間の連携について，施設の年間の事業計画なども考慮し，施設全体で考えることができるよう関係者に働きかける
	⑭フィードバック	●対象者へは，身体計測などの測定結果と栄養教育の実施の評価，今後に向けての新たな課題や改善策等をフィードバックする ●施設スタッフには，スタッフ会議で個別栄養教育の実施内容とその成果を報告する
	⑮発表（学会など）	施設内での事業報告会にて，実施事例として発表し，施設内で情報を共有する． ※学会での個別例の報告は難しいが，施設は団体利用も多い．団体からの栄養相談（食育）のニーズを引き出し，倫理的な配慮と同意のもと，実践事例として学会発表するなど，施設スタッフの協力が得られるよう働きかける．
⑯このプログラムの工夫点・注意点，行動科学理論やモデルや各種行動変容技法の利用について ●施設スタッフと協働でアセスメントと評価を実施したケースである．自律することができていれば，対象者は当人で，おおよそ健常者への栄養教育，栄養相談と内容は変わらない．障害特性によって管理栄養士だけでは対応が困難なことも（本事例では身体計測），施設スタッフとの協働で実施可能となる ●行動変容による有益性を確認し（意思決定バランス），セルフモニタリングのスキルの向上を促すよう支援しながら，施設スタッフとの協働作業でスキルの習得を確認する．中途障害を負うことで「できなくなった」という思いから，自己効力感が低かったり，できていても「できない」という思い込みがあったりすることも多い．自ら栄養相談に来たという主体性を尊重し，施設スタッフとともに支援する ●運動を目的とした施設利用は，今後も長期間にわたって継続される可能性が高い．今回の個別健康栄養相談をきっかけに，定期的に，その後のフォローアップを企画し，長期的な生活習慣病のリスク低減を目的とした栄養教育につなげることができる		

6）事例4：地域住民を対象とした食環境整備（ヘルシーレストラン）

集団を対象とした栄養教育プログラム	レストラン事業による食環境整備
このプログラムの簡単な説明（背景等）	T市では，市民の健康寿命延伸に向けて「いきいき元気推進事業」を展開しており，運動・食生活に関わる健康情報提供を行う施設を健康応援ステーションとして認定している．食生活の健康応援ステーションでは，1食のエネルギー量，ご飯，野菜，食塩量の認定基準に合うメニューを提供する．本プログラムは，市の委託を受けて営業する健康応援ステーション（ランチレストラン）の取り組み例である．初年度1年分のプログラムを紹介する．

	項目	実施項目	詳細	形成的評価の実施
P 計画	アセスメント	①アセスメントと課題の抽出	プリシード・プロシードモデルにて分析して課題を抽出する	企画評価の視点 課題抽出に必要な情報が得られたか 課題抽出のための要因分析方法は適切か

アセスメントの内容	具体的な情報	アセスメントの対象	情報を得る方法
QOL 健康栄養状態 栄養・食生活・ライフスタイル	●T市の健康寿命が全国平均よりも短い ●主食・主菜・副菜が揃っている食事をしている市民の割合が少ない ●野菜の平均摂取量が全国でも最下位 ●食塩の摂取量が多い	市民 レストラン利用者	国や市の統計調査データ レストランで実施する質問紙調査
環　境	バランスのよい食事を提供できる店はあるが，その認知度が低い		
準備要因	バランスのよい食事を理解できている市民の割合が少ない		
実現要因	バランスのよい食事を提供できる店の利用のしやすさ		

課題の抽出（形成的評価の実施：優先順位決定方法は適切か）

課題1	T市の健康寿命は，全国平均よりも短いこと
課題2	市民の食事のバランス（主食・主菜・副菜の揃った食事）に改善が必要なこと
課題3	市民の野菜の平均摂取量が全国平均よりも低いこと
課題4	市民の食塩摂取量が多いこと

	項目	実施項目	詳細	形成的評価の実施
P 計画	アセスメント	②優先課題の決定	**課題2　市民の食事のバランス（主食・主菜・副菜の揃った食事）に改善が必要なこと** 抽出した理由： 食事バランスの整った食事をレストランで提供することで，野菜の摂取量の増加，食塩摂取量の減少などが期待され，ひいては健康寿命の延伸につながると考えたから．	
		③目的決定	レストランで提供されるバランスのよい食事（特に野菜）の摂取を通して，日常生活のなかでも実践できる市民を増やすこと．	
	栄養教育計画	④栄養教育の目標とその評価基準の決定	（下表）	目標設定は適切か

	目標（上段） 評価指標（下段）	現状値	目標値	評価時期・方法	評価基準	判定
結果目標	**市民の健康寿命の延伸** 市民の健康寿命	男性　— 女性　—	男女ともに，＋1歳	5年後 市民生活現状アンケート	現状−0.3歳 現状±0.3歳 現状＋0.5歳以上 現状＋1歳以上	D C B A
行動目標	**バランスのよい食事をとる利用者を増やす** バランスのよい食事をとる利用者の割合	25.0% レストラン開始1週間	65.0%	1年後の1週間 利用者に質問紙調査	～25% ～35% ～64% 65%以上	D C B A

学習目標	**バランスのよい食事を理解している利用者を増やす** バランスのよい食事を理解している利用者の割合	30.0% レストラン開始1週間	70.0%	1年後の1週間 利用者に質問紙調査	～30% ～40% ～69% 70%以上		D C B A
学習目標	**レシピカードを活用し，野菜の調理スキルを身に付けた利用者を増やす** レシピカードを活用し，野菜の調理スキルを身に付けた利用者の割合	10.0% レストラン開始1週間	30.0%	1年後の1週間 利用者に質問紙調査	～10% ～15% ～29% 30%以上		D C B A
環境目標	**レストランで提供するレシピカードの増加・充実** レシピカードの発行数	5レシピ	15レシピ	1年後(初年度)	5レシピ 6～10レシピ 11～14レシピ 15レシピ		D C B A
実施目標	**レストランの利用者数および再利用者を増加させる** 初回利用者数およびレストラン再利用率	―	初回利用者数 1500人以上 再利用率 50%	1年後の1週間 利用者に質問紙調査	初回利用者数 ～500 ～1000 ～1499 1,500以上	再利用率 ～20% ～30% ～40% 50%以上	D C B A

A：(目標達成)，B：(改善傾向)，C：(現状維持)，D：(悪化)

⑤計画書の作成

プログラム名	「レストランでランチを食べて，学んで，健康になろう！」
Why 栄養教育の目的	レストランで提供されるバランスのよい食事(特に野菜)の摂取を通して，日常生活のなかでも実践できるようにすること
Whom 対象	レストランを利用する市民
What 実施内容	● メニュー開発 ● レシピの提供 ● 栄養教育および交流を目的としたランチ提供と場所の提供
When 時期・期間・頻度・時間帯・時間/回	レストランの営業日　年間145日 (毎週　木・金・土曜日の昼食時に営業)
Where 実施場所，設備	市営レストラン(市施策健康づくり推進事業の一環として運営する施設)
How ①募集方法 ②実施に対する共通理解を得る方法 ③学習形態・教材	①市のホームページにて募集し，電話予約受付 ②運営者と従事者にてミーティングを年4回実施し，事業目的，市の方針，メニュー開発，イベント企画に関する共通理解を図る ③レストランメニュー表，レシピの配付，料理教室(年4回)
How much 総費用	メニュー開発費，運営費，レシピ作成費，イベント講師料等にかかった総額140万円
Who 実施者　連携体制	市職員 事業運営者：NPO法人の管理栄養士4人 レストラン従事者：NPO法人管理栄養士・食生活改善推進員12人

プログラム名は魅力を感じるものか

6W2Hを含めて計画されているか

⑥教育プログラム計画と経過評価の方法

回数	学習形態	内　容	スタッフ連携	経過評価の方法
1	レストランにおける体験学習	定番ランチメニューもしくは替わりランチの喫食およびレシピの配付	レストラン従事者16名	● 利用者の増加 ● 再利用者の増加 ● レシピの持ち帰り数

各種目標に合った教室プログラムになっているか

経過評価の方法が含まれているか

⑦実施準備

期間・タイミング	準備内容	実施者（人数）
6か月前まで	●レストラン経営目的，対象者，内容の決定 ●運営資金を積算と調達 ●会場のレイアウトの決定，事務室の整備 ●従事者の募集と決定 ●飲食店営業許可申請（保健所）	市の職員 事業運営者 （4人）
3か月前まで	●開店の告知，集客の工夫，PR紙の作成 ●提供メニューの決定 ●従事者との打ち合わせ ●従事者教育（1週間前まで随時） ●会場（厨房）機器・器を揃える	レストラン従事者 （16人）
1か月前まで	●従事者へのユニフォーム，靴等貸与 ●シフト表・連絡網の作成 ●献立・作業工程表，発注表の作成 ●納入業者の決定	レストラン従事者 （16人）
1週間前 ～前日まで	●メニュー表の作成 ●配付レシピの作成 ●食器器具類の確認 ●喫食後の質問用紙の作成	管理栄養士 （2名）
前　日	会場の確認	管理栄養士（1名） レストラン従事者 （4人）
当　日	●朝礼：健康状態・予約状況の確認 ●レストラン営業開始	管理栄養士（1名） レストラン従事者 （4人）

スケジュールどおりに，準備を進めることができたか

D　栄養教育の実施

栄養教育の実施

⑧指導の実施

日々の実施内容

	内　容	活　動	留意点	準備・配布物等
導入	●来店 ●メニューの決定	メニュー表を見ながら，事業やメニューのコンセプトを理解し，料理の注文をする	●雰囲気づくり，接客の仕方に配慮する ●事業やメニューのコンセプトを分かりやすく，簡潔に説明する	メニュー表
展開	喫食	定番ランチもしくは月替わりランチを喫食する （味付けやバランスや1回の喫食量などを学ぶ）	衛生管理に十分に配慮し提供を行う テーブル巡回をし，レシピの案内を行う	料理 質問紙
まとめ	質問紙回答 （開始時と1年後にそれぞれ1週間ずつ実施）	●喫食後に質問紙に記入 ●精算 ●レシピカードの案内	●精算時に質問紙を回収（記入漏れがないかをチェックする） ●レシピカードの持ち帰り状況を確認して記録	レシピカード
備考	上記の質問紙の他に，すべての利用者に対してレストランの利用回数のみ確認した			

経過評価の視点

計画・打ち合わせどおりに実施できたか

参加数（参加率）はどうだったか

対象者の理解度・満足度・反応はどうだったか

（期間を通じて）参加数の推移はどうだったか

モニタリング

⑨モニタリングの実施

モニタリング項目	タイミングや方法	モニタリング実施者	行動継続のための工夫
バランスのよい食事の摂取状況	喫食時	管理栄養士 食生活改善推進員	テーブル巡回にて状況聞き取り

モニタリング状況はどうだったか

適宜修正したか

C 評価

形成的評価

⑩ 企画評価

- ターゲットを市民としていたが，参加者が女性と高齢者に偏っていた．男性や若者がもっと積極的に参加できる機会があるとよい
- レストランを知るきっかけとしては口コミが有力であり，市のHP，情報誌，講演会による宣伝を利用する人は少なかった．利用者のメニューに対する評判は高く，料理の内容，価格設定ともに，適正であった

⑪ 経過評価

- レストラン延べ利用者4,600人/年
- 初回利用者数は11月開店のため4か月で1,200人だった（B判定）
- 1年後の紙面調査の結果（n=275）では，2回以上の利用者が60%となり，目標の50%を上回った（A判定）
- 利用者の9割が，満足度（100点満点）80点以上の高評価であった

総括的評価

⑫ 影響評価

目標の種類	目標（上段） 評価指標（下段）	評価時期と方法	結果	評価
行動目標	**バランスのよい食事をとる利用者を増やす** バランスのよい食事をとる利用者の割合	1年後の1週間 利用者に質問紙調査	50%	B
学習目標	**バランスのよい食事を理解している利用者を増やす** バランスのよい食事を理解している利用者の割合	1年後の1週間 利用者に質問紙調査	70%	A
学習目標	**レシピカードを活用し，野菜の調理スキルを身に付けた利用者を増やす** レシピカードを活用し，野菜の調理スキルを身に付けた利用者の割合	1年後の1週間 利用者に質問紙調査	20%	B
環境目標	**レストランで提供するレシピカードの増加・充実** レシピカードの発行数	1年後（初年度）	15レシピ	A

A：（目標達成），B：（改善傾向），C：（現状維持），D：（悪化）

⑬ 結果（アウトカム）評価

目標の種類	目標（上段） 評価指標（下段）	評価時期と方法	結果	評価
結果目標	**市民の健康寿命の延伸** 市民の健康寿命	5年後 市民生活現状アンケート	— 初年度のため判定不可能	— 初年度のため判定不可能

A：（目標達成），B：（改善傾向），C：（現状維持），D：（悪化）

⑭ 経済評価

		結果目標に対する評価
A	**初年度の総費用**	140万円
B	**再利用者数**	利用者数1200人
C	**達成者数**	1年後，行動目標を達成した者が50%と仮定して， 1,200人×50%=600人
A/B	**利用者あたりの費用**	1,167円
A/C	**費用効果費**	140万円÷600人=2,333円

※1年後の行動目標達成率を用いて費用対効果を計算した．数値の解釈には注意が必要

⑮ 総合評価

- 今回の結果は，年齢層の高い女性に偏った結果である．リピーターが多く，知識の定着率は高かったが，レシピを実際に作る人や行動を変容させる者は目標達成に至らなかった
- 経済評価の算出は，1年後の任意の1週間の利用者の結果を用いて算出しており，利用者全体の調査を反映できていない
- これらの課題を次回の栄養教育プログラムに反映させる必要がある

<table>
<tr><td rowspan="3">A 見直し 改善</td><td>⑯見直し改善</td><td>●初回利用者は，予定人数よりも少なかったが，60歳以上の女性はリピーターが多かった
●男性や若年者の利用に付加価値を付けることを次年度は取り入れるとよい
●各種目標設定と評価方法を見直し，前後比較できるように配慮する必要がある
●スキルの向上，実践力の向上のためのイベント開催などを取り入れる
●このレストランが，正しい食生活の体験の場であることの認識が高まるよう，情報発信方法を工夫する必要がある</td></tr>
<tr><td>⑰フィードバック</td><td>●年度ごとに事業報告の作成と提出し，次年度の予算獲得のための資料とする
●レストラン事業の成果を関係者に周知することで，課題を共有する</td></tr>
<tr><td>⑱発表・公表</td><td>●市のホームページにて，事業報告書の公開を行った
●関連分野の学会にて，事業成果を発表した</td></tr>
<tr><td colspan="3">⑲このプログラムの工夫転・注意点，行動科学理論やモデルや各種行動変容技法の利用について
●高齢者の参加者が多く，コミュニケーションの場として有用であった
●ソーシャルキャピタルの醸成にも働いた
●喫食しながら学ぶという体験学習により，味やボリュームは知識として身につけることができた
●従事者は平均年齢70歳であり，週1～2回の勤務であるが，生きがいと自己肯定感の高まりにつながり，家族から応援されるなど良好な家族関係が築かれている．高齢者の社会参加の場として有効であった</td></tr>
</table>

4. 職域における栄養教育

1) 職域における栄養教育の特徴

職域(職場)は，勤労者における職業上の持ち場である．他のセッティングと同様，対象者(ここでは勤労者)の個人・環境要因の丁寧なアセスメントが，実現可能性と効果の大きい栄養教育の計画につながる．

労働力人口の統計によると，就業者[注]の約9割は15～64歳である．つまり，生産年齢人口[注]を対象としたヘルスプロモーションでは，職域における栄養教育の意義がとりわけ大きい．

就業者

「従業者」(賃金，給料，諸手当，内職収入などの収入を伴う仕事を1時間以上した者と家族従業者)と「休業者」(仕事をもちながら，少しも仕事をしなかった者)を合わせたもの．

生産年齢人口

15～64歳人口．

勤労者の個人・環境要因を，プリシード・プロシードモデルの枠組みに基づき整理する．

❶勤労者のQOL

勤労者のQOLに関わる概念として，仕事と生活の調和(ワーク・ライフ・バランス)がある．内閣府の憲章では，「1. 就労による経済的自立が可能な社会，2. 健康で豊かな生活のための時間が確保できる社会，3. 多様な働き方・生き方が選択できる社会」の実現をめざしている．健康的な生活が，勤労者の人生の生きがいや喜びに必要な資源の一つと分かる．

仕事と生活の調和が実現した社会とは？

仕事と生活の調和(ワーク・ライフ・バランス)憲章(2007年)には，「国民一人ひとりがやりがいや充実感を感じながら働き，仕事上の責任を果たすとともに，家庭や地域生活などにおいても，子育て期，中高年期といった人生の各段階に応じて多様な生き方が選択・実現できる社会」と説明されている．

❷勤労者の健康状態

生産年齢人口の約8割は就業者である．したがって，厚生労働省の「国民健康・栄養調査」で示されている成人の肥満，糖尿病，高血圧，脂質異常症，メタボリックシンドロームなどの生活習慣病の関連指標や20歳代女性のやせといった身体状況のほか，精神，睡眠，歯・口腔の健康に関する状況は，勤労者の健康状態の課題といえる．

近年，社会格差による健康の違いが確認され，健康格差(p70コラム参照)の縮小を優先課題とすることが重視されている．たとえば，世帯の所得が相対的に高い世帯員に比較して，男女とも同額未満の世帯員で歯の本数が20歯未満である者の割合が高く，男性ではやせの者の割合が高い傾向にある．また，就業時間が週1～39時間の者は，男女ともに健診を未受診の者の割合が高く，逆に，週60時間以上の者は，男女ともに肥満者の割合が高い傾向にあった．

❸勤労者の食行動とライフスタイル

健康状態と同様，勤労者の栄養素等・食品群別摂取量の状況にも特徴的な課題がある．たとえば，成人では，多くの栄養素等・食品群別摂取量は男性および60歳代のほうが多い一方，脂肪エネルギー比率が30%以上の者の割合は女性および20歳代のほうが高い．また，他の食行動では，朝食欠食の者の割合は男性および20歳代のほうが高い．食行動のライフスタイルでは，

生活習慣病のリスクを高める量を飲酒している者

1日あたりの純アルコール摂取量が男性で40g以上，女性で20g以上の者.

家庭食

家庭で作った食事や弁当を食べた場合.

運動習慣のある者

1回30分以上の運動を週2回以上実施し，1年以上継続している者.

生活習慣病リスクを高める量を飲酒している者[注]の割合は男性および30～50歳代で高い.

朝，昼，夕別にみた1日の食事状況が仕事の種類別にまとめられた報告によると，どの職種も朝食と夕食は家庭食[注]の割合が非常に高く，給食の割合は全体で1％に満たない．昼食も全体では家庭食の割合が高く，管理的職業，事務，販売，保安職業，輸送・機械運転従事者では外食の割合が3～4割，専門的・技術的職業従事者では給食の割合が2割程度となっている．職務上の制約で食事状況の変化が困難である場合も多いため，食事状況ごとの行動や環境を改善していく必要がある.

食行動以外では，運動習慣や喫煙も健康状態へ影響するライフスタイルである．運動習慣のある者[注]の割合は，男女とも2～3割と低い．また，現在習慣的に喫煙している者の割合は，30～60歳代男性で比較的高く，男性が約3割，女性が約1割で，いずれも減少傾向にある.

❹勤労者の環境

ブルーカラー・ホワイトカラー

（青色の作業服を着るような）生産現場の肉体労働者と（白襟のシャツを着るような）主に知的・技術的労働者.

テレワーク

テレワークは，情報通信技術（information and communication technology：ICT）を活用し，在宅勤務やモバイルワークをはじめとした時間や場所を有効に活用できる柔軟な働き方とされる．情報技術（information technology：IT）の革新と新型コロナウイルス感染症（corona-virus disease 2019：COVID-19）の流行に伴い，実施割合が急激に上昇した.

メンタルヘルス対策

事業所において事業者が講ずるように努めるべき労働者の心の健康の保持増進のための措置.

勤労者の環境は，長時間労働，夜勤や交代制勤務，フレックスタイムや裁量労働制，在宅勤務やモバイルワークといった働き方のほか，大企業・中小企業・小規模企業者，ブルーカラー・ホワイトカラー[注]といった産業構造など，さまざまな特徴がある.

残業や交代制勤務などの時間に関わる労働環境は，食事の時間に影響を及ぼす．事務職，営業職，生産工程に関わる職業などの職種は，身体活動量への違いにも関係する．したがって，勤労者を対象とした栄養教育や栄養カウンセリングでは，労働環境を確認する必要がある．労働環境には，食環境も含まれる．社員食堂があるか，職場の周辺にはどのような店があるか，さらに，営業職やトラック・タクシーの運転手のような日中社外で働く職業では食物の入手先が偏っていないかといった食環境のアセスメントも必要である.

健康状態やQOLに直接関係しうる労働環境もある．たとえば，メンタルヘルス対策[注]は，事業所規模が50人以上ではほとんどが取り組んでいるのに対し，50人未満では半数ぐらいになる．事業所規模による差は，保険者の種類（**表2-14**）が関わっている．大企業では健康保険組合があり，事業者内の人事部などと連携し，社員の健康管理を行っている.

表2-14 ● 特定保健指導の実施率（保険者の種類別）

保険者の種類（通称）	主な被保険者	特定保健指導の実施率
市町村国民健康保険（市町村国保）	自営業者，非正規雇用の勤労者，年金生活者	約3割
国民健康保険組合（国保組合）	自営業者	約1割
全国健康保険協会（協会けんぽ）	中小企業の勤労者	約1～2割
船員保険	船員	約1割
健康保険組合（健保組合）	大企業の勤労者	約2～3割
共済組合	公務員	約3割

❺勤労者の食行動とライフスタイルの準備要因

食行動の変容に先立つ準備要因としては，食知識や食態度がある．準備要因は，必ずしも行動の実践につながるわけではない．たとえば，国民健康・栄養調査において，糖尿病に関する知識として，「正しい食生活と運動習慣は，糖尿病の予防に効果がある」かをたずねたところ，成人のすべての年代で9割程度が「正しい」と回答していた．しかし，「主食・副菜・主菜を組み合わせて食べる」ことは，「改善したい」と「すでにできている」が70歳以上は約2割と約7割であった一方，20歳代は約4割と約5割であった．このことから，準備しようとしても実現できていない者が，高齢者に比較して若年者で多いと推察できる．

❻勤労者の食行動とライフスタイルの実現要因

食行動に先立つ実現要因としては，食スキルや食環境がある．

準備要因の「なぜ」食べるかの知識（例：減塩は高血圧予防として重要）は，食行動の変容において重要性を高める一方で，実現要因の「どのように」食べるかの食スキル（例：だしをとると減塩がしやすい）は，食行動の変容において実現可能性を高める．しかし，実現要因に関わる食スキルは，準備要因の食知識に比べ，低いのが現状である．たとえば，「食育に関する意識調査」によると，「健康に悪影響を与えないようにするために，どのような食品を選択するとよいか」や「どのような調理が必要かについての知識があるか」という問いに対し，「十分にあると思う」あるいは「ある程度あると思う」と回答した者は，どの職業も5〜7割程度であった．また，総務省の「社会生活基本調査」によると，家事のうち食事の管理は，男性有業者で約10分，女性有業者で約80分と性差がみられ，調理スキルの差につながっている．

食育に関する意識調査
農林水産省（2015年までは内閣府食育推進室）により毎年実施されている．2015年までの報告書には，職業別のクロス集計表もまとめられている．また，2009〜2011年（2009年までは「食育の現状と意識に関する調査」）の調査票には，「仕事について」の質問項目も設けられている（調査年により内容相違）．

近年は，外食や持ち帰りの弁当・総菜の中食を利用する者が増え，食環境整備は勤労者の栄養管理においても重要である．社員食堂がある企業では，社員の健康管理として，健康な食事を提供する企業が増加している．また，値段が高いと社員は利用しないことから，社員食堂の利用を促進するため，給食費用を会社負担する企業も出てきている．しかし，法定外福利費として給食費用を会社負担している割合は，製造業が約1割，第三次産業がその半数で1割に満たず，産業によって差がある．社員食堂がない職場では，職場周辺の飲食店やコンビニエンスストアを利用する者が多い．自治体等が食環境整備を進めているが，どこでも健康な食事にアクセスできる環境はまだ整っていないことから，よりよい食事を選択する教育も必要である．

❼勤労者の食行動とライフスタイルの強化要因

実践した食行動を継続するための強化要因として，ソーシャルサポートがある．食生活に課題が多い若い世代では一人暮らしが多いことから，職場内でのソーシャルサポートの役割は大きい．たとえば，SNS上でお互いを励まし合いながら，目標に向かって取り組むコミュニティがある．ダイエット宣言を行う者同士が集まり，自分の食生活や運動，体重の記録を共有するコミュニティの場合，同じ目標に向かう仲間の努力がよい刺激となり，行動を促進させる．このようなICTを使った取り組みは，若い世代には実施しやすいといえる．対象者に合わせた栄養教育の教材の選択が重要である．

❽勤労者の食関連要因への保健プログラム

職域における勤労者の健康・栄養改善を狙った食関連要因への保健プログラムは，産業給食を通した勤労者支援のほか，政策面でも複数の取り組みが推進されている．

a）特定給食施設

特定給食施設

特定かつ多数の者に対して継続的に食事を供給する施設のうち栄養管理が必要なものとして厚生労働省令で定めるもの．

社員食堂は特定の者が継続的に利用することから，その過半数は特定給食施設[注]に相当する．しかし，管理栄養士または栄養士がいる給食施設は多くなく，今後さらに配置を促進していかなければならない．2020年3月31日付け「特定給食施設における栄養管理に関する指導・支援等について」(厚生労働省健康局健康課長通知)では，都道府県，保健所設置市，特別区の自治事務で，「事業所については，利用者に応じた食事の提供とともに，特定健診・特定保健指導等の実施もあわせ，利用者の身体状況の改善が図られるよう，指導・支援等を行うこと」とされ，行政栄養士などの指導・支援も進んでいる．

2018年に発足した「健康な食事・食環境」認証制度では，外食・中食店舗とともに，健康な食事を継続的に健康的な空間で提供する事業所給食も認証されている．認証基準には，「従業員に対し，事業所(会社)から食費の補助がある」というオプション項目もあり，事業所給食における福利厚生も狙いとなっている．

b）特定健康診査・特定保健指導

メタボリックシンドローム

内臓肥満に高血圧・高血糖・脂質代謝異常が組み合わさることにより，心臓病や脳卒中などになりやすい病態．

特定健康診査・特定保健指導

内臓脂肪の蓄積に起因した生活習慣病に関する健康診査および診査の結果により，健康の保持に努める必要がある者に対する保健指導．

保険者

健康保険事業の運営主体で，保険料の徴収・保険給付・健康増進事業などを実施する．

2008年から厚生労働省は，メタボリックシンドローム[注]の概念を導入した「特定健康診査・特定保健指導」[注]の実施を保険者[注]に義務づけた．特定健診・保健指導では，健診結果から保健指導の対象者を階層化し，管理栄養士，医師，保健師がレベルに応じて保健指導を実施する(**図2-10**)．

「情報提供」は，健康な人を含む健診受診者すべてに対して行われ，生活習慣病の特性や生活習慣の改善に関する基本的な理解を支援する．一方，生活習慣に改善が必要であると判定された者，もしくはメタボリックシンドロームの予備群には「動機付け支援」として，対象者自ら健康的な生活習慣へ行動変容できるよう理解を促し，効果的な行動目標を個別に設定できるよう支援する．さらに，メタボリックシンドロームに該当する者には，具体的で実現可能な行動が継続できるよう，「積極的支援」を行う(**表2-15**)．しかし，非肥満者でも高血圧などのリスクを保有する者もみられることから，近年，肥満・非肥満を問わず，必要な場合は医療機関への受診勧奨を行うことが推奨されている(**図2-11**)．

特定保健指導の実施率は保険者種類によって異なっており，市町村国民健康保険，共済組合で高く，次いで健康保険組合，全国健康保険協会となっている(表2-14)．ナッジを使ったチラシの作成などで，実施率を高める努力が求められている．

ステップ1 内臓脂肪蓄積のリスク判定

●腹囲とBMIで内臓脂肪蓄積のリスクを判定する
●腹囲　男性85cm以上，女性90cm以上　→　（1）
●腹囲　（1）以外　かつ　BMI≧25kg/m²　→　（2）

↓

ステップ2 追加リスクの数の判定と特定保健指導の対象者の選定

●検査結果および質問票より追加リスクをカウントする
●①～③はメタボリックシンドロームの判定項目，④はそのほかの関連リスクとし，④喫煙歴については①から③までのリスクが1つ以上の場合にのみカウントする
●⑤に該当する者は特定保健指導の対象にならない
①血圧高値　a 収縮期血圧 130mmHg以上 またはb 拡張期血圧 85mmHg以上
②脂質異常　a 中性脂肪 150mg/dL以上 またはb HDLコレステロール 40mg/dL未満
③血糖高値　a 空腹時血糖（やむを得ない場合は随時血糖）100mg/dL以上 またはb HbA1c（NGSP） 5.6%以上
④質問票 喫煙歴あり
⑤質問票 ①，②または③の治療に係る薬剤を服用している

↓

ステップ3 保健指導レベルの分類

（1）の場合　①～④のリスクのうち追加リスクが
2以上の対象者は　積極的支援レベル
1の対象者は　動機付け支援レベル
0の対象者は　情報提供レベル　とする

（2）の場合　①～④のリスクのうち追加リスクが
3以上の対象者は　積極的支援レベル
1または2の対象者は　動機付け支援レベル
0の対象者は　情報提供レベル　とする

↓

ステップ4 特定保健指導における例外的対応など

●65歳以上75歳未満の者については，「積極的支援」の対象となった場合でも「動機付け支援」とする
●服薬中の者については，保険者による特定保健指導を義務とはしない

図2-10●特定保健指導の対象者の階層化
（厚生労働省：標準的な健診・保健指導プログラム．平成30年度版，2018をもとに作成）

表2-15●情報提供，動機付け支援，積極的支援の実施内容

	情報提供	動機付け支援	積極的支援
支援期間・頻度	年1回（健診結果の通知と同時に実施）かそれ以上	原則1回の支援，3か月以上経過後に評価	3か月以上の継続的な支援，当該3か月以上の継続的な支援後に評価
支援形態・支援内容	対象者や保険者の特性に合わせ，支援手段を選択 主な手段： ●情報提供用の資料を用いて個別に説明 ●健診結果通知の際，情報提供用の資料も提供 ●職域等のICT等を活用して，個人に情報提供 ●結果説明会で情報提供用の資料を配布	●1人20分以上の個別支援（情報通信技術を活用した遠隔面接は30分以上） ●または，1グループ概ね80分以上のグループ支援（1グループは概ね8名以下とする）	●支援A（積極的関与タイプ） 行動計画の実施状況の確認と食生活・身体活動等の生活習慣の改善に必要な実践的な指導，および，中間評価の実施，必要がある場合，行動目標や計画の再設定 ●支援B（励ましタイプ） 行動計画の実施状況の確認と行動計画に掲げた行動や取組を維持するための賞賛や励まし

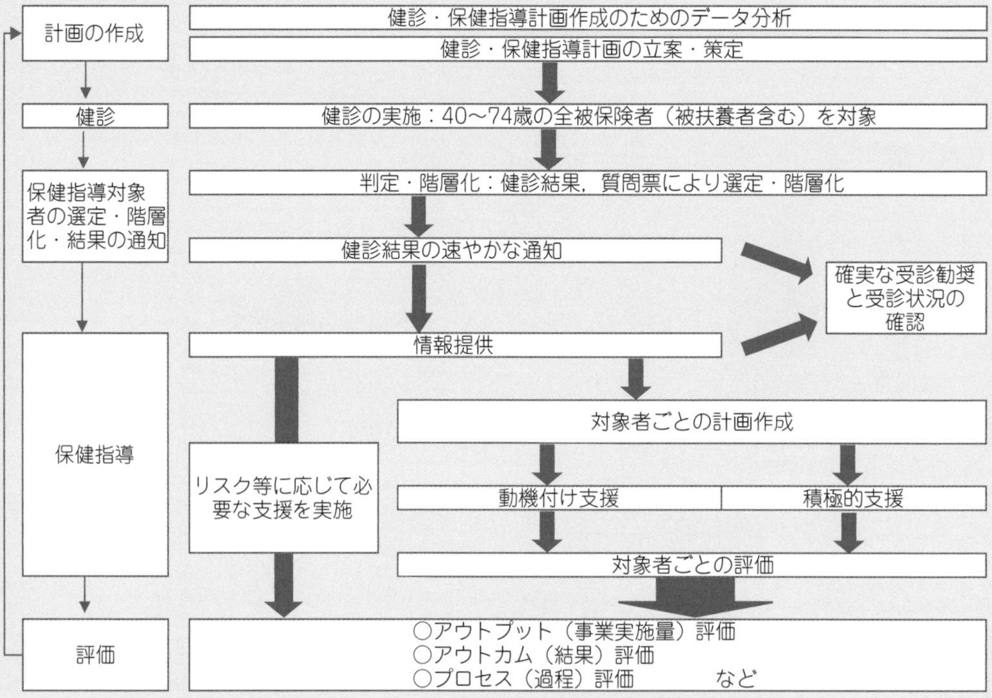

図2-11 ● 健診から保健指導への流れ（イメージ）

（厚生労働省資料より改変）

トータル・ヘルスプロモーション・プラン
働く人の「心とからだの健康づくり」をスローガンに，厚生労働省が進めている健康保持増進措置の愛称．

スマート・ライフ・プロジェクト
「健康寿命をのばしましょう」をスローガンに，国民全体が人生の最後まで元気に健康で楽しく毎日が送れることを目標とした厚生労働省の国民運動．

健康経営
従業員などの健康管理を経営的な視点で考えて戦略的に実践することであり，日本再興戦略と未来投資戦略に位置づけられた，国民の健康寿命の延伸に関する取り組みの一つ．

c) トータル・ヘルスプロモーション・プラン（Total Health promotion Plan；THP）

労働安全衛生法の改正（1988年）により，事業者がトータル・ヘルスプロモーション・プラン[注]を講じるよう努めることとされている（努力義務）（**図2-12**）．同法に基づき厚生労働省が定めた「事業場における労働者の健康保持増進のための指針」では，トータル・ヘルスプロモーション・プランで健康診断・健康測定などによる健康状態の把握や運動指導・メンタルヘルスケア・栄養指導・口腔保健指導・保健指導のような健康指導を実施していく必要性が示されている．

d) スマート・ライフ・プロジェクト（Smart Life Project；SLP）

厚生労働省が2011年に開始したスマート・ライフ・プロジェクト[注]では，運動，食生活，禁煙に加え，2014年度から健診・検診の受診を新たなテーマに，さらなる健康寿命の延伸をめざしている．各分野の具体的なアクションの呼びかけが行われており，プロジェクトに参画する企業・団体・自治体と協力・連携して推進されている．

e) 健康経営

経済界でも，勤労者への健康投資を行う「健康経営」[注]という企業理念が注目されている．積極的に勤労者の健康に投資し，勤労者の活力や生産性の向上をもたらすことで，業績や組織としての価値の向上につながることも期

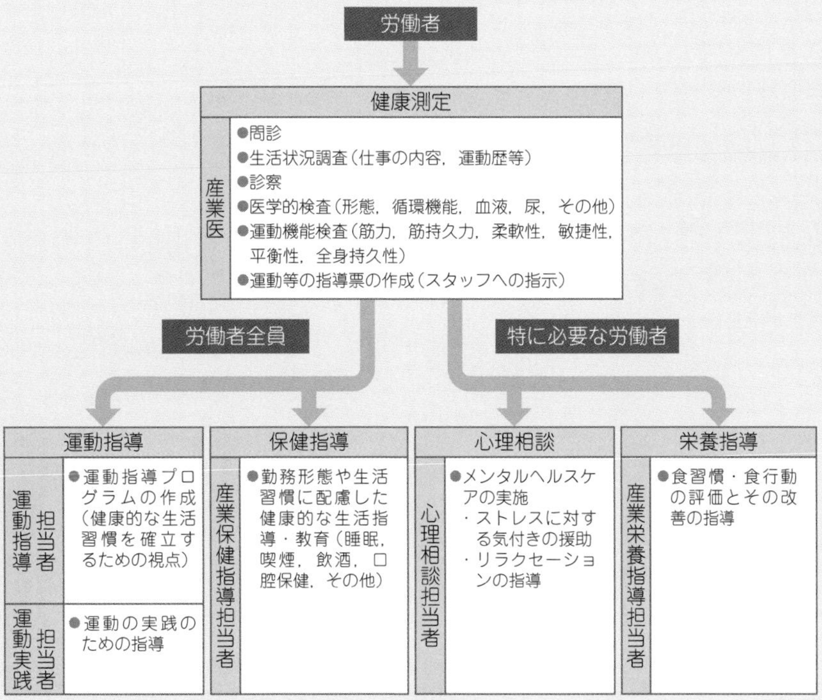

図2-12 ● 事業者が行う健康の保持増進運動
〔厚生労働省：働く人の健康づくりTHP（Total Health promotion Plan）の進め方．2001より〕

待されるためである．経済産業省は，2014年度に東京証券取引所と共同して特に優れた健康経営に取り組む上場企業を選定した「健康経営銘柄」を，2016年度に医療保険者と連携して優良な健康経営を実践する法人を認定した「健康経営優良法人認定制度」を創設し，顕彰企業が社会的な評価を受けられる環境を整備している．

2) 対象者とセッティングを考慮した栄養教育のポイント

前項にあげた勤労者のQOL・健康状態から食関連要因への保健プログラムまでをもとに，職域における栄養教育のポイントを整理する．また，勤労者の食事状況の割合が高い家庭食や外食を通した地域における栄養教育のポイント（p73参照）の把握も重要である．

❶職域における栄養教育の方法

主な栄養教育の方法として，特定給食施設のような特定かつ多数の勤労者に対して継続的に食事を提供する施設による栄養管理，保険者による特定保健指導がある．しかし，労働者の健康の保持増進に取り組む割合が低い小規模事業所は，給食施設が設置されていても管理栄養士や栄養士はいないことが多く，食行動・態度・スキルに課題の多い若年の勤労者は，特定保健指導

THPの活動事例

厚生労働省の「職場のあんぜんサイト」では，THPの実施例として，中央労働災害防止協会と安全衛生情報センターのホームページを紹介している．両ウェブサイトでは，健康づくりを組織的かつ継続的に取り組んでいる事業場の事例が多数まとめられている．

の対象年齢でないなど，実現可能性に課題もある．その他，一部の事業所では，努力義務であるトータル・ヘルスプロモーション・プランの産業栄養指導やスマート・ライフ・プロジェクトの食生活分野の活動も実施されている．各栄養教育の実現可能性と方法の特徴を**表2-16**にまとめる．特定給食施設などの栄養管理では，配置されている管理栄養士や自治体の管理栄養士など，特定健康診査・特定保健指導では，保険者や委託先に所属する管理栄養士などが勤労者の栄養管理に関わる．

❷職域における栄養教育の評価方法と工夫

a）倫理的配慮

職域における栄養教育では，性別，年齢，体格といった基本属性のほか，勤労者の人種，社会的身分，病歴などの要配慮個人情報を扱う場合がある．栄養教育を委託する場合，企業と委託先との間で一部の個人情報を共有する可能性があり，その場合には個人情報の保護を含む委託契約を締結する手続きが必要となる．

b）影響評価・結果評価の表し方・フィードバック

特定給食施設などの栄養管理は，影響評価では給与栄養目標量に基づき提供した食事の摂取状況を定期的に把握するほか，結果評価では提供エネルギー量の評価として個々人の体重・体格の変化や肥満・やせに該当する者の割合の変化を参考にすることなどが求められている．特定保健指導は，アウトカム（結果）評価では肥満度や血液検査などの健診結果の変化，生活習慣病の有病者や予備群，死亡率，要介護率，医療費の変化，職域の休業日数や長期休業率などがある．特定健康診査のフィードバックは，全受診者へ速やかに行われるが，生活習慣病は自覚症状がほとんどなく進行することから，検査結果が示唆する健康状態の解説を含めて分かりやすくする工夫が求められている．

COLUMN

特定給食施設などでの栄養に関する情報の提供

栄養に関する情報の提供では，献立表の掲示や栄養成分の表示のほか，利用者が正しい食習慣を身に付けて健康的な生活を送るために必要な知識の普及にも努めることとされている．日本の職域の研究では，健康に関する知識の普及で注目度の高い媒体は，勤労者の性別や企業グループにより異なるが，給食施設でのPOPメニュー（卓上メモ）であり，次いで事業所でのポスター，健康づくり活動でのリーフレットであった（Yoshita K, et al. Environ Health Prev Med, 9(4)：144-151, 2004）．他の日本の職域の研究では，給食施設での卓上メモを活用した野菜摂取のような栄養に関する知識の普及は，トランスセオレティカルモデルの行動変容ステージと変容プロセスに基づく情報が効果的であった（Kushida O, et al. J Nutr Educ Behav, 46(5)：350-358, 2014）．

表2-16 ● 職域における主な栄養教育の方法　例

	特定給食施設などの栄養管理	特定健康診査・特定保健指導*	THPの産業栄養指導	SLPの食生活分野
普及状況	特定給食施設のうち管理栄養士または栄養士のいる施設が約5割，その他の給食施設のうち管理栄養士または栄養士のいる施設が約1～2割	特定健康診査の対象者約5,000万人のうち受診者が約5割，特定保健指導の対象者約500万人のうち終了者が約2割	THPによる健康づくりの実施をあげる事業所の割合は1割未満	SLP参画団体数は約5,000団体，SLP参画企業数は約4,000社
対象者	施設を設置する事業所の勤労者のうち，主に食事を享受する者	40～74歳の被保険者・被扶養者のうち，健診受診者全員のほか，特定健康診査の結果により健康の保持に努める必要がある者	健康測定の結果，指導が特に必要な労働者	企業に所属する勤労者や家族を含め，国民全体
実施者	配置されている管理栄養士や栄養士と，自治事務で指導・支援している都道府県，保健所設置市，特別区の栄養指導員(管理栄養士，医師)	保険者や委託先に所属する管理栄養士，医師，保健師，食生活改善指導または運動指導に関する専門的知識と技術を有すると認められる者	主に管理栄養士，労働者に対する栄養指導の実務経験を2年以上有しているまたは同等の知識を有していると認められる栄養士	事業所給食，食関連組織，企業全体のほか，優秀事例への知事表彰などにより健康経営を推進する自治体の管理栄養士や保健師など
目的やテーマ	主に健康増進(事業所給食自体は，勤労者の福利厚生の一環として実施)	対象者が健診結果を理解して体の変化に気付き，生活習慣を振り返り，改善のための行動目標を設定・実践し，健康の自己管理をできること	対象となる労働者の食習慣・食行動の改善	食を通した国民の生活習慣の改善と健康寿命の延伸
具体的な内容	利用者に応じた食事の提供に加え，栄養に関する情報も提供されている	特定健康診査の結果に応じて，動機付け支援または積極的支援が実施されている	主に面談(別途，健康づくり活動が実施されることもある)	健康な給食提供，野菜配付，レシピ発行といった多様な活動があり，SLPのウェブサイトで事例が紹介されている
教材・学習形態	教材は，利用者に応じた食事の実物と栄養に関する情報を掲示したポスター・パネルや卓上メモなどがある	学習形態は，初回面接では個別学習またはグループ学習，積極的支援では面接・電話・E-mail・Fax・手紙などによる個別学習がある	主に個人指導票に基づく面談があげられる	教材・学習形態は，企業により異なる
日時や頻度	時間帯は，喫食時間のほか，印刷教材があれば勤務時間外も含まれる	1回あたりの時間は，初回面接が個別面接20分以上，グループ面接80分以上，期間は，積極的支援が約3か月以上	時間帯は，主に勤務時間中	日時や頻度は，企業により異なる
場　所	給食施設のほか，印刷教材があれば自宅など	職域のほか，通信教育があれば自宅など	主に職域	企業により異なる
予　算	ポスター・パネルや卓上メモを使用の場合，規模により数千円～数万円	保険者が負担し，被保険者は主に無料	産業栄養指導担当者を養成する研修の参加費は，一般47,300円(2021年)	企業により異なる

THP：トータル・ヘルスプロモーション・プラン(Total Health promotion Plan)，SLP：スマート・ライフ・プロジェクト(Smart Life Project)

*本表では，高齢者の医療の確保に関する法律の「特定保健指導」である動機付け支援と積極的支援を中心にまとめた．厚生労働省の「標準的な健診・保健指導プログラム」では，情報提供，動機付け支援，積極的支援の3種類が保健指導として定義されている．

3）事例1：特定保健指導における積極的支援の初回面接（個別）

<table>
<tr><th>個人を対象とした栄養教育プログラム</th><td>特定保健指導における積極的支援の初回面接</td></tr>
<tr><th>このプログラムの簡単な説明（背景等）</th><td>A氏（男性55歳）は年々体重が増加傾向にあることを気にしていたが，その他の自覚症状がなく放置しており，通院もしていない状況であった．勤務先（主に事務職）で実施された特定健康診査の結果，積極的支援と判定された．その後，管理栄養士がA氏の特定保健指導をプログラムの立案から評価まで担当することとなった．</td></tr>
</table>

<table>
<tr><th></th><th>項目</th><th>実施項目</th><th>詳　細</th><th>形成的評価の実施</th></tr>
<tr><td rowspan="3">P 計画</td><td rowspan="3">アセスメント</td><td>①アセスメントと課題の抽出</td><td>主観的情報もしくは客観的情報を得てから課題を抽出する
<table>
<tr><th></th><th>具体的な情報</th><th>アセスメントの対象</th><th>情報を得る方法</th></tr>
<tr><th>客観的情報</th><td>●身体計測，臨床生化学検査など</td><td rowspan="3">積極的支援と判定された健康保険組合加入者（55歳の男性）</td><td rowspan="2">●特定健康診査結果（特定健診のデータや問診の情報）
●初回面接時または面接日前までに回収する栄養・食生活の質問紙調査</td></tr>
<tr><th rowspan="3">主観的情報</th><td>●性別，年齢，婚姻状況
●食習慣
●生活習慣状況（飲酒，喫煙，運動，活動量，ストレス，睡眠など）
●行動変容の準備性，自己効力感，食知識，食スキル，食態度など</td></tr>
<tr><td>●上司・同僚・家族の支援</td><td>初回面接および家族の同席時の聞き取り（ヒアリング）より</td></tr>
<tr><td>●健康的な食物が購入できる利便性など
●職場内や周辺の食物提供，情報提供の状況</td><td>（職場の食環境）</td><td>上記同様のヒアリングと食環境の視察</td></tr>
</table>
課題の抽出
<table>
<tr><th>課題1</th><td>肥満である（BMI 28kg/m²，腹囲88cm）</td></tr>
<tr><th>課題2</th><td>HbA1cが基準値以上（6.0％）</td></tr>
<tr><th>課題3</th><td>中性脂肪（TG）が基準値以上（170mg/dL）</td></tr>
<tr><th>課題4</th><td>デスクワーク中心で日常生活の活動量が低く，運動不足</td></tr>
<tr><th>課題5</th><td>喫煙あり</td></tr>
</table></td><td>企画評価の視点

課題抽出に必要な情報が得られたか

課題抽出のための要因分析方法は適切か</td></tr>
<tr><td>②優先課題の決定</td><td>課題1　肥満である（BMI 28kg/m²，腹囲88cm）
抽出した理由：
メタボリックシンドロームの対策として，肥満を改善することよって他のHbA1cや中性脂肪の値の改善にもつながることから，優先課題は「肥満の改善」に決定した．</td><td>優先順位決定方法は適切か</td></tr>
<tr><td>③目的決定</td><td>体重減少
対象者が正しく実測しやすいという理由より，「腹囲」ではなく「体重」の減少とした．
※特定健康診査・保健指導であるため，腹囲は終了時に参考値として確認する．</td><td>目標設定は適切か</td></tr>
</table>

栄養教育計画

④栄養教育の目標とその評価基準の決定

	目標（上段） 評価指標（下段）	現状値	目標値	評価時期・方法	評価基準	判定
結果目標	**体重の減少** 体重（kg）	初回面談時の値	−5kg	5か月後の最終面談時身体計測値	現体重より増加 現体重～−2kg −2.1～4.9kg −5.0kg以上	D C B A
行動目標	**体重測定の習慣化** 毎朝，体重を測定し記録	0%	80%以上	達成度を毎回答えてもらう（モニタリングシートを使用した場合は，支援者が記録用紙をもとにヒアリングしながら達成度を確認する）	0% ～50% ～79% 80%以上	D C B A
	砂糖なし飲料の増加 毎日飲む砂糖入り飲料をやめ，お茶もしくは砂糖なしの飲料を飲む	0%	90%以上		0% ～50% ～89% 90%以上	D C B A
	階段利用の増加 社内では（4階分以下は）常に階段を使用する	0%	90%以上		0% ～50% ～89% 90%以上	D C B A
学習目標	**摂取エネルギー量と消費エネルギー量に関する理解の増加**		4 よく分かる	最終アンケートで確認する	1 分からない 2 あまり分からない 3 まあまあ分かる 4 よく分かる	D C B A
	適正体重と体重1kgを燃焼するエネルギー量の理解	—				
	飲料のエネルギーや糖分量の理解	—				
	現在の活動量，筋肉量とエネルギー代謝の関係の理解	—				
環境目標	**体重計の設置** 家族が体重計を購入し，脱衣所に設置	無	有	5か月間 ①本人への聞き取り ②総務または管理栄養士への聞き取り	無 有	未達成 達成
	甘い飲料の買い置き禁止 家族が甘い飲料の買い置きをしない	0%	90%以上		0% ～50% ～89% 90%以上	D C B A
	社内で階段利用を推奨 総務課と健康管理室（管理栄養士）が，社内のエレベーター前に階段使用を推奨するポスターを掲示	無	有		無 有	未達成 達成
実施目標	**毎回面談を実施する** 実施率	—	100%	各回の状況および最終時のアンケート	100%未満 100%	未達成 達成
	対象者の満足が得られる支援をする 支援満足度	—	80%以上		0% ～50% ～79% 80%以上	D C B A
	対象者にとって適切な行動目標にする 行動目標の適切度	—	80%以上		0% ～50% ～79% 80%以上	D C B A

A：（目標達成），B：（改善傾向），C：（現状維持），D：（悪化）

結果目標以外は短期・中期目標のため，達成度を確認しながら新しい行動目標を追加したり入れ替えたりなどして，対象者の状況に合わせて調整する．

⑤計画書の作成

プログラム名	「特定健診・保健指導積極的支援プログラム」
Why 栄養教育の目的	メタボリックシンドロームの改善に向けた体重減少
Whom 対象	印刷業で働く男性（55歳） （可能であれば，料理を作る家族なども個別相談に同席する回を設定する）
What 実施内容	●行動変容ステージ：初回面談時は準備期の変容プロセス（目標宣言・行動契約），それ以降は実行期の変容プロセスの支援を活用する ●栄養教育の内容：減量を目的にした支援に加え，他のリスク（高血糖・高中性脂肪）の改善も加味した支援を行う
When 時期・期間・頻度・時間帯・時間/回	●時間帯：勤務時間内 ●期間と頻度と時間：5か月間（9月開始），4回の個別面談（初回面談はアセスメントを含めて45分，その後の面談は1回30分）と2回の電話支援（1回5〜10分），手紙
Where 実施場所，設備	●会場：健康管理室や社内の相談室 ●設備：机・椅子（対面型にならないよう座る位置を配慮する．また面談内容が他に漏れないよう，リラックスして話ができる空間を設定する）・体重計・巻き尺・時計・カレンダー・電話機・パソコン（電子カルテ）・プリンター・情報を管理する鍵つきの保管庫など
How 募集方法 ①参加者管理（倫理的配慮） ②実施に対する共通理解を得る方法 ③学習形態・教材	●募集方法：健康管理部門より文書にて通達する ●参加者管理（倫理的配慮）：個別面談時の個人情報電子カルテはパスワードをかけ，記録用紙などは鍵のかかる保管庫に入れて管理する． ●個別面談：カウセリングの基本を習得してコミュニケーションに努めること．また，個人情報は支援者のみが共有することとし，守秘義務を保つこと ●適した教材：事前に食事・生活状況調査を実施した場合は調査結果を準備する．目標宣言カード・モニタリングカード・料理カード，支援の際に使用する各種リーフレットやオリジナルの教材，電卓・筆記用具・記録用紙など
How much 費用	特定保健指導の予算を計上し費用を確保する また，複数のプログラム（回数の多いプログラムや簡易なプログラムなど）を立案し，各プログラムの費用を段階的に提示し比較できるようにした
Who 実施者　連携体制	企業内管理栄養士 （栄養士・保健師・看護師などと連携して実施する場合は，前回の支援内容の引きつぎを入念に行う）

6W2Hを含めて計画されているか

⑥実施計画

回数	学習形態	内　容	スタッフ連携	経過評価の方法
1	個別面談	●体重・腹囲測定 ●アセスメントと目標の設定	管理栄養士	①面談の有無 ②測定推移（健診時との比較）
2	個別面談（家族の同席）	●体重・腹囲測定 ●行動目標の実施状況の確認と調整 ●新規課題の支援と新規目標の設定や入れ替え	管理栄養士	①面談の有無 ②測定推移 ③モニタリングシートの記録の有無 ④聞き取りによる行動目標の達成度や難易度
3	電話	行動目標の実施状況の確認と調整	管理栄養士	①④は同上 ②体重の測定値は自己申告
4	個別面談	●体重・腹囲測定 ●行動目標の実施状況の確認と調整 ●新規課題の支援と目標設定	管理栄養士	①面談の有無 ②測定推移 ③モニタリングシートの記録の有無 ④聞き取りによる行動目標の達成度や難易度
5	電話	行動目標の実施状況の確認と調整	管理栄養士	①④は同上 ②体重の測定値は自己申告

スケジュールに無理はないか

6	個別面談	● 体重・腹囲測定 ● 行動目標の実施状況の確認と調整 ● 最終結果報告 ● アンケート	管理栄養士	①面談の有無 ②測定推移 ③モニタリングシートの記録の有無 ④聞き取りによる行動目標の達成度や難易度
7	手紙	フィードバック・報告書（個人）	管理栄養士	

期間・タイミング	準備内容	実施者（人数）
2か月前まで	積極的支援の対象者リストの入手	1名
1か月前 〜1週間前まで	● 対象者の特定健診結果を電子カルテに入力する ● 面接日時の設定・連絡をする．オリジナルのアセスメント（食事調査など）が必要な場合は，事前に郵送する	1名
1週間前まで	アセスメント用紙の回収	1名
1週間前 〜3日前まで	事前に収集した情報やアセスメント内容を電子カルテに入力し，出力してファイルを作成する	1名
前　日	面談室の準備または確認 （机・椅子・体重計・巻き尺・血圧計測用具，時計・文具・カレンダー・教材やモニタリングシードなどの配布資料・電子カルテ・対象者の情報やアセスメント内容の見直し）	1名

D 栄養教育の実施

栄養教育の実施

⑦指導の実施

初回面接の流れ

	時間	内　容	活　動	留意点	準備・配布物等
導入	10分	自己紹介 プログラムの説明 ヒアリング	初回面談では対象者の現状を受け止めるなど，ラポールの形成を重視する	【傾聴・受容・要約】	名刺
展開	30分	測定 アセスメント 自己チェック 課題抽出 優先課題の確定	● 適正体重・食行動や活動量や運動量などの現状把握と基礎的な情報を提供する ● 優先課題（1か月間実践できる行動目標）の抽出と決定を支援する	【傾聴・受容・要約・開かれた質問・閉ざされた質問】などのカウセリング技法を活用して行動目標の決定を促す 【自己効力感・結果期待】	健診結果 事前のアセスメント調査の結果資料 課題に関連する配布資料
まとめ	5分	目標の設定と目標宣言	● 目標設定した内容の確認 ● 自己効力感の確認 ● 次の面談日時の確認	【目標宣言】 【自己効力感】	目標宣言カード・モニタリングカード カレンダーつき予約表

「指導案の留意点」に，この指導において用いられた行動科学理論・変容技法・カウセリング技法などを記載した．
「準備・配布物等」には具体的な教材も含めて記載した．

経過評価の視点

対象者の理解度・満足度・反応はどうだったか

個別支援は継続したか

モニタリング

⑧モニタリングの実施

モニタリング項目	タイミングや方法	モニタリング実施者	行動継続のための工夫
測定した体重の記録	毎朝，脱衣所で測定して記録用紙に体重を記入する （モニタリング用紙を壁に貼っておく）	● 管理栄養士 ● 家族の協力が得られれば，妻や子どもも同様のモニタリングシートを壁に貼り，一緒に参加しモニタリングの支援をする	面談時（月1回程度を目安）に継続的に記録されているか確認し，継続していることを賞賛する

モニタリング状況はどうだったか

適宜修正したか

			社内での（4階分以下の）階段利用	手帳に入れられるモニタリングシートで1日の達成度を記入する	管理栄養士	●社内の階段付近にポスターを掲示して啓蒙する ●面談時（月1回程度を目安）に継続的に記録が取れているか確認し，継続していることを賞賛する

C 評価

形成的評価　⑨企画評価と経過評価

- 「課題抽出に必要な情報が得られたか」「課題抽出のための要因分析方法は適切か」「優先順位決定方法は適切か」
  →本プログラムの目的に適した課題の抽出ができていた
- 「目標設定は適切か」
  →行動目標の「階段利用」に関しては，当初，対象者は行動できる自信があった．しかし，実行してみると難しく，ほとんど実行できていなかった．もっと早い段階で目標の再設定と評価指標を調整する必要があった
- 「6W2Hを含めて計画されているか」「スケジュールに無理はないか」
  →ほぼ問題なく推進できており，良好であったが，「プログラム期間」については，もう少し行動を継続すれば達成度が上がり減量が期待できたことから，現在のプログラムを次回は6か月間に延長し，期間を検討する余地がある

実施目標：面談記録表およびアンケートより
①毎回面談を実施できたか　→毎回100％達成できた　→達成
②対象者の満足が得られる支援ができたか　→毎回90％以上　→A判定
③対象者にとって適切な行動目標にしたか　→階段利用の行動目標のみ実施できない日が多かった．対象者との面談で「常に4階分以下は階段を利用することが難しく，2回目の面談ではほとんど実施できなかった」（D判定）．よって4回目の面談から，できる範囲で実行するように微調整したが，その後も実施率は低かった　→60％　→B判定

その他：面談時のヒアリングおよびアンケートより
社内のエレベーター前に階段使用を推奨する掲示を見たか　→有　→達成

総括的評価　⑩影響評価

目標の種類	目標（上段）／評価指標（下段）	評価時期・方法	結　果	評価
行動目標	**体重測定の習慣化**	達成度を毎回答えてもらう（モニタリングシートを使用した場合は，支援者が記録用紙をもとにヒアリングしながら達成度を確認する）	80％	A
	毎朝，体重を測定し記録			
	砂糖なし飲料の増加		100％	A
	毎日飲む砂糖入り飲料をやめ，お茶もしくは砂糖なしの飲料を飲む			
	階段利用の増加		60％	B
	社内では（4階分以下は）常に階段を使用する			
学習目標	**摂取エネルギー量と消費エネルギー量に関する理解の増加**	最終アンケートで確認する		
	適正体重と体重1kgを燃焼するエネルギー量の理解		4 よく分かる	A
	飲料のエネルギーや糖分量の理解		4 よく分かる	A
	現在の活動量，筋肉量とエネルギー代謝の関係の理解		4 よく分かる	A
環境目標	**体重計の設置**	5か月間 ①本人への聞き取り ②総務または管理栄養士への聞き取り	有	達成
	家族が体重計を購入し，脱衣所に設置			
	甘い飲料の買い置き禁止		90％	A
	家族が甘い飲料の買い置きをしない			
	社内で階段利用を推奨		有	達成
	総務課と健康管理室（管理栄養士）が，社内のエレベーター前に階段使用を推奨するポスターを掲示をする			

A：（目標達成），B：（改善傾向），C：（現状維持），D：（悪化）

⑪結果（アウトカム）評価

目標の種類	目標（上段） 評価指標（下段）	評価時期・方法	結　果	評価
結果目標	**体重の減少** 体重（kg）	5か月後の最終面談時 身体計測値	現体重−4kg	B

A：（目標達成），B：（改善傾向），C：（現状維持），D：（悪化）

副評価として，翌年度の健診時に体重や腹囲の減少と同時に他のリスク（HbA1cやTGなど）も減少できたか否かを確認する．

⑫総合評価

- 影響評価：A判定（1項目B判定）：全項目の達成には至らなかった．ほとんどの行動目標・学習目標・環境目標の項目に関しては予定どおり達成できており，無理のない設定であった．しかし，運動や活動量の行動目標の達成度が低く，あと少しの減量につなげられなかった．モニタリングシートや経過観察で実施率を確認し，他の行動目標への変更や追加など，早い段階で臨機応変に調整する必要があった
- 結果評価：B判定：4kgの減量に成功し改善傾向がみられたが，目標値（−5kg）には達しなかった

A　見直し　改善

⑬見直し改善

プログラムの見直し：

→年末年始が入り自己管理が難しい期間が入るため，5か月間の現在のプログラムを6か月間にし，支援の継続と評価のタイミングを1か月延長する

→手紙の支援を個別面談に変えプログラムを強化する

（対象者個人用の報告書）

- 対象者へ5か月間の体重と腹囲の測定推移の成果や実践してきた行動目標の達成状況を報告し，今後もセルフマネジメントをしていくよう支援者からのコメントを添えてフィードバックする

（事業報告書）

- 実施した件数すべての集団データおよび事業報告を作成し，上層部および健康保険組合の関係者に提出する
- 事業報告書から得られた課題や利点を検討し，次年度の計画と予算案を作成する

（事例検証報告）

- 支援者本人やスタッフ間（他の管理栄養士や保健師）のフィードバックとして，社内でカンファレンス（事例検証）の場を設け，支援内容や方法の特徴や課題解決策を共有する
- データをまとめて学会や研究会等で実践活動報告をし，特定健診・保健指導事業を行う他の企業の関係者や他の保健医療従事者と情報を共有する

⑭このプログラムの工夫点・注意点，行動科学理論やモデルや各種行動変容技法の利用について

特定健診・保健指導の積極的支援の場合は肥満改善のみに焦点を当てるのではなく，体重や腹囲の減少と同時に他のリスク（HbA1cやTGなど）も改善できる行動目標を対象者が設定するように促す．よって，支援内容（行動目標の設定）は効果の見込みが高く，かつ対象者自身が主体的に取り組めるものを，カウセリング技法（傾聴・承認・共感的理解・開いた質問や閉じた質問）を適宜活用して支援する．また，特に注意すべき点としては，初期段階では自己効力感や意欲を高めるために，難易度が高すぎず，かつ成果に結びつきやすい行動目標を設定する（スモールステップ法）．管理栄養士は臨床データの分析と最適な行動変容技法を活用できる総合的なスキルが求められる．

4）事例2：社員食堂を活用した栄養教育（環境整備）

集団を対象とした栄養教育プログラム	社員食堂を活用した栄養教育（環境整備）
このプログラムの簡単な説明（背景等）	産業保健では勤労者へのヘルスプロモーションや企業の健康経営の取り組みを推奨しているが，本工場ではこのような本格的な取り組みを実施したことがない．本対象工場の従業員（200人）は男性が多く，グループ会社のなかでも高血圧などの健康リスクが高いことが明らかとなり，グループ会社内の管理栄養士が保健師・産業医および工場内の安全衛生委員会とともに集団を対象とした健康教育を推進することとなった．

	項目	実施項目	詳細	形成的評価の実施
P 計画	アセスメント	①アセスメントと課題の抽出	プリシード・プロシードモデルにて分析して課題を抽出する（アセスメント表：下記）	**企画評価の視点** 課題抽出に必要な情報が得られたか 課題抽出のための要因分析方法は適切か
			課題の抽出（課題表：下記）	優先順位決定方法は適切か
		②優先課題の決定	**課題1　高血圧者の減少** 抽出した理由： 男性が多い工場であることから，男性の罹患率が高い「高血圧」という課題は重要度が高い．また肥満を伴わない高血圧者は特定保健指導の対象にならないため対策が必要である．メンタルヘルス対策も重要度の高い健康課題ではあるが，栄養教育の実現可能性は容易ではない．本施設では社員食堂を設置しており，従業員が毎日利用する食堂を活用した高血圧の栄養教育（環境整備）は，実現および改善可能性が高い．よって優先課題は「高血圧」に決定した．	
		③目的決定	高血圧の改善（高血圧者の割合の減少）	

アセスメントの内容	具体的な情報	アセスメントの対象	情報を得る方法
QOL・健康栄養状態	労働意欲，身体計測，臨床化学検査など	①従業員：200人 高血圧者60人のうち，非服薬者は40人．集団教室は非服薬者1回20人を対象とする ②社員食堂のメニューや購買状況，食堂内の情報提供などの現状	①従業員 ●健診結果や健診時の問診表 ●質問紙調査 ●インタビュー調査 ②社員食堂 ●食堂内の観察（POPや情報提供の教材の有無など） ●聞き取り調査（社内会議，食堂会社への聞き取り） ●購買データ ●報告書などの既存データ
属　性	性別，年齢，婚姻状況		
栄養・食生活	栄養・食物摂取状況，食行動		
ライフスタイル	生活習慣状況（飲酒，喫煙，運動，活動量，ストレスなど）		
環　境	社員食堂内の食物提供，情報提供の現状		
準備要因	生活習慣病や健康づくりに対する関心度，食知識，食態度		
強化要因	上司・同僚・家族の支援		
実現要因	望ましい行動を実現させるための福利厚生の充実度（例：社員食堂の利用のしやすさ）		

課題1	高血圧者（拡張期血圧≧90mmHgまたは収縮期血圧≧140mmHg）がグループ会社のなかでもっとも多い（30％：男性20％，女性10％）【健診結果，既存データ，企業内報告書】
課題2	ストレスを感じている人が増加している（ストレスを感じている社員は70％以上だが，対処法を実践している者は10％）【質問紙調査】
課題3	野菜や果物の摂取量が低く，目標量に達している者が非常に少ない（平均野菜摂取量：125g/日，果物摂取量50g/日）【質問紙調査】
課題4	社内の健康づくりは一時的なイベントのみであり，健康経営に積極的に取り組む組織体制ができていない【インタビュー調査】
課題5	福利厚生（社員食堂）の魅力が薄い【観察，聞き取り調査】

栄養教育計画

④栄養教育の目標とその評価基準の決定

	目標(上段) 評価指標(下段)	現状値	目標値	評価時期・方法	評価基準	判定
結果目標	**高血圧症と診断される人の減少**	健診時100%	50%以下	血圧値の変化	100%未満 90%以上 89～51% 50%以下	D C B A
	非服薬者のうち，高血圧症と診断された人の割合					
行動目標	**減塩行動を継続した人の増加**	実施率5%	80%以上	毎月 モニタリングシート 各回および最終日 アンケート	5%未満 5～49% 50～79% 80%以上	D C B A
	減塩行動を継続した参加者の割合					
	副菜摂取量を増やした人の増加	実施率20%	80%以上		20%未満 20～49% 50～79% 80%以上	D C B A
	副菜を5～6SV/日摂取した参加者の割合					
	自分に適した血圧降下が期待できる行動を継続した人の増加	実施率10%	80%以上		10%未満 10～49% 50～79% 80%以上	D C B A
	自分に適した血圧降下が期待できる行動を継続した人の割合					
学習目標	**減塩行動を継続する自信のある人の増加(自己効力感)**	5%	90%以上	各回および最終日 アンケート	5%未満 5～49% 50～89% 90%以上	D C B A
	減塩行動を継続する自信がある人の割合					
	副菜を5～6SV/日選択できるスキルを習得(スキル)した人の増加	5%	90%以上		5%未満 5～49% 50～89% 90%以上	D C B A
	副菜を5～6SV/日選択できるスキルを身につけた人の割合					
	自分に適した血圧降下が期待できるポイントを理解(知識)した人の増加	5%	100%		5%未満 5～49% 50～99% 100%	D C B A
	自分に適した血圧降下が期待できるポイントを理解した人の割合					
環境目標	**減塩メニューの増加**	週1回	週5回	6か月間の変化 社員食堂管理栄養士への聞き取り 献立表調査から	週1回未満 週1～2回 週3～4回 週5回以上	D C B A
	1週間あたりの社員食堂の減塩メニュー提供回数					
	副菜の種類の増加	0.8種類/日	3種類/日		0.8種類/日未満 0.8～1.9種類/日 2.0～2.9種類/日 3.0種類以上/日	D C B A
	1日あたりの社員食堂の副菜の種類の提供数					
実施目標	**参加しやすいプログラムの開催**	—	100%	各回の参加状況	目標値未満 目標値以上	未達成 達成
	継続参加率					
	分かりやすい支援	—	80%	教室後のアンケート		
	理解度					
	満足できるプログラム	—	80%	教室後のアンケート		
	満足度					

SV：serving，A：(目標達成)，B：(改善傾向)，C：(現状維持)，D：(悪化)

目標設定は適切か

⑤計画書の作成	**プログラム名**	働き盛りのウエルネスセミナー	プログラム名は魅力を感じるものか 6W2Hを含めて計画されているか
	Why 栄養教育の目的	高血圧の改善ならびに今後経年的にヘルスプロモーションを推進する組織や環境づくりの強化	
	Whom 対象	主要対象者：機械部品製造工場の非服薬の高血圧者20名を抽出 ※服薬者は既に外来診療で医師・管理栄養士の指導があり，また服薬の影響が結果評価・経済評価のバイアスになるため，今回は非服薬者に限定した	
	What 実施内容	●栄養教育の内容：高血圧改善（ハイリスクアプローチ） ・集団教育では講義・グループワーク・座談会・体験学習を併用する ・グループワークや座談会では対象者同士による【モデリング】を導入する ・座談会では進捗状況の共有や課題解決方法などを共有する【モデリング・グループダイナミクス】 ・対象者が社員食堂で選びたくなる減塩を考慮したヘルシーメニューを対象者自身が考案する【ソーシャルマーケティングのニーズ段階】 ●個別面談：【傾聴などの各カウセリングスキル】	
	When 時期・期間・頻度・時間帯・時間/回	●期間と頻度：6か月間（5～10月）6回 ●時間帯：10：00～11：30（90分，その他10分程の個別相談）	
	Where 実施場所，設備	●会場：社内の広い会議室もしくは中規模の講堂 ●設備：机，椅子（講義型・グループワーク型に対応できる机と椅子），体重・体脂肪計，血圧計，マイク，音楽，パソコン，プロジェクター，スクリーン，ストレッチマット，ホワイトボード，情報を管理する保管庫など	
	How ①募集方法 ②参加者管理（倫理的配慮） 実施に対する共通理解を得る方法 ③学習形態・教材	●募集方法：総務および健康管理室より案内をする ●参加者管理（倫理的配慮）：個人情報の保護と，参加しなかった場合も業務上に不利益が生じないことを説明する ・年齢に対する配慮 ・対象者の個人情報は，パスワードをかけ健康管理室で保管する ・プログラムへの参加および対象者のデータによって，仕事・契約・立場・成績等に対して不利益を生じないことを説明する ・データの取扱者・共有者：医師・管理栄養士・保健師 ●適した教材：ファイル・リーフレット・モニタリングシート，料理カード，実物の食品など ●学習形態：講義，ワークショップ，座談会・個別相談・体験学習を組み合わせる ●実施に対する共通理解を得る方法：安全衛生委員会でトータルヘルスプロモーション（THP）を立ち上げ会議を開催する，安全衛生委員会と連携，社内に周知する	
	How much 総費用	●20万円（人件費，教材費を含めた予算の確保） ●会場は職場内で実施し，管理栄養士・保健師・受託給食会社管理栄養士の人件費は勤務時間内の業務のため，計上しない．社内の産業医も年間契約に含まれているが，プログラムの1回目に発生する医師による講話料のみ計上する，健康運動指導は外部講師として1回分の講師料を計上する	
	Who 実施者　連携体制	●産業医・管理栄養士・保健師・安全衛生委員・健康運動指導士（外部）・（その他ゲストとして受託給食会社管理栄養士） ●全体プログラム開始前にスタッフの研修と，各回の実施直後にスタッフミーティングを設け，対象者の情報の共有化および経過評価を行う．また次回プログラムの見直しや打ち合わせ（会議）を行う．全体プログラム終了後はアンケート評価を実施する	

⑥教育プログラム計画と経過評価の方法

回数	学習形態	内　容	スタッフ連携	食環境プログラム	経過評価の方法
1	講義 （個別相談） ※終了後に個別相談を設定．約3～4名/日	●オリエンテーション ●高血圧の要因（運動量・飲酒量・肥満・喫煙・ストレスなど） ●生活状況の自己チェック	産業医 管理栄養士・保健師	●社員全体を前熟考期とみなしたポピュレーションアプローチ【トランスセオレティカルモデル】 ●高血圧の要因を卓上メモで周知する【意識の向上】	①参加率 ②測定推移 ③アンケートによる満足度やプログラムの難易度 ④スタッフ会議の有無や内容
2	講義 ペアワーク （個別相談）	●高血圧と食との関係 ●食事バランスガイドを活用した自己チェック【自己の再評価・自己の開放】	管理栄養士 保健師	前回の食環境プログラムの継続．左記の内容を，卓上メモで情報提供する	①②③④は同上 ⑤行動目標の達成度
3	ワークショップ 体験学習 （個別相談） メール	●社員食堂を利用した血圧改善の副菜選択方法 ●食堂で2SV以上の副菜のとり方 ●食堂で選択したメニューの写真をスタッフに送り，コメントをもらう	管理栄養士 保健師	●食環境プログラムの継続 ●副菜の小鉢にはマークを付けてアピールする ●副菜の提供数を拡大する【ナッジ】 ●スキル形成の定着	同上
4	座談会 （個別相談）	●意見交換会（行動継続や課題解決の共有） 【モデリング】 【グループダイナミクス】 ●食堂メニューの要望と企画 【ソーシャルマーケティング】	産業医・管理栄養士・保健師	●食環境プログラムの継続 ●麺類には副菜をセットにして提供【デフォルト】 ●ヘルシーメニューの提供数の増加	同上
5	体験学習 （個別相談）	ストレスマネジメントについて（職場でできるリラクゼーション法）	健康運動指導士 管理栄養士・保健師	●食環境プログラムの継続 ●イベント（対象者が企画したおいしい減塩メニューを新規メニューとしてお値打ちに提供） 【ソーシャルマーケティング】	同上
6	講義 座談会	●今後のセルフマネジメントについて ●成果発表会と修了式 ●採用された食堂メニューの発表と表彰 ●全体総括	産業医・管理栄養士・保健師 給食会社管理栄養士 安全衛生委員	ヘルシーメニューの購入にポイント制度を導入 【インセンティブ・強化】	同上

各種目標に合った教室プログラムになっているか

経過評価の方法が含まれているか

⑦実施準備

期間・タイミング	準備内容	実施者（人数）
2か月前まで	給食会社の関係者とともに全体プログラムの趣旨の説明，メニュー内容・イベントなどの打ち合わせ，会場となる会議室の予約	1名
2か月前まで	産業医との日程打ち合わせ，健康運動指導士の手配および依頼状の送付と謝金準備，健康診断の結果から対象者（従業員）の抽出	3名
1か月前 ～1週間前まで	各部署の上司に連絡し協力依頼および名簿作成，スタッフ間の打ち合わせ	2名
1週間前まで	配付資料・教材準備，測定器具点検	2名
1週間前 ～3日前まで	スタッフマニュアルの作成と研修の実施，費用の支払い準備	2名
3日前まで	ネームプレート等の準備，受付票の作成	1名
前　日	会場設営 （案内板・机・椅子配置，機材の準備）	3名

スケジュールどおりに，準備を進めることができたか

D 栄養教育の実施

栄養教育の実施

⑧指導の実施

第3回　社員食堂を利用した血圧改善の選択方法・副菜を食堂で2SV以上とるには？

	時間	内　容	活　動	留意点	準備・配布物等
開始前		受付	受付，測定（血圧・体重）	来場者から随時測定	名札，配布プリント，音楽
導入	15分	挨拶 アイスブレイク	●スタッフの挨拶 ●前回の復習（ポイント） ●各自の行動目標の達成度や活動を振り返る ●体験を共有化する	参加者に実施状況を発言してもらい，共有化およびフィードバックをする 【モデリング・強化】	前回の宣言カードとモニタリングシート
展開	60分	社員食堂でのメニューの選択方法について	（社員食堂編） 料理カードを活用したバイキングを設営し，昼食メニューを選択する ●高血圧になりやすい食習慣に気づく ●自分が組み合わせた料理の食塩・カリウム・エネルギーなどについてチェックする ●減塩・適塩の食事の仕方 ●副菜を5～6SV/日とるために，食堂で2SV以上選択する方法	ペアワーク 【モデリング】	料理カード，ランチョンマット，ホワイトボード，マーカー，マグネット 食塩含有料の実物 電卓 筆記具
		実践	メニュー選択・組み合わせの問題点を理解する．再度料理カードで改善方法を考え，前回と比較する．グループ間の事例を共有化する	【ブレインストーミング】	
まとめ	15分		●今月の行動目標の記入 ●組み合わせた昼食の写真を1週間分メールで送るよう促す	【目標宣言】	宣言カード モニタリングシート アンケート
解散	10分	昼食時の実践（本番）個別相談	●社員食堂を活用したメニュー選択の実践 ●個別相談（3～4名）を順次行う（医師・管理栄養士・保健師）	終了後，10分程の個別相談を実施（3～4名）	

経過評価の視点

計画・打ち合わせどおりに実施できたか

参加数（参加率）はどうだったか

対象者の理解度・満足度・反応はどうだったか

（期間を通じて）
参加数の推移はどうだったか

備考	指導案には記載していないが，社員食堂を活用した栄養教育（環境整備）では，トランスセオレティカルモデルやソーシャルマーケティング，ナッジなどを活用する〔⑦食環境整備の一環となる新規のヘルシーメニュー（プロダクト）を社員食堂（プレイス）で提供し，社員の購買行動を促すようにPOP（プロモーション）などの教育教材や価格（プライス）も対象者のニーズや会議を重ねて吟味する〕

指導案の留意点，もしくは備考欄：この指導において，用いられた行動科学理論・モデル・変容技法は留意点欄に【　】として記した．
料理カードを用いたバイキングを設定し，日ごろメニューを選択する1食分のエネルギーや食塩やカリウム摂取量を確認し，各自の課題や高血圧改善に向けた料理や食物の選択方法を学ぶ．また，昼食開始時に社員食堂で実際に演習する機会を設け，昼食時間も活用する．

モニタリング　⑨モニタリングの実施

モニタリング項目	タイミングや方法	モニタリング実施者	行動継続のための工夫
副菜を5～6SV/日摂取する（簡単に達成できる行動）	副菜摂取のモニタリングシートに1日のSVの値を記録する	管理栄養士 保健師	●モニタリングシートで，1か月間に副菜を5～6SV/日摂取できている割合を確認し，80％以上継続できていたら賞賛する，80％未満であっても実践できていることを肯定し励ますなど声かけをする ●食堂で選択したメニューの写真に対して副菜を2SV選択されていたら，賞賛する．もしくは望ましい組み合わせ方をコメントしメールのフィードバックをする
減塩行動（努力を要する行動目標）	減塩行動のモニタリングシートにできた（〇）・できなかった（×）で記録する	管理栄養士 保健師	●モニタリングシートで1か月間の減塩行動を確認し，80％以上継続できていたら賞賛する．80％未満であっても，実践できていることを肯定し励ますなど声かけをする ●食堂の昼食で「ヘルシーメニュー」を5回購入したら，次回は半額で購入できるポイント制度の導入

1か月間で1日のSV基準値に達した日が1/3以上を占めた例を示す．

モデリング状況はどうだったか

適宜修正したか

C 評価　形成的評価

⑩企画評価

- 「課題抽出に必要な情報が得られたか」「課題抽出のための要因分析方法は適切か」「優先順位決定方法は適切か」
  →本プログラムの目的に適した課題の抽出ができていた
- 「目標設定は適切か」
  →適切な目標設定ができていた
- 「プログラム名は魅力を感じるものか」「6W2Hを含めて計画されているか」「各種目標に合った教室プログラムになっているか」「経過評価の方法が含まれているか」「スケジュールどおりに，準備を進めることができたか」
  →企画評価の視点に関しては問題なく，適切に設定できていた

⑪経過評価

実施目標：アンケートより
①参加しやすいプログラムの開催　→各回の参加状況　100％　→達成
②分かりやすい支援　→理解度　90％　→達成
③満足できるプログラム　→満足度　95％　→達成
その他
- 各スタッフの役割や打ち合わせは入念に実施できており，対象者の情報の共有化が十分できていた

総括的評価

⑫影響評価

目標の種類	目標（上段） 評価指標（下段）	評価時期・方法	結　果	評価
行動目標	**減塩行動を継続した人の増加**	6か月のプログラム終了後	80%	A
	減塩行動を継続した参加者の割合			
	副菜摂取量を増やした人の増加		85%	A
	副菜を5～6SV/日摂取した参加者の割合			
	自分に適した血圧降下が期待できる行動を継続した人の増加		80%	A
	自分に適した血圧降下が期待できる行動を継続した人の割合			
学習目標	**減塩行動を継続する自信のある人の増加（自己効力感）**	各回および最終日アンケート	90%	A
	減塩行動を継続する自信がある人の割合			
	副菜を5～6SV/日選択できるスキルを習得（スキル）した人の増加		100%	A
	副菜を5～6SV/日選択できるスキルを身につけた人の割合			
	自分に適した血圧降下が期待できるポイントを理解（知識）した人の増加		100%	A
	自分に適した血圧降下が期待できるポイントを理解した人の割合			
環境目標	**減塩メニューの増加**	6か月間の変化 社員食堂管理栄養士への聞き取り 献立表調査から	週5回	A
	1週間あたりの社員食堂の減塩メニュー提供回数			
	副菜の種類の増加		3種類/日	A
	1日あたりの社員食堂の副菜の種類の提供数			

A：（目標達成），B：（改善傾向），C：（現状維持），D：（悪化）

⑬結果（アウトカム）評価

目標の種類	目標（上段） 評価指標（下段）	評価時期・方法	結果	評価
結果目標	**高血圧症と診断される人の減少**	血圧値の変化	40%	A
	非服薬者のうち，高血圧症と診断された人の割合			

A：（目標達成），B：（改善傾向），C：（現状維持），D：（悪化）

⑭経済評価

		結果目標に対する評価
A	総費用	20万円
B	対象者数	20名
C	達成者数	12名
A/B	対象者あたりの費用	1万円
A/C	費用効果費	16,667円

⑮総合評価

- 経済評価：費用効果は1名につき，16,667円であった
- 影響評価：A判定：学習目標，環境目標，行動目標のすべての各項目において基準値に達することができた
- 結果評価：A判定：高血圧者は40%になり，評価基準50%以下の目標に達した

その他：

- 記録表より，初回より血圧降下がみられた者は70%，現状維持は20%，増加傾向を示した者は10%であった
- 集団教育と個別支援を組み合わせた6回分の教室に，社員食堂を活用した食環境整備も併用した強度の高いプログラムにしたことで，結果目標を達成することがでた．プログラムの費用は高額であったが，手厚い支援を繰り返したことで行動目標の達成度も高く成果に結びついた．非服薬者を対象にした本プログラムを推進する過程で，THPや給食委員会が立ち上がり，定期的な会議が設けられた．多職種との連携や情報の共有化ができるようになり，ヘルスプロモーションの意識が高まりグループ企業内のモデルとなった

<table>
<tr><td rowspan="3">A 見直し 改善</td><td>⑯見直し改善</td><td>非服薬者を対象にした本プログラムの経済評価は，服薬者のプログラムや食環境整備のみのプログラムよりも高血圧の改善という視点では費用効果が高かったが，食環境整備のみのプログラムは非高血圧者である従業員全体の行動変容にも影響を与えることから，高血圧の予防対策としては大変意義のあるアプローチである．ハイリスク者（高血圧者）とポピュレーション（非高血圧者）を全体に働きかける取り組みは，経年的にプログラムを継続していくことで高血圧者の増加を抑制することが期待できる．よって，集団教育や食環境改善のプログラムは6か月で終わらせず，今後も経年的に継続していく必要があり，数年単位で評価をする全体計画を立案することも重要である．</td></tr>
<tr><td>⑰フィードバック</td><td>（対象者個人への報告）
●プログラムに参加した対象者には個人への結果をフィードバックし，プログラム修了書を渡す
（事業報告）
●工場長に集団全体の事業報告を作成し提出する
●報告書から得られた課題や利点を検討した次年度の計画と予算案を作成し提示する
●教室の成果を安全衛生委員会，THP，給食委員会，本企業のグループ会社間で共有する</td></tr>
<tr><td>⑱発表・公表</td><td>データをまとめて学会や研究会等で実践活動報告を行い，同業者や関係他職種と情報を共有する．</td></tr>
<tr><td colspan="3">⑲このプログラムの工夫点・注意点，行動科学理論やモデルや各種行動変容技法の利用について
●食環境への働きかけ：社員食堂の整備（ポピュレーションアプローチ）
●ポピュレーションを対象にした【トランスセオレティカルモデル】を応用する（社員全体を前熟考期と仮定し，月日を追うごとに変容ステージが上昇し，各段階の変容プロセスの特徴をプログラムに組み込み積み上げていく方法）
●初期段階は意識の高揚に焦点を当てたアプローチを卓上メモなどで啓蒙し，時間の経過を追うごとに食事バランスガイドをクイズ形式にした副菜（SV）摂取状況のフィードバック（自己の再評価）や，行動目標の具体的な事例を卓上メモで提示し実施を啓蒙する．また中盤以降の時期の実行期から維持期にかけては食環境整備の強化をし，結果目標につながるメニュー選択方法を繰り返しアプローチする（例：副菜の提供スペースの拡大【ナッジ】，副菜の小鉢には専用のマークを付けて伝える【ナッジ】，減塩を考慮したおいしいヘルシーメニューの開発と提供【ソーシャルマーケティング】，減塩を考慮したヘルシーメニューを5回購入したら，次回は半額で購入できるポイント制度の導入【インセンティブ】，ヘルシーメニューのセットには，社員の人気が高いメニューを少量付け合わせに添える・麺類には副菜1SV分を付けてセットにして提供する【デフォルト】）</td></tr>
</table>

5. 臨床現場における栄養教育

1) 臨床現場における栄養教育の特徴

医療機関における傷病者の治療では，栄養状態によって治療効果が左右される場合が多く，疾患によっては栄養療法が治療の大部分を占める場合もある．傷病者に対する栄養教育は治療の一環として行われ，入院患者の場合には，入院時，入院中，退院時などに個別栄養教育が行われるほか，集団教育を定期開催している場合もある．病院によってはクリニカルパス[注]や教育入院[注]など，あらかじめ栄養教育（個別および集団）が診療計画に組み込まれていることもある．また，病院やクリニックの外来患者の場合には，外来診療に合わせて定期的に個別の教育を行ったり，集団教育を定期開催して医師の指示に基づき患者が参加したりする（**表2-17**）．

臨床現場の管理栄養士は，患者が日常生活のなかで食事療法を実践することができるよう支援する．臨床現場における栄養教育が，健康増進のための栄養教育と異なるのは，患者が食事療法の必要性と内容を理解し，食行動を変容することが緊急の事項であり，状況がより深刻な点である．そのため，管理栄養士は治療食の種類と特徴，薬剤と栄養療法の関連を理解し，多職種連携のもとで情報を共有し，個々の患者における治療目標，患者の社会環境・社会的支援などを考慮して栄養教育を行うこと，さらには退院後の受け皿となる地域包括ケアシステム[注]（在宅管理）の理解，地域や他施設との連携が必要とされている（**表2-18**）．

たとえば，日本糖尿病学会による糖尿病診療ガイドラインによれば，糖尿病治療の最終目標は「健康な人と変わらない日常生活の質（QOL）の維持，健康な人と変わらない寿命の確保」であり，そのための手段として糖尿病細小血管合併症[注]および動脈硬化性疾患の発症，進展を阻止する．さらにこれらを達成するために血糖，体重，血圧，血清脂質の良好なコントロール状態の維持に向けた管理目標が個別に設定され，食事療法はこれらの目標を達成するための手段の一つに位置づけられる．したがって，管理栄養士が一方的に決めた食生活改善を強要して，患者のQOLが著しく低下しては本末転倒になる．管理栄養士は個人の身体状況，栄養状態，価値観，社会経済状況等を総合的・全人的に理解し，これらに応じた目標を患者とともに設定し，患者の自己管理能力を高めるよう支援する．その過程において行動変容技法を用いて食生活上の問題点の改善や行動変容を促し，栄養状態や病態を改善させ，疾病の治療，合併症の予防，増悪や再発防止，リハビリテーションへの寄与，QOLの向上につなげることが，臨床現場における栄養教育の目標といえる．

❶臨床現場における栄養教育の実際

病院における栄養教育は，医師からの指示（栄養指導指示箋・栄養食事指

クリニカルパス

時系列に標準的な治療経過が示された診療計画書で，多職種がそれぞれの専門性を発揮し，効率よく医療を行うために作成される．

教育入院

患者やその家族が治療目標の達成に必要な知識・技術を習得することを目的とし，医師，管理栄養士，薬剤師，看護師などが患者教育に当たり，2泊3日や2週間などの期間で入院できるシステム．

地域包括ケアシステム

高齢者の尊厳の保持と自立生活の支援の目的のもと，可能な限り住み慣れた地域で，自分らしい暮らしを人生の最期まで続けることができることを目的とした地域の包括的な支援・サービス提供体制．

糖尿病細小血管合併症

細い血管の合併症で，糖尿病網膜症，糖尿病腎症，糖尿病神経障害の3つ（三大合併症ともいわれる）．

表2-17 ● 臨床現場における栄養教育

個別栄養教育（栄養食事指導，栄養指導，栄養相談，栄養カウンセリング等）
入院患者の場合，入院時，入院中，退院時等に実施される
外来患者の場合，外来診療に合わせて実施される
集団栄養教育（栄養教室，健康教室等）
糖尿病教室など，同じ疾患の患者を対象に開催される

表2-18 ● 臨床現場における栄養教育の特徴

- 健康増進のための栄養教育と比較し，食行動変容の重要性が高い
- 治療食や薬剤，栄養療法の関連を理解する必要がある
- 患者の治療目標と社会環境を理解し，社会的支援を考慮する必要がある
- 院内にとどまらず，地域や他施設など多職種と連携する必要がある

① アセスメント	診療録（カルテ）（例：病歴，既往歴，臨床検査データ）や聞き取り，質問紙調査（例：栄養素等摂取状況，食に関する知識や態度，行動変容の準備性）から情報を収集
↓	
② 計　画	アセスメントの結果から，病態に関連する食生活の課題を特定し，目標を設定
↓	
③ 実　施	患者の行動変容の準備性に応じ，行動変容を支援
↓	
④ 実施記録	教育内容の要点および教育に要した時間を記録
↓	
⑤ 評　価	臨床的評価と合わせて食事療法に関する知識の向上，態度や行動変容などの栄養教育の影響評価

図2-13 ● 臨床現場における個別栄養教育の流れ

導依頼票などが発行される）に基づき，管理栄養士が栄養教育マネジメントのサイクルに沿って行う（**図2-13**）．医師から管理栄養士への指示事項には，当該患者ごとにエネルギー，エネルギー産生栄養素バランス，たんぱく質，脂質，その他の栄養素の量，病態に応じた食事の形態等に係る情報のうち医師が必要と認めるものに関する内容が含まれる．

a) アセスメント（Plan）

傷病者の栄養教育は，傷病の種類や病態によって教育内容が大きく異なる．そのため，患者の病歴や既往歴，臨床診査，臨床検査データ，合併症に関する情報など，あらかじめ必要な情報を診療録（カルテ）などから得るほか，必要に応じて医師・看護師など他の医療スタッフからも患者のアドヒアランス[注]またはコンプライアンス[注]，家族からのサポート状況などの情報を収集する．

カルテに記載されていない栄養素等摂取状況，食習慣，食環境などに関わる情報は，管理栄養士が初回面接時に本人や家族に対する聞き取りや質問紙調査などによって収集する．また，栄養教育の計画や栄養カウンセリングで

アドヒアランス

患者が積極的に治療方針の決定に参加し，その決定に従って治療を受けること．患者が病気を理解し，治療に主体的に関わることで，コンプライアンスのみよりも高い治療効果が期待できる．

コンプライアンス

従順，服従の意味．医療現場では，患者が医療従事者の指示どおり治療を受けることをさす．

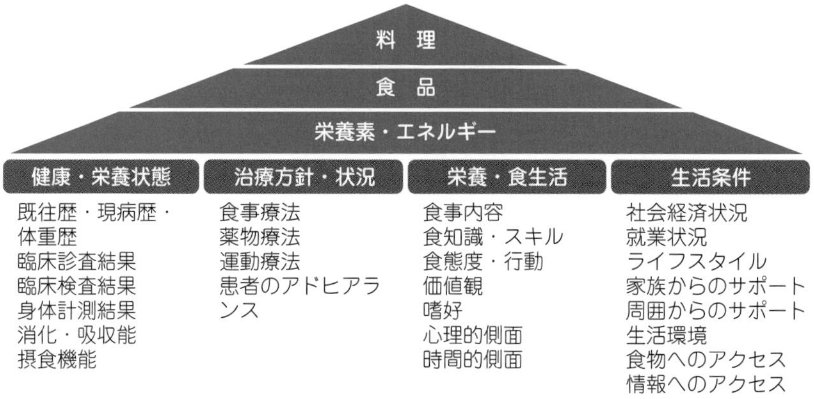

図2-14●臨床現場における栄養教育で食事を提案する時に考慮すべき情報

の行動変容を促すために，食に関する知識や態度，行動変容の準備性（行動変容ステージ等）も把握しておく．

b）計画（Plan）

アセスメントによって得られた主観的・客観的情報から総合的に患者の現状を評価・判定し，問題を明確化する．具体的には，対象者の病態に関連しているエネルギーおよび栄養素摂取量，食品群別摂取量などの問題点，改善点を明らかにし，その背景に存在する食習慣や生活習慣，食環境など関連要因の分析を行う．そして食事療法の基本的な内容がガイドラインとして示されている疾患では，ガイドラインの内容および個々の患者のアセスメント結果を考慮して栄養教育の計画を立案する．ただし，ガイドラインは定期的に更新されることに加え，栄養教育に関する科学的根拠は不十分な分野も多いことに留意する必要がある．

目標の設定においては，患者の実態を踏まえて結果目標，行動目標，学習目標，環境目標を設定する．まずは結果目標として各種検査値の改善，病態の改善・コントロールなどを設定し，それらを達成するための行動目標，学習目標，環境目標を設定する．目標は短期目標・長期目標と段階的に進める．管理栄養士は患者に寄り添いながら，複雑多岐な情報を整理し，実行可能性の高い食事を提案し，患者の主体性を尊重し，協働して目標を決める（**図2-14**）．

ネガティブな表現の置き換え

米国糖尿病学会と米国糖尿病教育者会議は，医療従事者が患者に対して，中立的で批判的でなく，事実や生理学的な情報に基づく言葉を用いること，スティグマ（否定的な烙印）を生じさせない言葉を用いること，長所を強調し，相手を尊重し，前向きにさせる言葉を用いること，患者と医療従事者の連携を育む言葉を用いること，患者中心の言葉を用いることを提唱している．

c）実施（Do）

栄養教育においては，食事療法の意義，具体的な食事内容について知識・技術を習得させ，優先順位の高い問題点から，行動変容に向けての支援を行う．その際には，臨床栄養学や食品学，調理学など，管理栄養士のもつ専門性の高い知識を，患者の理解度などに応じて分かりやすく，伝え方を工夫しながら教育する．

臨床現場の栄養教育では疾病の二次予防あるいは三次予防が中心であり，既にQOLを低下させる症状を有している者が多いことから，継続的に栄養教育へ参加している者や，食行動変容への準備性が高い者も多い．ただし，準備性が高い場合であっても，長年継続してきた食習慣を一度に改善することは困難な場合が多い．したがって，患者個々の行動分析結果をもとに，刺激統制，行動置換，自己効力感など，問題行動の解決に有効な方法を試すとともに，セルフモニタリング，ソーシャルスキルトレーニング，ストレスマネジメントなど，行動を強化・維持するための働きかけや，不安やストレスの状況を踏まえた精神面のケアも必要となる．特に糖尿病や腎疾患など，食事療法を長期的に継続しなければならない場合には，患者が活用できるソーシャルサポートを把握して活用を促したり，セルフヘルプグループを紹介したりするなど，管理栄養士は長期的な視点で支援を続けることが重要である．食事療法の継続に対する本人や家族の負担感が強い場合には，病者用食品[注]（特別用途食品）や食事療法に対応した配食サービスを紹介するなど，食事療法の継続に障害となる要因を改善するための提案も行う．

病者用食品

健康増進法に基づく特別用途食品の一部であり，低たんぱく質食品，アレルゲン除去食品，無乳糖食品，総合栄養食品，糖尿病用組合せ食品，腎臓病用組合せ食品などがある．

一方で，すでに自覚症状がある場合でも，食事療法を実践しない困難なケースもある．行動変容に対する準備性が低く，食事を改善しない場合には，患者が疾患や食事療法の必要性を自分のこととして捉えられるよう，まずは行動変容ステージを無関心期（前熟考期）から関心期（熟考期）に進める働きかけが必要となる．また，関心はあっても食事療法をなかなか理解できない場合には，患者の年齢や知識に合わせて教材や伝え方を工夫したり，家族に同席してもらって栄養教育を行ったりする．また情報をインターネット等で容易に収集できる現代においては，いわゆる健康食品や特定のダイエット法を過信して固執するなど，食物・栄養に関連した話題に対する誤った信念や態度が原因で，食事療法を実践できないケースもある．そのような場合には，認知再構成などにより合理的な信念へと変容させる必要がある．

さらに患者の場合，病状の悪化，合併症や急性疾患の発症など，継続的な教育中にも新たな問題が発生することが多いため，教育の実施ごとに医師による診察結果や検査値の推移を確認し，必要に応じて次回に向けた計画や目標の修正を行う．

d）実施記録（Do，Act）

病院における栄養教育は診療行為の一つであるため，医師は，診療録に管理栄養士への指示事項を記載し，管理栄養士は，患者ごとに栄養教育の実施記録を作成するとともに，教育内容の要点および教育に要した時間を記載する必要がある．記録を行うことで，栄養教育の見直し・改善（Act）も行うことが可能になる．

実施記録では，問題志向型システム（POS：problem oriented system）を用いて患者の栄養状態の問題点を具体的に上げ，SOAP〔S：subjective data（主観的情報），O：objective data（客観的情報），A：assessment（評価・分析），P：plan（計画）〕形式などでその解決のための対応を系統的に記載する（**表2-19**）．SOAP形式の記録では，主観的情報には患者自身の問題点に対する認知・態度を中心に記録し，客観的情報には基礎データと問題点のリストアップに役立つ情報を記入する．そしてこれらに基づいたアセスメント内容，およびアセスメント結果に基づいた計画を簡潔に記載する．

表2-19 ● 問題志向型システム（POS：problem oriented system）に基づく記録SOAP形式

	内　容	具体例
subjective data（主観的情報）	病気や食事に対する考え方など	夏はやっぱりビール，ビールがないと夏は乗り切れないですよ
objective data（客観的情報）	検査結果，医師の診察による情報など	体重80 kg，BMI 28 kg/m^2 飲酒7回/週，ジョッキ2杯/回
assessment（評価・分析）	食事調査の結果など	肥満（1度），γ-GTP悪化 エネルギー摂取量400 kcal過剰
plan（計画）	目標，実施の計画	ビールは1日に中ジョッキ1杯までにする

e）評価（Check）と見直し・改善（Act）

傷病者における栄養教育は治療の一環として行われるため，結果評価の指標として尿・血液生化学検査，身体計測や臨床診査などの臨床的評価が重視される．しかし，実践はしていても検査値に表れていない場合や，知識やスキル，周囲からのサポートの不足などにより実践できていない場合などもあるため，臨床的評価と合わせて食事療法に関する知識・態度・行動の変化など，栄養教育の影響評価も必ず実施する．これらの評価結果から，栄養教育の実施計画の見直しを行う．

❷薬剤と栄養療法

薬剤は治療に欠かせない場合が多いが，副作用として検査値に異常が生じやすい薬物，味覚異常や食欲増進・減退，浮腫，体重増加，体重減少などの症状が現れる薬剤があるため，栄養療法に関わってくることが多い．栄養教育の際には患者に処方されている薬剤の種類・副作用を把握するとともに，患者の服薬状況（服薬コンプライアンス）を把握しておく必要がある．

たとえば，糖尿病患者の血糖コントロールを目的とした薬物療法では，食後高血糖を抑制するための薬剤が多種類ある．特にインスリン分泌作用がある薬剤を使用している場合には，食事ごとに炭水化物を適量摂取しなければ低血糖を起こす危険性があるため，一食ごとの主食量や間食のタイミング・量などを確認し，教育する必要がある．

❸診療報酬と栄養教育（栄養食事指導）

患者に栄養教育を行った場合，次の条件を満たすことにより，医療保険の診療報酬[注]を算定できる（**表2-20**）．なお，診療報酬上では栄養教育に対し栄養食事指導という用語が用いられる．

診療報酬

医療行為等への対価として医療保険から医療機関に支払われる治療費のこと．項目に応じた点数が加えられ，1点の単価は10円として計算．

a）入院中の栄養教育

入院栄養食事指導料

入院栄養食事指導料1は，入院中の患者であって，特別食を医師が必要と認めた者，または次のいずれかに該当する者（がん患者，摂食機能または嚥下機能が低下した患者，低栄養状態にある患者）に対し，当該保険医療機関の管理栄養士が医師の指示に基づき，患者ごとにその生活条件，嗜好を勘案

表2-20 ● 栄養食事指導*1の診療報酬上の条件（対象者と実施回数）

種　類	対　象	実施回数
入院栄養食事指導料2*2	●入院中の患者で，特別食が必要と認められた者 ●次のいずれかに該当する者（がん患者，摂食機能または嚥下機能が低下した患者，低栄養状態にある患者）	初回は概ね30分以上，2回目概ね20分以上，入院中2回に限り算定（ただし，1週間に1回限り）
外来栄養食事指導料	●通院患者で，特別食が必要と認められた者 ●次のいずれかに該当する者（がん患者，摂食機能または嚥下機能が低下した患者，低栄養状態にある患者）	初回概ね30分以上，2回目以降概20分以上，継続的なフォローアップで，情報通信機器等を活用した場合も算定可能
集団栄養食事指導料	特別食が必要と認められた複数の患者（15人以下）	40分以上/回，1人につき月1回（ただし，2か月を超える入院患者であっても，入院期間中は2回が限度）

*1 すべて医師の指示に基づき実施される．
*2 入院栄養食事指導料2は，有床診療所で，栄養ケア・ステーションなど，診療所以外の管理栄養士が対面で行った場合算定できる．

した食事計画案等を必要に応じて交付し，初回にあっては概ね30分以上，2回目にあっては概ね20分以上，療養のため必要な栄養の指導を行った場合に入院中2回に限り算定する．ただし，1週間に1回限りとする．また，入院栄養食事指導料2は，有床診療所において，当該診療所以外（栄養ケア・ステーションおよび他の保険医療機関に限る）の管理栄養士が当該診療所の医師の指示に基づき，指導（対面に限る）を行った場合に算定する．

入院中の栄養教育では，尿・血液生化学検査の結果などから食事療法の効果を確認することができ，食事療法への動機づけにつながるとともに，提供されている特別食を具体的な指導媒体として活用することができる．在院日数の短縮化が求められる急性期病床では，入院中に栄養教育を行うことが困難な場合もあるが，外来医療と連携し，次に述べる外来における栄養教育（外来栄養食事指導）などにより退院後も患者が食事療法を継続できるように支援していく．

b）外来時の栄養教育

外来栄養食事指導料

外来栄養食事指導料は，入院中の患者以外の通院患者であって，特別食を医師が必要と認めた者，または次のいずれかに該当する者（がん患者，摂食機能または嚥下機能が低下した患者，低栄養状態にある患者）に対し，当該保険医療機関の管理栄養士が医師の指示に基づき，患者ごとにその生活条件，嗜好を勘案した食事計画案等を必要に応じて交付し，初回にあっては概ね30分以上，2回目以降にあっては概ね20分以上，療養のため必要な栄養の指導を行った場合に算定される．なお，令和2（2020）年度の診療報酬改定により，栄養教育の効果を高めるため，外来における栄養教育の継続的なフォローアップについて，対面による指導のみならず，情報通信機器等を活用して実施した場合にも算定できるようになった．

外来患者は社会生活を営みながら通院するため，一般的には入院患者よりも症状が軽い一方で，疾患や食事療法に対する理解やアドヒアランスが不十分な場合も多く，食事療法の効果を得るには長期間を要する．したがって，日常生活における具体的な実践方法について，患者個々の環境に合わせて段階的に指導するとともに，継続的な支援を行うことが重要である．

c）集団栄養教育

集団栄養食事指導料

集団栄養食事指導料は，厚生労働大臣が定める特別食を医師が必要と認めた者に対し，当該保険医療機関の管理栄養士が医師の指示に基づき，複数の患者を対象に指導を行った場合に患者1人につき月1回に限り所定点数を算定できる．入院中の患者については，入院期間が2か月を超える場合であっても，入院期間中に2回を限度として算定する．1回の指導における患者の人数は15人以下を標準とし，1回の指導時間は40分を超えるものとする．

入院中や外来時の集団栄養教育は，食事療法の意義，ポイントなどの概要を理解させるのに適しており，患者同士の経験談や励ましあいによるグループダイナミクスの効果などが期待できる．一方で，たとえば高血圧患者への「減塩」をテーマにした集団栄養教育であれば，参加する患者の併存疾患は，糖尿病，腎疾患，心疾患，脳卒中など多岐にわたる．さらに同一疾患であっても合併症や薬物療法の差異などがあり，患者個々の特性を考慮して教育することが難しい．したがって，集団栄養教育の前後で個別にフォローし，本人や家族の理解を確認したり，情報を補足したりすることが望ましい．

❹チーム医療とチームスタッフや管理栄養士の役割

チーム医療には，医師，看護師，管理栄養士，薬剤師，臨床検査技師，理学療法士・作業療法士・言語聴覚士などのほか，施設によっては健康運動指導士，臨床心理士，ソーシャルワーカーなどが加わる．診療報酬においては，栄養状態の管理を要する入院患者に対して，当該保険医療機関の保険医，看護師，薬剤師，管理栄養士等が共同して必要な診療を行った場合に，栄養サポートチーム加算が得られる．栄養サポートチーム（NST：nutrition support team）とは，栄養障害の状態にある患者や，栄養状態の管理をしなければ栄養障害の状態になることが見込まれる患者に対し，患者のQOLの向上，原疾患の治癒促進および感染症等の合併症予防等を目的として，栄養状態の管理に係る専門的知識を有した多職種からなるチームのことをさす．NSTにおいて管理栄養士は，入院患者の栄養状態を評価して栄養状態や食事に関わる計画案を作成したり，看護師等が行ったスクリーニング結果から栄養障害の患者のリストアップを行い，カンファレンスで提示したりするなどの役割を担う．

管理栄養士が患者に栄養教育を実施するうえでは，医師の同意が必要なため，医師との連携が重要である．また，看護師はもっとも患者の状況を把握しており，診療録に記載されていない患者の直前の状況なども捉えているため，看護師との連携も欠かせない．さらに病院給食の提供に当たっては，調理師，調理員などとの連携も重要である．

患者が退院する際には，地域包括ケアシステムを念頭に置いた計画が必要となる（本頁コラム参照）．管理栄養士は，チーム医療の一員として多職種連携のなかでその専門性を発揮し，栄養療法に関する提案や栄養教育の実施に積極的に関わることが求められる．

2）対象者とセッティングを考慮した栄養教育のポイント

❶栄養教育の方法

a）対象者（Whom）

医療機関における栄養教育は，医療保険の診療報酬制度を利用して実施される場合が多いため，算定基準を満たす患者（特別食を医師が必要と認めた者やがん患者，摂食機能または嚥下機能が低下した患者，低栄養状態にある患者など）が対象となる場合が多い．また，食事療法を長期的に実践するうえでは，ソーシャルサポートの活用を視野に入れることが重要であるため，栄養教育は患者本人とその家族，同居者などのキーパーソンが対象となる．**表2-21**に食事療法の自己管理に影響を及ぼす社会的要因とソーシャルサポートを評価するための質問例をあげた．

COLUMN

地域包括ケアシステムを視野に入れた栄養教育

傷病者が生活時間の多くを過ごすのは自宅であり，近年，傷病者の在宅療養を支援する医療施設は増加している．退院時の連携を評価した診療報酬である退院時共同指導料は，入院中の患者に対して退院後の在宅での療養上必要な説明および指導を行い，文書により情報提供すると，入院中1回に限り算定できる．医師，看護師，薬剤師，管理栄養士，理学療法士，作業療法士，言語聴覚士もしくは社会福祉士が，在宅療養担当医療機関の保険医もしくは当該保険医の指示を受けた看護師等，薬剤師，管理栄養士などと連携して指導することが算定の条件となっている．管理栄養士は，複雑多岐な情報を整理し，患者自身の日常生活において実行可能性の高い食事を考え，提案することが求められる．

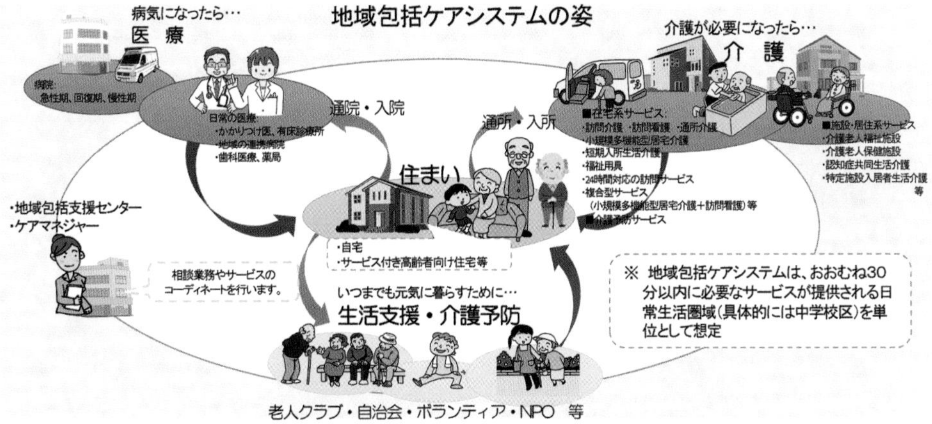

（厚生労働省：平成28年度診療報酬改定について　平成28年度都道府県等栄養施策担当者会議資料．2016より）

表2-21 ● 食事療法の自己管理に影響を及ぼす主な社会的要因とソーシャルサポートを評価するための質問例

患者のライフステージと主な影響因子	
患者	主な影響因子
乳幼児期・学童期	保護者
思春期	友人・保護者
成人	配偶者，家族，友人，同僚
ソーシャルサポートを評価するための質問例	

1. 食事療法を実践するうえで，あなたの努力を支援してくれるのは誰ですか
2. 具体的に，その方のどのような言動に助けられていますか
3. そのサポートは，道具的ですか，情動的ですか
4. 食事を管理するうえで，誰か道具的あるいは情動的（3の質問で回答されなかった方）サポートをしてくれる人はいますか．もしいたら，できるだけ具体的に話してください
5. あなたが食事を自己管理することを困難にする人はいますか．もしいるとしたらそれは誰ですか．その人のどのような言動があなたの自己管理を妨げていますか
6. 日々の食事療法において，あなたが今得られていないサポートのうち，どのようなサポートがほしいですか
7. あなたがほしいサポートのうち，いちばん得られそうなのは何ですか
8. あなたが得たいサポートのために私ができることは何ですか（家族との面談，家族への教育媒体の配布，教育プログラムや集団プログラムへの参加など，選択肢を提示する）

（American Association of Diabetes Educators：a CORE Curriculum for Diabetes Education：Diabetes Education and Program Management. 5th edition, p45-46, 2003より一部改変）

b) 実施者（Who）

入院時あるいは外来時における個別栄養教育は管理栄養士が実施者となる．教育入院や集団教室，退院時共同指導[注]など多職種で連携しながら患者教育を行う場合には，治療における食事療法の必要性を医師が説明したり，食事療法と薬物療法の関係を薬剤師が説明したり，生活指導を看護師が担当するなど，栄養教育に関連する内容を部分的に他職種が担当することもある．

退院時共同指導

退院後に患者が居宅療養できるように，主治医やその他の関係者が共同して本人や担当訪問看護師等に行う指導．

c) 目的と内容（Why, What）

個別栄養教育では，患者個人によって異なる病態や治療目標に合わせて栄養教育の目的や内容を決める．集団栄養教育においては，食事療法の意義や基本的な事項など，できるだけ多くの患者に共通して有用な情報が提供できるような内容を選択する．

たとえば，体重管理が必要な肥満患者，糖尿病患者などにはエネルギー制

COLUMN

食事療法における主要栄養素の理想的な割合とは？

米国糖尿病学会のレポートによると，多くの研究が糖尿病患者の食事計画において最適な主要栄養素の割合を特定しようと試みているが，広範に適用可能な理想的な割合はなく，主要栄養素の割合は個別に決定すべきであることが分かった．

主要栄養素の配分は，代謝指標の目標値（血糖コントロール，脂質プロファイルなど），身体活動，食品の嗜好など，個人の状態によって左右される．個別化された食事計画（適切な1人前の分量の理解，食事の置き換え，行動介入など）が重要であるとともに，介入の強度とプログラムへの個人の参加の程度が，体重減少の成功にとって重要な因子である（Evert AB, et al. Diabetes Care, 42(5)：731-754, 2019）．

表2-22 ● 継続的な糖尿病自己管理トレーニングにおける栄養教育の内容　例

自己管理能力のために必要な知識

- 炭水化物・たんぱく質・脂質の供給源となる食品群
- 加工食品の栄養成分表示の活用方法
- 状況に合わせた食事(およびインスリン投与)プランの調整
  (短期的な疾患，食事時間の遅延や変更，飲酒時，身体活動，旅行，競技参加，休暇など)
- 低血糖対策
- 血糖モニタリングデータの活用方法
- 行動変容技法
- ビタミン，ミネラル，その他のサプリメント
- 交代制勤務

生活習慣の改善・課題解決に必要な技術

- 外食メニューの選び方
- ファストフードの選び方
- 特別な機会，誕生日，祝日
- 食料品店での買い物の仕方
- 脂質摂取量を減らす工夫
- 減塩方法
- 間食の選び方
- 調理法の工夫，メニューのアイデア
- コンビニエンスストア食品の活用方法

(American Association of Diabetes Educators：a CORE Curriculum for Diabetes Education：Diabetes Education and Program Management. 5th edition, p32, 2003より一部改変)

限食，腎臓病患者にはたんぱく質制限食，低栄養状態の患者には高エネルギー食など，特別治療食の内容に沿って，食事療法の意義，実践の仕方を中心に教育する．集団教育の場合には，糖尿病教室，腎臓病教室など病態別に行われることが多いが，減塩食教室では高血圧患者のみならず，腎疾患患者や循環器疾患患者など，減塩が必要な疾患を有する患者も参加する．**表2-22**に糖尿病患者における内容の例をあげる．

d) 教材・学習形態(How)

教材・媒体は，患者個人によって異なる病態や治療目標に合わせ，栄養教育の目標を達成できるものを選択する．糖尿病食事療法のための食品交換表，腎臓病食品交換表など，疾患別の教材も市販されている．ただし，食事療法を実践するうえで必要な知識の習得，態度の形成，スキルの獲得などにおいて，患者個人によって必要な教育内容が異なるため，パンフレットなどの印刷教材は，疾患別のみではなく，特性に合わせて多種類用意しておくと便利である．たとえば，表2-22に示したようなトピックス別の印刷教材が用意してあると，糖尿病患者以外にも必要に応じてその場で情報を提供することができ，管理栄養士の説明や患者の理解が容易になる．また，患者個人によって食器の大きさ，盛り付け量が大きく異なるため，フードモデル(食事模型)などを媒体に用いて，患者個人の一食の目安量を把握するとともに，望ましい盛り付け量を視覚的に教育することも重要である．また，治療用特殊食品の使用を勧める場合，カタログや資料，実物などを用いるとともに入手方法の情報を提供することも教育の一部である．

傷病者の栄養教育における学習形態は，個別栄養教育が中心となる場合が

多い．なぜなら，患者個人によって病態や合併症の併存状況が異なり，治療の一環として食事療法を実践するために，社会生活状況などさまざまな状況を考慮したうえで栄養教育を実施し，治療への効果を評価していく必要があるからである．ただし，食事療法の意義や基本的知識の習得，仲間づくりやグループダイナミクスを期待する場合には，集団栄養教育を組み合わせて計画する．

e) 日時や頻度（When）

入院診療の場合には，入院時に食事療法の意義や治療食の特徴などを教育し，退院時には退院後に食事療法を実践するための方法を教育できるよう，入院時と退院時に実施できることが望ましい．外来診療の場合は次回の診察日や患者の社会生活状況などを考慮し，1～3か月おきに実施されることが多い．できれば食事療法開始時には頻度を多くし，少なくとも半年以上継続して長期的な実践をサポートすることが望ましい．

また，1回あたりの時間は，診療報酬の算定基準として，表2-20を参考に実施を計画する．

f) 場所（Where）

個別栄養教育では治療状況や生活状況などのプライバシーに関わる内容にも触れるため，栄養相談室など患者個人のプライバシーが守られる場所で行う．やむなくベッドサイドで行う場合には，声の大きさや同室患者への配慮が必要である．また，令和2（2020）年度の診療報酬改定より，外来における栄養教育のフォローアップでは，情報通信機器等を活用して実施した場合にも診療報酬が算定されるようになった．このため，自宅など患者自身がプライバシーを確保できる環境で個別栄養教育を受けることも可能になった．集団栄養教育の場合には，院内の会議室やカンファレンスルームなどが会場となる．

g) 予算（How much）

個別栄養教育に用いる教材にかかる費用は，個々の患者に対してではなく，施設における栄養教育全体として予算化しておく必要がある．教材では，フードモデル，料理本，食品交換表，DVDなどの購入費や，印刷教材の印刷費などの費用がかかる．また，集団栄養教育において治療食の試食や調理実習など，実物教材を用いた体験学習を行う場合には，会場費や食材費などを予算化する必要がある．

❷栄養教育実施における注意点と評価の方法

a) 倫理的配慮

臨床現場で行われる栄養教育は，個別・集団を問わず，カルテの情報など，多くの個人情報を必要とすることから，よりいっそうの倫理的配慮が必要となる．ここでいう個人情報とは，患者自身の情報だけではなく，当該患者の治療に関わる情報も含める．たとえば，カルテの情報には，患者個人の情報に加え，主治医等の医療従事者が記入した情報も含まれることから，カルテ情報の扱いは，患者のプライバシーだけでなく，医療従事者のプライバシーの保護にも関係する．栄養教育で得られた情報もスタッフ間で共有することは重要であるが，医療従事者として守秘義務を徹底しなければならない．

患者個人の情報は，カルテだけではない．管理栄養士が触れる機会が多いものとして，食札や献立表があげられる．また，家族に個別栄養教育を行う場合でも，本人の同意を得てから行う必要がある．

b) 患者の主体性を尊重した栄養教育

食事は生きていくための必須行動ではあるが，日常生活のなかでは軽視されがちである．外来患者は日常生活のなかで食事療法を実践するため，初めは実践できなかったり，一度は実践してもさまざまな困難に直面して挫折したりすることもある．実施できなかった場合には目標の立て方に無理がなかったか，障害となっている要因は何かを患者とともに考えながら，患者主体で実行可能な目標設定を行う．入院患者は，検査や処置，手術などで神経質になったり，入院による仕事や家族への影響などの悩みやストレスを抱えていたりする場合が多い．管理栄養士は一人ひとり異なる病状や心理状態を視野に入れた対応が求められる．栄養教育に関わる前に，患者の病気に対する受け入れ状況等を主治医や看護師から情報を収集しておくことが重要である．

c) 影響評価・結果評価とフィードバック

外来診療時などに継続的な栄養教育が可能な場合，食事記録用紙を渡して次回までに3日程度記録してきてもらうことで，食事療法の実践の状況や食行動の変化などの影響評価が実施できる．また，結果評価として血液検査の推移を示すことで食事療法の効果をフィードバックでき，次回までの目標設定やモチベーションの維持に役立てることができる．

3) 事例1：妊婦（貧血）を対象とした栄養カウンセリング（個別）

個人を対象とした栄養教育プログラム	妊婦の貧血改善と体重管理を目的とした栄養カウンセリング
このプログラムの簡単な説明（背景等）	対象者は，アパレルメーカーに勤務する26歳の女性．妊娠6か月（21週目）目に，産婦人科外来受診時に，低栄養と貧血の改善が必要であることを主治医から指摘された．妊娠中の食事のとり方について管理栄養士に相談したいと対象者本人からの希望があり，外来栄養食事指導を開始することになった．

<table>
<tr><th></th><th>項目</th><th>実施項目</th><th>詳　細</th><th>形成的評価の実施</th></tr>
<tr><td rowspan="4">P 計画</td><td rowspan="4">アセスメント</td><td rowspan="2">①アセスメントと課題の抽出</td><td>主観的情報もしくは客観的情報を得てから課題を抽出する
<table>
<tr><th></th><th>情報を得る方法</th><th>情報の概要</th></tr>
<tr><td>主観的情報</td><td>外来受診時に医師が得た情報</td><td>●アパレルメーカーに勤務しているが，最近は通勤中や仕事中に息切れ・めまいを感じることが多い
●産婦人科の外来受診時に貧血と言われたが，妊娠中の食事のとり方が分からない
●太ることに対する不安をもっている
●管理栄養士に相談したい</td></tr>
<tr><td>客観的情報</td><td>健診結果聞き取り</td><td>●Hb値9.8 g/dL
●赤血球数360×10^{4}/μL（Ht値30%）
●非妊娠時体重45kg（BMI 17.5kg/m^2）
●妊娠6か月までの体重増加量2.0kg（BMI 18.4kg/m^2）
●エネルギー摂取量不足</td></tr>
</table></td><td rowspan="2">企画評価の視点

課題抽出に必要な情報が得られたか

課題抽出のための要因分析方法は適切か</td></tr>
<tr><td>課題の抽出
<table>
<tr><td>課題1</td><td>妊娠中の食事のとり方が分からない</td></tr>
<tr><td>課題2</td><td>貧血症状が悪化していること</td></tr>
<tr><td>課題3</td><td>体重増加量が少ないこと</td></tr>
<tr><td>課題4</td><td>体重増加に対する不安をもっていること</td></tr>
</table></td></tr>
<tr><td>②優先課題の決定</td><td>課題1　妊娠中の食事のとり方が分からない
抽出した理由：
課題1の対応をすることで，課題2の貧血症状の改善と課題4の体重増加に対する不安を解消することにつながり，同時に課題3の体重増も期待できると考えたから．</td><td rowspan="2">優先順位決定方法は適切か</td></tr>
<tr><td>③目的決定</td><td>妊娠中の適切な食事のとり方を理解し，それを実行することで，母子ともに健康な出産・産後につなげること．</td></tr>
</table>

COLUMN

栄養教育の負担額

妊娠は疾患ではないため，病院で管理栄養士による個別の栄養教育を希望する場合には自費となる．血中ヘモグロビン濃度が10g/dL以下であり，その原因が鉄分の欠乏に由来する患者であれば，特別食（貧血食）の対象となるため，保険診療による管理栄養士の栄養教育（栄養食事指導）の対象となる．

栄養教育計画

④栄養教育の目標とその評価基準の決定

	目標(上段) 評価指標(下段)	現状値	目標値	評価時期・方法	評価基準	判定
結果目標	**体重の増加** 妊娠40週までの体重増加量	非妊娠時体重+2kg	非妊娠時体重+9kg	妊娠40週目体重測定	+〜8kg +8〜9kg +9kg	未達成 改善 達成
	貧血の改善 ヘモグロビン値	9.8g/dL	12.0g/dL以上	妊娠40週目血液検査	9.8g/dL未満 9.8〜11g/dL 11〜12g/dL 12g/dL以上	D C B A
行動目標	**摂取量を増やす** 4週ごとに下記を追加 毎食，主菜を1品追加 朝食に果物を1品追加 毎日，補食(炭水化物源)となる食品を1品追加 これらの実施率で評価	—	実施率80％以上	4週ごとに1品ずつ増やし，妊娠40週目に実施率を評価	〜60％ 61〜79％ 80％以上	D B A
学習目標	**食に関する理解の増加** 低体重や貧血のリスクと食事の関係	2 分からない	5 よく分かる	妊娠40週目 5段階評価	1 まったく分からない 2 分からない 3 どちらとも 4 分かる 5 よく分かる	D C C B A
	食スキルの向上 低体重および貧血改善のための食事のスキル	2 低い	5 高い		1 かなり低い 2 低い 3 普通 4 やや高い 5 高い	D C C B A
環境目標	**夫のサポートを増やす** 買い物や家事の頻度 平日　買い物2回/週 週末　食事づくり2回/週	なし	4回/週	妊娠40週目 平均サポート頻度	1回/週 2回/週 3回/週 4回/週	D C B A
実施目標	**1か月に1回の外来栄養指導を実施** 平均参加率	—	1回/4週	妊娠40週目 実施回数	4回以下 5回以上	未達成 達成

A：(目標達成)，B：(改善傾向)，C：(現状維持)，D：(悪化)

目標設定は適切か

COLUMN

授乳によるエネルギーの消費

日本人の食事摂取基準(2020年版)では，授乳によりエネルギーを消費することから，授乳期の付加量を設定している．0.78L/日(180mL/回)を基準哺乳量，母乳のエネルギー含有量を663kcal/Lとすると，授乳によるエネルギー消費量は0.78L/日×663kcal=約517kcal/日となる．ここから，妊娠中に蓄積された体組織の分解分(減らすべき体重分)を差し引いて，付加量は+350kcalとなっている．これは，0.8kg/月の減少により，約6か月で妊娠前の体重に戻る計算である．やせ嗜好から妊娠中の体重増加量が不十分な妊婦の場合，低出生体重児などのリスクについて説明する以外に，授乳によるエネルギー消費も含む長期的な視点で体重増加の必要性を説明する．

⑤計画書の作成

Why 栄養教育の目的（再掲）	妊娠中の適切な食事のとり方を理解し，それを実行することで，母子ともに健康な出産・産後につなげること	6W2Hを含めて計画されているか
Whom 対象	妊婦本人とその家族（夫）	
What 実施内容	●妊婦本人 低体重や貧血のリスクと食事の関係 （たんぱく質・鉄分の多い食品や料理の紹介） 低体重および貧血改善のための食事のスキル 妊娠後期の食事　等 ●家族（夫） ソーシャルサポートの重要性について	
When 時期・期間・頻度・時間帯・時間/回	妊娠21週目以降，4週ごとに実施	
Where 実施場所 設備	●病院のカウンセリングルーム ●病院の会議室	
How ①参加者管理（倫理的配慮） ②実施に対する共通理解を得る方法 ③学習形態 ④教材	①妊婦本人の同意を得て実施，個人情報は厳密に管理する ②関連スタッフ（主治医，看護師，助産師，薬剤師）と情報共有を行う ③個別面談，集団指導 ④リーフレット，フードモデル，料理カード等	
How much 費用	外来栄養食事指導料	
Who 実施者　連携体制	管理栄養士　医師　看護師　助産師　薬剤師	

⑥実施計画

回数	期間・タイミング	対　象	内　容	連携体制
1	21週目	妊婦本人 家族（夫）	●アセスメント　行動目標の設定 ●低体重や貧血のリスクと食事の関係 たんぱく質・鉄分の多い食品や料理の紹介 低体重および貧血改善のための食事のスキル ●家族（夫）へのソーシャルサポートの促し	管理栄養士 医師
2	25週目	妊婦本人	●短時間でできるメニュー紹介 ●行動目標の確認	管理栄養士
3	29週目	妊婦本人	●母親学級（集団指導）妊娠後期の食事 ●集団指導終了後に，個別相談対応 ●行動目標の確認	管理栄養士 看護師 助産師 薬剤師
4	33週目	妊婦本人	主食・主菜・副菜量の不足分の補い方	管理栄養士
5	37週目	妊婦本人	補食の役割と理想的な食材選び	管理栄養士
6	38週目	—	自然分娩による出産	—

スケジュールに無理はないか

<table>
<tr>
<td rowspan="6">D 栄養教育の実施</td>
<td rowspan="5">栄養教育の実施</td>
<td rowspan="5">⑦指導の実施</td>
<td colspan="2">1回目の個人を対象とした栄養教育の記録例（POSに基づいたSOAP形式により整理）</td>
<td rowspan="5">経過評価の視点
対象者の理解度・満足度・反応はどうだったか

個別支援は継続したか</td>
</tr>
<tr>
<td>S
（主観的データ）</td>
<td>●子どもはほしいと思っていたし，元気な子どもを産みたいが，おしゃれのために体型をキープしたい
●主治医に体重の増え方が足りないと言われたが，食事量をどのくらい増やせばいいのか分からないし，妊娠時に太ったら，戻らなくなりそうで怖い
●自分の母親が第一子妊娠後に太り続け，15kgも太ったので，自分は太りたくない
●育児休暇を1年取ったら，仕事に復帰したいと思っている
●同居家族は夫のみだが，夫は家事には無頓着
●体重歴は，高校時代は52kg，大学に入ってから間食を減らして48kg前後にやせ，就職後さらにやせて今の体型を維持してきた
●週に数回パン屋で数種類買い，朝食に1個，ヨーグルトと一緒に食べており，昼食は通勤途中のコンビニやベーカリー等で買っていき，夕食は加工品を使ったり，総菜屋でメインを買ったりすることが多い
●最寄り駅のそばの大型ショッピングモールは総菜などが充実しており，よく利用する
●料理はあまり得意ではなく，加工品の利用が多い．バランスのよい食事にしたいという気持ちはあるが，妊娠してから疲れやすく，仕事から帰ると調理する気力がない
●妊娠後は夕食にサラダを食べるようになったが，夫の夕食がいらない日は，菓子パン1個とコーヒーで済ませることもある
●飲酒・喫煙習慣はない
●甘いものは好きだが，太りたくないので食べないようにしている
●周囲にはまだ出産した友人がいないため，情報を得ることができない
●地域の保健センターの母親学級は，日程が合わないので参加したことがない
●通勤中や仕事中に息切れ，めまいを感じることが多くなった
●通勤は電車30分，徒歩15分</td>
</tr>
<tr>
<td>O
（客観的データ）</td>
<td>●ヘモグロビン値9.8g/dL
●体重47kg（BMI 17.5kg/m²），妊娠6か月までの体重増加量2.0kg
●エネルギー摂取量，たんぱく質および鉄摂取量不足
（栄養指導前日のおおよその栄養素等摂取量はエネルギー1,250kcal，たんぱく質42g，脂質エネルギー割合31％，鉄4.8g，ビタミンC 36mgであった）</td>
</tr>
<tr>
<td>A
（アセスメント）</td>
<td>●妊娠期の食行動変容ステージは，熟考期（関心期）
●体重増加に対する強い不安を抱いているため，不安を軽減させる必要がある
●エネルギーコントロールとともに，食品摂取の基礎知識・技術を伝えることが必要
●家族（夫）の支援が受けられるように配慮する必要がある</td>
</tr>
<tr>
<td>P
（計画）</td>
<td>●非妊娠時＋9kg程度の体重を増加させる（0.4kg/週）こと，および貧血の改善を目的として，1日あたりエネルギー500kcal程度の増加をめざす（特にたんぱく質，鉄，ビタミンCの供給源となる料理）
●就労中でも，あまり負担を感じずにできる食事法の紹介
●ヘルスビリーフモデルを用いた指導（低体重や貧血によるリスク，貧血改善による疲労軽減等）
●母親の食生活と母乳の分泌量との関係，母乳の分泌量と体重の減少との関係を説明し，体重増に対する不安を軽減させ，行動変容への動機付けを行う
●妊産婦向けの食事バランスガイドの活用
●行動目標は，妊婦本人と協議して3つあげたが，簡単なもの・重要なものから順次，追加していくことにした（スモールステップ）
●家族（夫）との面談にて，ソーシャルサポートを促す</td>
</tr>
<tr>
<td>モニタリング</td>
<td>⑨モニタリングの実施</td>
<td colspan="2"><table>
<tr><th>モニタリング項目</th><th>タイミングや方法</th><th>モニタリング実施者</th><th>行動継続のための工夫</th></tr>
<tr><td>（4週ごとに下記項目追加）
＋毎食，主菜を1品追加
＋朝食に果物を1品追加
＋毎日，補食を1品追加</td><td>4週ごとに項目を追加
達成した日は項目ごとに○</td><td>毎日：妊婦本人
4週ごと：管理栄養士</td><td>スモールステップで自己効力感を高める
実行できた日を大いにほめる</td></tr>
</table></td>
<td>モニタリング状況はどうだったか

適宜修正したか</td>
</tr>
</table>

C 評価

形成的評価

⑨企画評価と経過評価

- 計画は，34週目の産休後のほうがうまく進行したため，産休前の就労期と産休後に分けて立てるとよいと思われた
- 33週目の個人栄養食事指導を行った際，教育内容のなかに補食の説明を入れていたが，菓子パンの摂取量が増えてしまったため，間食と補食の違いがわかるように説明をする必要がある
- 38週目に自然分娩となったため，37週目で栄養食事指導は終了となったが，21週目から37週目まで，4週間ごとに予定どおり栄養食事指導を実施することができた（5回A評価）

総括的評価

⑩影響評価

目標の種類	目標（上段） 評価指標（下段）	評価時期・方法	結 果	評 価
行動目標	**摂取量を増やす** 4週ごとに下記を追加 毎食，主菜を1品追加 朝食に果物を1品追加 毎日，補食（炭水化物源）となる食品を1品追加 これら実施率で評価	4週ごとに1品ずつ増やし，妊娠40週目に実施率を評価	25週目75% 29週目70% 33週目80% 37週目85%	B B A A
学習目標	**食に関する理解の増加** 低体重や貧血のリスクと食事の関係	妊娠40週目 5段階評価	5 よく分かる	A
	食スキルの向上 低体重および貧血改善のための食事のスキル		5 高い	A
環境目標	**夫のサポートを増やす** 買い物や家事の頻度 平日 買い物2回/週 週末 食事づくり2回/週	妊娠40週目 1週間の平均サポート頻度	4回/週	A

A：（目標達成），B：（改善傾向），C：（現状維持），D：（悪化）

⑪結果（アウトカム）評価

目標の種類	目標（上段） 評価指標（下段）	評価時期・方法	結 果	評 価
結果目標	**体重の増加** 妊娠40週までの体重増加量	妊娠37週目 体重測定	+8.3kg	B
	貧血の改善 ヘモグロビン値	妊娠38週目 血液検査	11.5g/dL	B

A：（目標達成），B：（改善傾向），C：（現状維持），D：（悪化）

⑫総合評価

- 29週目の栄養指導は，個別指導だけではなく集団指導にも参加してもらったが，そこで妊婦の友達ができ，やる気や不安解消につながったようだった．早い段階で体重増加に対する不安を解消できたことが行動変容に結びついた
- 行動目標は，産休に入るまでは評価Bであったが，産休後は夫の助けもあり実施率が高まり，A評価で出産となった
- エネルギー摂取量も，25週目までは1,500kcal程度であったが，行動目標の達成度と並行して，37週目には2,200kcalまで増やすことができた
- 体重増加は，33週目までは緩やかだったが，産休後にペースが加速し，出産時には非妊娠時+8.3kgにまで増加した
- ヘモグロビン値も，11.5g/dLまで増加したため，最終的な結果目標はB評価ではあるが，全体的にうまく進めることができた

A 見直し 改善

⑬見直し改善

- モニタリングや食事記録の負担を減らす工夫が必要
- 産休前後で行動目標の見直しが必要
- 集団指導を組み入れた計画にする

⑭このプログラムの工夫点・注意点，行動科学理論やモデルや各種行動変容技法の利用について

- 太ることに嫌悪感を抱いていたが，ヘルスビリーフモデル（罹患性・重大性，利益性，障害性）を活用し，低体重や貧血でいることが胎児に与えるリスク，体重が増えても授乳によって減量できることなどを理解させることにより，「子どものために」という動機づけにつながった事例である
- 知識や技術を補うための教育をしつつ，スモールステップ，言語的説得，ソーシャルサポートなどの技法を用いてモチベーションを維持させることができた

4）事例2：糖尿病教室（集団）

集団を対象とした栄養教育プログラム	糖尿病患者を対象とした食後高血糖を改善するための糖尿病教室
このプログラムの簡単な説明（背景等）	多くの外来患者に共通する課題である食後高血糖を改善するため，食後高血糖を予防する食べ方を知り，実践できる患者の割合を増やすことを主眼としている．

	項目	実施項目	詳　細	形成的評価の実施
P 計画	アセスメント	①アセスメントと課題の抽出	プリシード・プロシードモデルにて分析して課題を抽出する	企画評価の視点 課題抽出に必要な情報が得られたか 課題抽出のための要因分析方法は適切か

アセスメントの内容	具体的な情報	アセスメントの対象	情報を得る方法
健康栄養状態	●血糖降下剤使用者が多く，特に食後高血糖の改善を目的とした薬剤（インスリン分泌促進剤・αグルコシターゼ阻害剤）が約80％を占める ●BMIの平均値は肥満傾向にあるが，高齢者ではフレイルのおそれがある者も見受けられる（BMI平均24.2kg/m^2，範囲18.1～33.6kg/m^2） ●HbA1cは平均7.9％で血糖コントロール不良者が多い〔血糖管理目標値（HbA1c 7.0％）以上の者82％〕	外来患者およびその家族	診療録，問診票，臨床検査・臨床診査
栄養・食生活・ライフスタイル	●主食・主菜・副菜が揃った食事を毎食する者が少ない（22％） ●指示エネルギー量に対する炭水化物量（1,600kcalなら200～240g程度）を超える者が多い（62％）． ●食物繊維摂取量が不足している者が多い（各性別・年代の目標量に満たない者80％） ●食事時刻が不規則な者，夕食が遅い者が多い（40％） ●運動習慣がない者が多い（86％）		
準備要因	●食後高血糖を抑える食べ方を知らない者が多い（75％）		
強化要因	●周囲からのサポートが不十分で自己管理しなければならない者が多い		

	項目	実施項目	詳　細	形成的評価の実施
			課題の抽出	優先順位決定方法は適切か

課題1	肥満傾向の患者も多い一方で，やせ傾向の患者もいる
課題2	食事バランスが考慮できていない（主食・主菜・副菜が揃えられない，炭水化物量が多い，食物繊維不足）
課題3	食後高血糖を抑える食べ方を知らない
課題4	自己管理しなければならない者が多い

	項目	実施項目	詳　細	形成的評価の実施
		②優先課題の決定	**課題3　食後高血糖を抑える食べ方を知らない** 抽出した理由： 肥満ではない者もいることから，量を減らす指導だけではなく，食後高血糖に着目して教育を行うことにした． 食後高血糖に主眼を置くことで，主食の過剰摂取回避，食物繊維摂取量増加，主食・主菜・副菜を揃えた食事頻度の増加が見込まれると考えたから．	
		③目的決定	食後高血糖を抑える食べ方を学び，実践できるようになる．	

栄養教育計画

④栄養教育の目標とその評価基準の決定

	目標（上段） 評価指標（下段）	現状値	目標値	評価時期・方法	評価基準	判定
結果目標	**血糖コントロール不良者の減少** HbA1c 7.0%以上の者の割合	82%	50%未満	終了時（6か月後）	82%以上 81～71% 70～50% 50%未満	D C B A
行動目標	**適正な主食の量を摂取する者の増加** 指示エネルギー量に対する主食の目安量の範囲で摂取する者の割合	40%	80%以上	実施頻度・実施率 モニタリングシート	40%未満 40～59% 60～79% 80%以上	D C B A
	副菜を1SV以上摂取する人の増加 毎食，野菜，海藻，きのこを使用した副菜を1SV以上摂取する者の割合	25%	50%以上		25%未満 25～35% 36～49% 50%以上	D C B A
学習目標	**適切な摂取量を理解する人の増加【知識】** 指示エネルギー量に適した主食量を理解している者の割合	60%	100%	3か月ごと質問紙調査	60%以下 61～75% 76～99% 100%	D C B A
	食後高血糖を理解する人の増加【知識】 主食の選び方および食品の組み合わせ方と食後高血糖の関係を理解している者の割合	50%	90%以上		50%以下 51～65% 66～89% 90%以上	D C B A
	バランスのよい食事を実践する意欲がある人の増加【態度】 主食の選び方，主菜・副菜の組み合わせ方の実践意欲がある者の割合	40%	80%以上		40%以下 41～55% 56～79% 80%以上	D C B A
環境目標	**食事療法の実践を支援する家族の増加** 食事療法の実践を支援する家族の割合	25%	50%以上	終了時 質問紙調査	25%未満 25～35% 36～49% 50%以上	D C B A
実施目標	**教室の参加者増加** 平均参加率	—	70%以上	5回終了時 平均参加率	70%未満 70%以上	D A

A：（目標達成），B：（改善傾向），C：（現状維持），D：（悪化）

目標設定は適切か

⑤計画書の作成

プログラム名	「実践しよう！　血糖値を上げにくい簡単バランス食」
Why 栄養教育の目的	食後高血糖を抑える食べ方を学び，実践できるようになる
Whom 対象	外来診療に通院中の糖尿病患者のうち，参加を希望する者（12名），および食事療法の実践を支援する家族など
What 実施内容	●糖尿病患者への実施内容 ・食後高血糖を予防する食べ方のポイント：講義 （自分に合った主食量，食物繊維の多い食材，主食・主菜・副菜を組み合わせる工夫） ・市販の冷凍食品や総菜の選び方，簡単アレンジメニューの紹介，実践：講義および試食 ・行動を維持する工夫：グループディスカッション （上手くいった工夫の仕方，買い置き食材などの意見交換） ●食環境への働きかけ 実践のキーパーソンとなる家族等にも情報を提供する
When 時期・期間・頻度・時間帯・時間/回	●一斉学習およびグループディスカッション 毎月第2土曜日午前中に90分，3か月サイクルで実施 ●個別学習 個人の都合に合わせて外来栄養食事指導を予約し，月1回，30分程度実施
Where 実施場所，設備	病院内集会室 ※設備：スクリーン，ホワイトボード，机，椅子

プログラム名は魅力を感じるものか

6W2Hを含めて計画されているか

How ①募集方法 ②参加者管理（倫理的配慮） ③実施に対する共通理解を得る方法 ④学習形態 ⑤学習教材	①外来診療時に医師から教室案内のパンフレットを渡してもらう 外来栄養食事指導時に管理栄養士が補足説明して参加を呼びかける 糖尿病外来担当看護師にも参加を呼びかけてもらう ②プログラムへの参加は患者本人の自由意志による 参加者の個人情報は厳密に管理する 他の参加者に実名を伏せることを希望する場合には名札の着用を免除 高齢で理解困難な場合は家族の同席を基本とする 支援者が不在の患者に対してはスタッフが配慮 得られた情報はスタッフ間で共有するが，医療従事者として守秘義務を徹底 ③栄養指導室長の了承を得たうえで，糖尿病療養指導チームの定期ミーティング，院内の栄養管理委員会で説明し，院内決裁を得る ④講義，グループディスカッション ⑤パワーポイント（講義用），リーフレット，フードモデル，実物大料理カード，試食，食事記録用紙，モニタリング用紙，ホワイトボード（グループディスカッション用）
How much 総費用	●予算20,000円（教材費，試食材料費） ●一斉学習およびグループ学習の回では集団栄養食事指導料を算定し，個別学習は外来栄養食事指導料（1回200点，通信情報機器使用時は180点）を算定する
Who 実施者　連携体制	糖尿病専門医1名，管理栄養士2名，糖尿病外来担当看護師1名

⑥教育プログラム計画と経過評価の方法

回数	学習形態	内　容	連携体制	経過評価の方法
1	講義，体験学習	食事と血糖上昇の関連を知ろう	医師，管理栄養士	参加者数 理解度・満足度（終了時質問紙調査）
2	個別学習	自分のライフスタイルに合った実践法を知ろう1	管理栄養士	理解度・満足度（面接よる聞き取り）
3	講義，体験学習	バランスのよい食事とは何かを知ろう	管理栄養士，看護師	参加者数 理解度・満足度（終了時質問紙調査）
4	個別学習	自分のライフスタイルに合った実践法を知ろう2	管理栄養士	理解度・満足度（面接よる聞き取り）
5	グループ学習（6-6式討議）	食後高血糖を抑えるバランス食の簡単実践法について考えよう	管理栄養士 看護師	参加者数 理解度・満足度（終了時質問紙調査）

各種目標に合った教室プログラムになっているか

経過評価の方法が含まれているか

⑦実施準備

期間・タイミング	準備内容	実施者（人数）
2か月前まで	会場の手配・申し込み	管理栄養士（1名）
1か月前～1週間前まで	対象者の募集と名簿作成	管理栄養士（1名）
1週間前まで	配付資料・教材の準備	管理栄養士（1名）
1週間前～3日前まで	スタッフマニュアルの作成と研修・事前ミーティングの実施	管理栄養士 医師，看護師（4名）
3日前まで	ネームプレート等の準備	管理栄養士（1名）
3日前まで	受付票の作成	管理栄養士（1名）
前　日	会場設営（案内板・机・椅子配置・機材の準備）	管理栄養士（2名）
当　日	（試食の回のみ）試食の準備	

スケジュールどおりに，準備を進めることができたか

D　栄養教育の実施

栄養教育の実施　⑧指導の実施

第1回目　食事と血糖上昇の関連を知ろう

	時間	内 容	活 動	留意点	準備・配布物等	経過評価の視点
導入	10分	糖尿病治療における食事療法の重要性	食事内容による食後の血糖上昇の違いを図で示す（医師）	動機付けになるよう食事療法の重要性を伝える	パソコン（パワーポイント用），リーフレット	計画・打ち合わせどおりに実施できたか 参加数（参加率）はどうだったか 対象者の理解度・満足度・反応はどうだったか （期間を通じて）参加数の推移はどうだったか
展開	60分	指示エネルギー量に対する主食量の目安	●重量の異なるご飯のフードモデルから，自分が普段食べているものを選んでもらう ●炭水化物の量の違いによる食後血糖上昇のグラフなどを示し，指示エネルギー量に対する主食量の目安の範囲を説明する ●自分の主食量の目安に収まるご飯茶碗のフードモデルを選びなおす ●質問を受け付ける	主担当の管理栄養士が説明し，他のスタッフは体験学習時に適宜巡回してサポートする	患者ごとに指示エネルギー量の書いたワークシート，フードモデル	
		料理の組み合わせによる食後血糖上昇の違い	●同じ主食量でも食物繊維の量により食後の血糖上昇が異なることを示す ●主食の選び方（玄米や雑穀米），食物繊維の多い副菜を紹介する ●フードモデルや料理カードから食物繊維の多い料理を選んでもらう ●質問を受け付ける		フードモデル，料理カード	
		目標設定	●モニタリングシートに目標を書く（主食量に関する目標，食物繊維増加に関する目標） ●食事記録記入方法の説明（次回個別学習時に提出）		モニタリングシート，食事記録用紙	
まとめ	20分		●ポイントを復習する ●数人に感想や，わからないことを発表してもらう ●アンケート記入		理解度・満足度を評価するための質問票	
備考	行動科学理論：結果期待，目標宣言，セルフモニタリング，グループダイナミクス					

モニタリング　⑨モニタリングの実施

モニタリング項目	タイミングや方法	モニタリング実施者	行動継続のための工夫	経過評価の視点
毎食，副菜を1SV以上摂取する	毎食 モニタリングシートに○△×で記入	日々の記録：本人 栄養教育実施日：管理栄養士	●管理栄養士が患者のスキルや食環境に応じて工夫方法を提案 ●レシピが掲載されたリーフレット，ホームページの紹介 ●患者同士のアイデア	モニタリング状況はどうだったか 適宜修正したか
指示エネルギー量に対する主食の目安量の範囲で摂取する				

C 評価

形成的評価

⑩企画評価

- あいまいな知識や勘違いなどを個人対応し，訂正しながら進めるうえで，2回目と4回目に個別学習の時間を設けたのがよかった
- 外来診療に通院中の糖尿病患者に限定したが，栄養教育のための通院に対して，負担を感じていた患者もいた

⑪経過評価

- 教室の準備は前日の空き時間をうまく利用することで対応することができた
- 3回目の栄養教育実施日に試食を取り入れたが，実施する教室では当日開始前の準備負担が大きかった
- 実施目標として掲げていたすべての教室は予定どおり実施することができ，平均参加率は75%だった（A：目標達成）
- 各回の満足度，教育内容の理解度も80%を超え，予定どおり実施できた

総括的評価

⑫影響評価

目標の種類	目標（上段） 評価指標（下段）	評価時期・方法	結　果	評　価
行動目標	**適正な主食の量を摂取する者の増加** 指示エネルギー量に対する主食の目安量の範囲で摂取する者の割合	実施頻度・実施率 モニタリングシート	終了時：92%	A
	副菜を1SV以上摂取する人の増加 毎食，野菜，海藻，きのこを使用した副菜を1SV以上摂取する者の割合		終了時：75%	A
学習目標	**適切な摂取量を理解する人の増加【知識】** 指示エネルギー量に適した主食量を理解している者の割合	3か月ごと質問紙調査	3か月後：100%	A
	食後高血糖を理解する人の増加【知識】 主食の選び方および食品の組み合わせ方と食後高血糖の関係を理解している者の割合		3か月後：92% 終了時：100%	A
	バランスのよい食事を実践する意欲がある人の増加【態度】 主食の選び方，主菜・副菜の組み合わせ方の実践意欲がある者の割合		3か月後：75% 終了時：100%	A
環境目標	**食事療法の実践を支援する家族の増加** 食事療法の実践を支援する家族の割合	質問紙調査	終了時：50%	A

A：（目標達成），B：（改善傾向），C：（現状維持），D：（悪化）

⑬結果（アウトカム）評価

目標の種類	目標（上段） 評価指標（下段）	評価時期・方法	結　果	評　価
結果目標	**血糖コントロール不良者の減少** HbA1c7.0%以上の者の割合	終了時（6か月後）	67%	B

A：（目標達成），B：（改善傾向），C：（現状維持），D：（悪化）

⑭経済評価

		結果目標に対する評価
A	総費用	19,800円
B	対象者数	12名
C	達成者数	4名
A/B	対象者あたりの費用	1,650円
A/C	費用効果費	4,950円

⑮総合評価

結果目標は達成しなかったものの，学習目標，行動目標はおおむね達成し，参加者のHbA1cは平均6.2%減少したことから，総合的には高く評価できる．

A 見直し 改善	⑯見直し改善	●企画に関する見直し改善 教室の準備は前日の空き時間に対応できたが，試食を行う教室では当日開始前の準備負担が大きかった そのため，教室開催時間を午後にするか，試食メニューを見直す必要性が考えられた ●教育内容に関する見直し改善 一斉学習の合間に個別学習を取り入れたことで，あいまいな知識や勘違いなどを訂正しながら進めることができたが，通院の負担を自由記述に記載した患者もいたことから，通信機器を用いた個別カウンセリングも導入を検討する必要があると考えられた
	⑰フィードバック	●血糖管理の改善状況は外来診療時に個別に医師から伝え，医師および管理栄養士から教室終了後も外来栄養食事指導の継続を促し，長期的な支援につなげる ●事業報告を作成し，栄養指導室長，糖尿病療養指導チーム，院内の栄養管理委員会に提出する ●総合評価の結果が高かったことから，次年度は開催回数を増やすため予算獲得の資料を作成する
	⑱発表・公表	●データをまとめて院内研究会等で実践活動報告を行い，関係多職種と情報を共有する ●次年度教室を継続し，症例数が増加したら学会等で活動報告を行う
⑲このプログラムの工夫点・注意点，行動科学理論やモデルや各種行動変容技法の利用について ●工夫した点 患者の費用負担を減らすため，保険診療内で行えるプログラムとした ●特に注意すべき点 患者によって病態や社会経済状況などが異なるため，グループワークではファシリテーターが配慮して適宜発言をフォローする ●行動科学理論やモデル 初回の導入で医師から食事と検査値の関連を説明することで結果期待を促し，体験学習やグループ討議を取り入れることでグループダイナミクスを促す．そして個別カウンセリングを合間に入れることで，患者の特性に合わせた行動科学理論（カウンセリング技法，情動的サポート，評価的サポート，情報的サポート，言語的説得，セルフモニタリング，オペラント条件付け，行動置換，刺激統制，ストレスマネジメント，ソーシャルスキルトレーニングなど）を用い，患者個人のライフスタイルにより即した実践可能な行動目標を設定できる		

6. 高齢者福祉施設や在宅介護における栄養教育

1）高齢者福祉施設における栄養教育の特徴

❶高齢期の栄養・食生活の特徴

人は加齢に伴い，味覚，視覚，聴覚，嗅覚，触覚の感覚機能が低下し，外界の環境情報の獲得が困難となり，活動性が低下する．高齢者は，さまざまな要因から容易にたんぱく質・エネルギー栄養失調（protein-energy malnutrition；PEM）に陥り，免疫力は低下し感染症に罹患しやすい．PEMは，**日常生活活動**（activities of daily living; ADL）[注]やquality of life（QOL）を低下させ，さらには生命予後をも悪化させる．

日常生活活動（ADL）
人が毎日の生活を送るために各人が共通に繰り返す，さまざまな基本的かつ具体的な活動のこと．

高齢者は，1日の食事回数や食品の種類，量など摂取状況の個人差が大きい．一般に動物性食品や油脂性食品よりも植物性食品を用いた和食料理を好む傾向があり，油脂類，肉類，乳類などの使用頻度の低下からたんぱく質，カルシウム，鉄あるいは脂溶性ビタミンの不足を引き起こすこともある．特に脂溶性ビタミンの一つであるビタミンDは骨代謝を制御しているため，ビタミンDの摂取不足は骨粗鬆症の原因となる．骨粗鬆症により引き起こされる骨折は，ADLの低下から予後を悪化させ，QOLに多大な悪影響を与える．

また，高齢者は，咀嚼・嚥下が困難になることが多く，硬いもの，繊維の多いものを避ける傾向があり，肉，海草，果物，野菜などが不足して便秘の原因となる．その結果，食欲不振を引き起こし，さらに栄養素摂取量が悪化するといった悪循環に陥ることも少なくない．

❷高齢者の低栄養の要因（図2-15）

a）身体的要因

老化に伴う腸の筋肉の萎縮や緊張の低下および嗜好の変化から，消化管の蠕動運動が低下し，弛緩性便秘が高頻度に認められる．また，消化酵素を分泌する腺の萎縮に伴い，消化酵素の分泌量や活性の低下が起こる．その結果，食欲不振や消化吸収機能の低下を生じ低栄養につながる．

加齢に伴い，舌の味蕾数や乳頭数の減少と萎縮，角化などの退行性変化があり，味覚が低下する．味覚異常は，食事摂食量の不足を引き起こし低栄養の原因となる．また，咀嚼能力が低下するために食欲が減退する．

高齢者には多くの疾患が併存し，複数の医療機関から多種類の薬剤が処方されていることも少なくない．非ステロイド系抗炎症剤は副作用として胃粘膜障害を高頻度に認め，食欲不振をきたしやすい．その他，ジギタリス製剤，降圧剤（カルシウム拮抗薬），テオフィリン製剤，抗うつ薬，向精神薬なども食欲不振の原因となる．

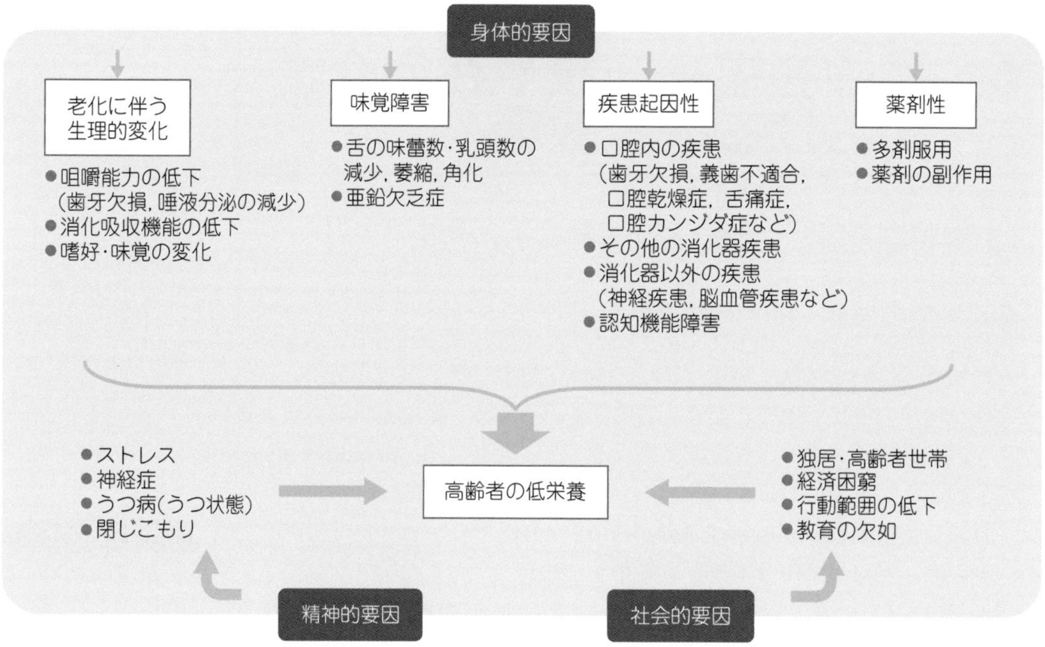

図2-15●高齢者の栄養状態に関与する要因

また，認知機能の低下により，記銘力や想起の力の低下に加え，失語，失行，失認，構成障害などの高次機能障害が起こる．前回の食事をいつ食べたか覚えていない，次の食事の時間が分からないなどの記憶障害，箸・スプーンなどの食具や食物がどこにあるのか分からないといった認知障害・空間認知障害等は食べることにも有害な影響を及ぼし，低栄養を引き起こす要因となる．

b）精神的要因

高齢者は，自らの老化，配偶者や知人との死別，家庭や社会における役割や地位の低下からくる不安，孤独感，疎外感などにより精神的ストレスが増大する．神経症や閉じこもりになることで食欲が減退し，低栄養を引き起こす．

c）社会的要因

家族形態を含めた社会的環境の変化が栄養状態に大きな影響を与える．経済的困窮や行動範囲の低下は，欠食，食物の摂取不足などの悪循環を引き起こし，低栄養の要因となる．

❸高齢者の食事摂取基準

高齢者の低栄養予防，フレイル予防を視野に入れ，日本人の食事摂取基準（2020年版）が策定された．老化に伴う種々の機能低下（予備能力の低下）を基盤とし，さまざまな健康障害に対する脆弱性が増加している状態をフレイルという．健康障害のなかには，ADL障害，要介護状態，疾病発症，入院および生命予後の悪化などが含まれる．フレイルは老化の影響のみならず，併存症（comorbidity）[注]の影響を受けている．

併存症
複数の疾患が併存している状態．多くの高齢者は併存症があるといえる．

フレイルは，**サルコペニア**[注]と低栄養を中核的病態とし，低栄養が存在するとサルコペニアにつながり，活力低下，筋力低下，身体機能の低下を誘導し，消費エネルギー量の低下から低栄養状態を促進させ，**フレイル・サイクル**が構築される．フレイル・サイクルの進行は，生活機能の悪化，介護度の重症化につながる．

高齢者における適切なたんぱく質摂取は，骨格筋の維持との関係からフレイル予防，サルコペニア予防につながる．筋肉たんぱく質はさまざまな状況下で分解されるため，筋肉量を維持するためには筋細胞内でのたんぱく質合成が必須であり，摂取するたんぱく質の量が重要である．しかしながら，高齢者は成人に比べ，食後に誘導される骨格筋におけるたんぱく質合成の反応性が低下しており，**同化抵抗性**（anabolic resistance）[注]が存在する．日本人の食事摂取基準（2020年版）では，たんぱく質の摂取量は少なくとも1.0 g/kg体重/日以上が望ましいとされ，たんぱく質の摂取目標量としてエネルギー比率の下限が2015年版の13％から15％に引き上げられた．

サルコペニア
「加齢に伴う筋力の減少，または老化に伴う筋肉量の減少」をさす．

ロコモティブシンドローム
日本整形外科学会が2007年に「運動器の障害による移動機能の低下した状態を表す新しい言葉」として提唱した．要介護の状態および要介護のリスクの高い状態と定義され，フレイルを進行させる原因となる．ロコモティブシンドロームになると，バランス能力・体力・移動能力の低下をきたし，転倒のリスクが高まる．

同化抵抗性
筋肉内にアミノ酸の同化を開始する閾値が存在し，高齢者ではこの閾値が上にシフトしているという考え方．

❹介護保険制度と栄養教育

介護保険制度は，社会全体で高齢者の介護を支え合う仕組みとして2000年に施行された．その後，介護の重症化予防のための「予防重視型システム」が確立され，新予防給付と地域支援事業が新たに創設されている．この予防給付のサービスの柱として，「口腔機能の向上」「運動器の機能向上」とともに「栄養改善」が加わった．2012年には，改正介護保険制度実施により，**地域包括ケアシステム**構築に向け，地域支援事業として，介護予防・日常生活支援総合事業（以下，総合事業）が創設された．総合事業は，市町村が中心となって，地域の実情に応じて住民等の多様な主体が参画し，多様なサービスが充実することにより，地域の支え合いの体制づくりを推進し，要支援者等に対する効果的かつ効率的な支援等を可能とすることをめざすものである．介護給付，予防給付および総合事業については，**図2-16**の利用の流れに沿いサービスが利用可能となる．

a）総合事業における栄養教育

一般介護予防事業は地域のすべての高齢者が対象となり，生活機能の維持または向上を図るためのもので，ポピュレーションアプローチに位置づけられる（詳細はChapter 2「3. 地域における栄養教育」参照）．

b）予防給付における栄養教育

予防給付の栄養改善サービス（**表2-23**，**図2-17**）の対象者は，要介護認定で要支援1または要支援2と判定されたもののうち，以下の①から⑤のいずれかに該当する者とし，低栄養の改善を目的として実施する．また，低栄養関連リスクとして，口腔および摂食嚥下機能，生活機能の低下，褥瘡，食欲の低下，閉じこもり，認知症，うつについても確認する．

① BMIが18.5 kg/m^2未満
② 1~6か月間に3％以上の体重の減少が認められる，または6か月間に2~3 kgの体重減少がある
③ 血清アルブミン値が3.5 g/dL以下

体重は栄養状態を評価する重要な指標である
体重測定は，栄養状態や生命予後を予測できる重要な指標である．初回のアセスメントでは，過去半年前の体重も聴取するとよい．

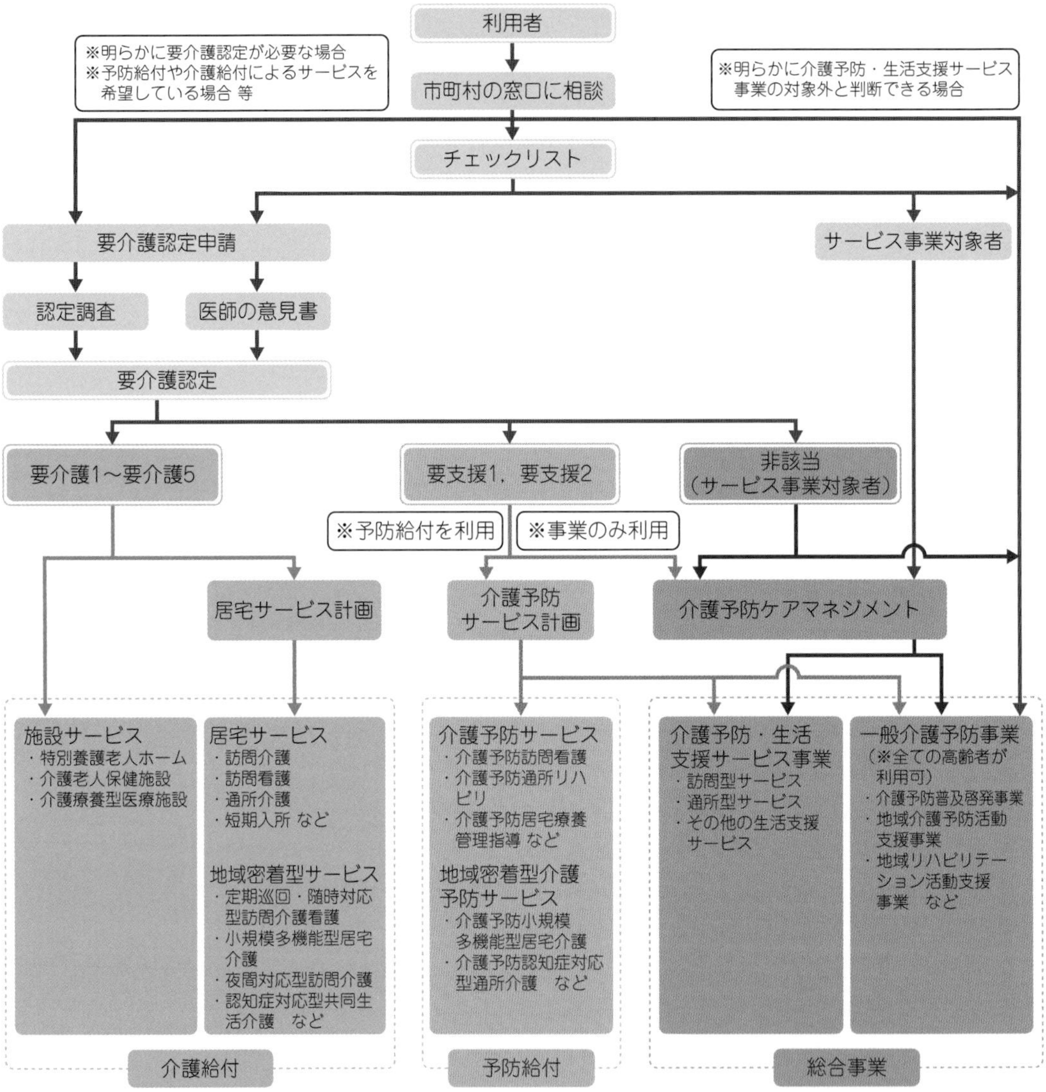

図2-16 ● 介護予防・日常生活支援総合事業のサービス利用の流れ
〔厚生労働省ホームページ（https://www.kaigokensaku.mhlw.go.jp/commentary/flow_synthesis.html）より〕

④ 食事摂取量が不良（75％以下）
⑤ その他低栄養状態にある，またはそのおそれが認められる者

c) 介護給付における栄養教育

介護給付における栄養教育は，要介護1から要介護5と判定された低栄養状態にある者等の要件を満たした者を対象に，要介護状態の重症化防止をめざし実施される．

施設サービスにおいては，特別養護老人ホーム等の施設入所者ごとに栄養ケア計画を作成し，計画に従って継続的な栄養管理を行う．また，入所者の経管栄養から経口移行への計画や経口維持計画を作成し，計画に従った栄養管理・支援を行う（経口移行加算，経口維持加算）．

居宅サービスにおいては，特別食を必要とする者，または低栄養状態にあ

表2-23 ● 予防給付の概要

事業の種類	対象者	主な担当職種	実施場所	事業内容	目標設定・評価期間
介護予防通所介護	要支援1，要支援2と判定された者のうち，以下のいずれかに該当する者 ① BMIが18.5未満 ② 1〜6か月間に3%以上の体重の減少が認められる，または6か月間に2〜3kgの体重減少がある ③ 血清アルブミン値が3.5g/dL以下 ④ 食事摂取量が不良(75%以下) ⑤ その他低栄養状態にある，またはそのおそれが認められる者	管理栄養士(その他関連職種と共同して行う)	介護予防通所介護事業所	【栄養改善サービスの実施例】 1)事前アセスメント ●低栄養状態のリスクの確認 ●栄養ケアの課題や問題点の把握および評価・判定 2)栄養ケア計画の作成 ●解決すべき栄養管理上の課題への取り組み ●食事内容，栄養食事相談，関連職種の連携時の分担等 3)利用者および家族への説明 4)栄養改善サービスの実施 ●栄養食事相談(「食べること」への意欲を重視) ●食事の個別化と食事支援 ●サービス提供の経過記録の作成 5)モニタリングと計画修正 ●低栄養状態のリスクの確認 ●栄養ケア計画の実施状況，低栄養の改善状況等を評価 ●計画の変更・修正が必要な際は，利用者や家族らと随時相談 6)事後アセスメント・評価 ●目標達成状況およびその後の支援方法検討 ●サービス継続の必要性，計画の概要と実施状況，総合評価 ●地域包括支援センターへ報告	3か月ごと
介護予防通所リハビリテーション			介護予防通所リハビリテーション事業所		3か月ごと

〔厚生労働省「介護予防マニュアル」分担研究班：栄養改善マニュアル(改訂版)．2009より一部改変〕

る者を対象とし，栄養管理に係る情報提供および指導，または助言を行う(管理栄養士による居宅療養管理指導)．

2) 対象者のセッティングを考慮した栄養教育のポイント

❶栄養教育の方法

a) 対象者

65歳以上の高齢者のいる世帯は，「単独」または「夫婦のみの世帯」が約半数である．さらに，要介護者のいる世帯では，介護者の約7割が60歳以上となっている．したがって，予防給付および介護給付における栄養教育は，栄養教育の対象となる者はもちろんであるが，対象者の家族構成や介護する側のマンパワーも考慮し，計画を立てる必要がある．

b) 実施者

管理栄養士は医師から栄養ケアの具体的な指示を受け，介護支援専門員，看護師，言語聴覚士，理学療法士，作業療法士等との情報共有および連携が必要となる．施設サービスで管理栄養士が栄養ケア計画，経口移行計画および経口維持計画を作成するためには，適切な食形態を評価する言語聴覚士との連携が必須である．また，居宅サービスで調理・買い物支援を考慮した計

高齢者の施設・住まい

介護保険サービスで利用できる公的な施設として，「介護老人福祉施設」「介護老人保健施設」「介護療養型医療施設」がある．「介護付き有料老人ホーム」「住宅型有料老人ホーム」等の主に民間が運営する有料老人ホームは，高齢者の心身の健康と安定した生活のために配慮された高齢者用の住まいである．その他，高齢者専用のバリアフリー賃貸住宅である「サービス付き高齢者向け住宅」，認知症の高齢者が少人数で生活する「グループホーム」がある．

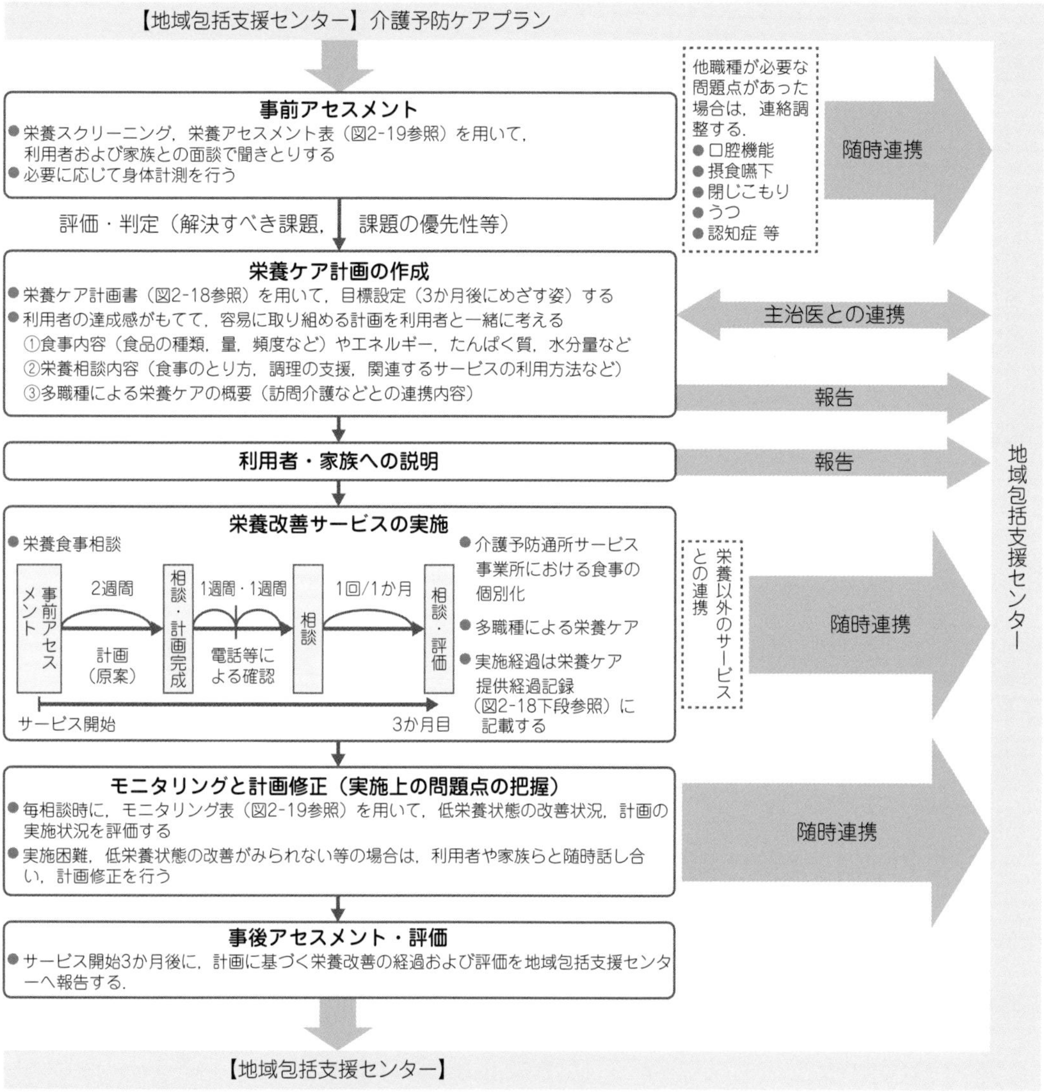

図2-17 ● 予防給付における栄養改善サービスの流れ

〔厚生労働省「介護予防マニュアル」分担研究班：栄養改善マニュアル（改訂版）．2009より一部改変〕

画を作成するためには，利用者が活用している訪問介護員との連携も必要である．

c) 目的やテーマ

予防給付における栄養改善は，高齢者の毎日の営みである「食べること」を通じて，低栄養状態の改善を図り，高齢者の自己実現をめざすものである．「栄養改善」は，高齢者にとっての「食べること」を楽しみや生きがいのうえで重要であり，「食べること」への支援を通じて，社会参加，生活機能の向上，コミュニケーションの回復，食欲の回復や規則的な便通といった生体リズムの保持へとつなげる．一方，高齢者が「食べること」は，生きて活動することの基本であるたんぱく質とエネルギーを十分に摂取することでも

氏名　殿	計画作成者：	初回作成日　：　年　月　日
	所　属　名：	作成（変更）日：　年　月　日
医師の指示	□　なし　□　あり（要点　指示日　/　）	
利用者及び家族の意向		説明と同意日　年　月　日
解決すべき課題（ニーズ）	低栄養状態のリスク（　低　・　中　・　高　）	サイン
長期目標（ゴール）と期間		続柄

短期目標と期間	栄養ケア（①栄養補給・食事、②栄養相談、③多職種による課題の解決など）	担当者	頻度	期間
特記事項				

栄養ケア提供経過記録

月日	サービス提供項目

図2-18●栄養ケア計画書（通所・居宅）　例

ある．たんぱく質とエネルギーの十分な摂取によって，筋たんぱく質の維持を図り，身体機能や生活機能を維持する．

介護給付である施設サービスにおける栄養教育では，栄養ケア計画（**図2-18**）を作成し，計画に従って継続的な栄養管理を行う．これは要介護状態の重症化防止を目的としている．在宅サービスにおいても同様であるが，利用者を取り巻く社会的，経済的環境の影響が大きいことから，利用者本人と介護者双方のQOLを向上させる計画とすることが重要となる．

d) 具体的な内容

具体的には，利用者が何をめざしたいかをゴールとして設定し，そのゴールを達成するための目標として，体重などの身体計測値の増大，摂取量の増加等の具体的な計画作成を行う．栄養補給・食事，栄養相談，多職種による課題の解決など，栄養ケアの短期目標を達成しやすい具体的なサービス内容とする．

・栄養改善のために必要な食事内容（食品の種類，量，頻度など）やエネルギー摂取量，たんぱく質摂取量，水分量など
・栄養相談の内容（栄養関連の情報提供，食事のとり方，調理や買い物の支援，配食サービス等の利用方法など）
・多職種による栄養ケアの概要など（訪問介護との連携内容，口腔機能向上や運動機能向上との連携内容）

e) 教材・学習形態

施設サービスおよび居宅サービスにおける栄養教育は個別学習となる．居宅サービスにおいては，利用者の生活の場が学習の場となり，利用者または介護者に対し調理の実演を行う場合もある．利用者の経済状況も勘案して実施する．

f) 日時や頻度

施設サービスにおいては，利用者の食事中の様子を1日に1回以上観察する**ミールラウンド**を行い，問題点を抽出することが重要である．

居宅サービスの栄養教育の頻度については，介護保険において算定要件が定められている．たとえば，居宅療養管理指導においては1か月に2回の頻度での指導が認められ，算定が可能である．がん末期などの利用者においては算定要件を超えた居宅療養管理指導を求められることもあるが，現状では認められていない．

❷評価の方法と工夫

a) 倫理的配慮

施設における栄養マネジメントでは，施設の管理栄養士が栄養スクリーニングや栄養アセスメントを行い，栄養ケア計画を作成し，作成した栄養ケア計画を入所者またはその家族に説明して同意を取得するなどの一連のプロセスを行う．栄養ケア計画の変更が必要な場合，管理栄養士は，介護支援専門員にサービス担当者会議等で栄養ケア計画の変更を提案し，計画の変更についても，入所者または家族へ説明し同意を得る．

b) 影響評価・結果評価の表し方とフィードバック

栄養アセスメント・モニタリングの例を**図2-19**に示した．評価・判定では，栄養アセスメントを総合的に検討し，栄養・食事に関連する問題は何なのか，それが何の原因によって引き起こされ，結果的にどのような主観的・客観的アセスメントデータによって示されているのかを表す．評価・判定する3つのポイントを**表2-24**に示した．総合的評価は，概ね3か月ごとにモニタリングした結果，栄養状態の改善状況をチェックして総合的評価・判定とする．栄養モニタリングは，1か月に1回定期的に行い，栄養ケア計画の目

利用者名		記入者	
身体状況、栄養・食事に関する意向		家族構成とキーパーソン	

以下は、利用者個々の状態に応じて作成し、利用者の状態及び家族等の状況により、確認できない場合は空欄とする.

実施日		年 月 日（記入者名）	年 月 日（記入者名）	年 月 日（記入者名）	年 月 日（記入者名）
本人の意欲[1] （健康感、生活機能、身体機能など）		[ ] （ ）	[ ] （ ）	[ ] （ ）	[ ] （ ）
身体計測等	体　重（kg）	(kg)	(kg)	(kg)	(kg)
	BMI（kg/ m^2）	(kg/ ㎡)	(kg/ ㎡)	(kg/ ㎡)	(kg/ ㎡)
	3%以上の体重減少	□無 □有（ kg/ ヶ月）	□無 □有（ kg/ ヶ月）	□無 □有（ kg/ ヶ月）	□無 □有（ kg/ ヶ月）
	血清アルブミン値（g/dl）	□無 □有（ (g/dl)）	□無 □有（ (g/dl)）	□無 □有（ (g/dl)）	□無 □有（ (g/dl)）
	その他				
食生活状況等	食欲・食事の満足感[1]	[ ]	[ ]	[ ]	[ ]
	栄養補給の状況 食事摂取量 ・主食の摂取量 ・副食の摂取量 ・その他（補助食品、経腸・静脈栄養など）	% % % （ ）	% % % （ ）	% % % （ ）	% % % （ ）
	必要栄養量（エネルギー・たんぱく質など）	kcal g	kcal g	kcal g	kcal g
	食事の留意事項の有無 （療養食の指示、食事形態、嗜好、禁忌、アレルギーなど）	□無 □有 （ ）	□無 □有 （ ）	□無 □有 （ ）	□無 □有 （ ）
	食事に対する意識[1]	[ ]	[ ]	[ ]	[ ]
	他のサービスの使用の有無など （訪問介護、配食など）	□無 □有 （ ）	□無 □有 （ ）	□無 □有 （ ）	□無 □有 （ ）
	その他（食習慣、生活習慣、食行動などの留意事項など）				
多職種による栄養ケアの課題（低栄養関連問題）[2]					
①褥瘡　②口腔及び摂食・嚥下 ③嘔気・嘔吐　④下痢　⑤便秘 ⑥浮腫　⑦脱水　⑧感染・発熱 ⑨経腸・静脈栄養　⑩生活機能低下 ⑪閉じこもり　⑫うつ　⑬認知機能 ⑭医薬品　⑮その他		□無 □有 [ ]	□無 □有 [ ]	□無 □有 [ ]	□無 □有 [ ]
特記事項					
評価・判定	問題点[2] ①食事摂取・栄養補給の状況（補助食品、経腸・静脈栄養など） ②身体機能・臨床症状（体重、摂食・嚥下機能、検査データなど） ③習慣・周辺環境（食・生活習慣、意欲、購買など） ④その他	□ 無 □ 有 [ ]	□ 無 □ 有 [ ]	□ 無 □ 有 [ ]	□ 無 □ 有 [ ]
総合評価		□改善 □改善傾向 □維持 □改善が認められない	□改善 □改善傾向 □維持 □改善が認められない	□改善 □改善傾向 □維持 □改善が認められない	□改善 □改善傾向 □維持 □改善が認められない
サービス継続の必要性		□無（終了）		□有（継続）	

1）1:大いにある　2:ややある　3:ふつう　4:ややない　5:全くない　0:不明　から[　]へ該当数字を記入し、必要に応じて（　）へ記入する
2）　問題があれば、有にチェックし、[　]へ問題点の番号を記入する

図2-19 ● 栄養アセスメント・モニタリング（通所・居宅）　例

標達成と連動させる.

表2-24 ● 評価・判定する3つのポイント

問題点	評価・判定のポイント
①食事摂取・栄養補給の状況（補助食品，経腸・静脈栄養など）	食物や栄養素の摂取量が必要量に対して過少か過多かを評価する
②身体機能・臨床症状（体重，摂食嚥下機能，検査データなど）	摂食嚥下等の機能的状態，血清アルブミン値の検査値等の生化学的状態，体重などの身体測定値，浮腫や褥瘡などの身体所見等の身体的状態に関連している栄養問題を評価する
③習慣・周辺環境（食・生活習慣，意欲，購買など）	食物・栄養に関連した知識不足や食物や生活習慣の偏り，食事の準備能力の低下（認知・身体障害），食物の入手困難，食事制限の有無などを評価する

〔厚生労働省「介護予防マニュアル」分担研究班：栄養改善マニュアル（改訂版）．2009より〕

COLUMN

「訪問による栄養管理の重要性」を明らかにしたRCT

病院を退院して1週間後，2週間後および4週間後に，病院の栄養士による訪問または電話による食事計画等の指導を行った海外の研究を紹介する．

MNA®スコアが24点未満であった低栄養または低栄養のリスクである75歳以上の退院患者208名に対し，栄養士による訪問指導を行う群，栄養士による電話指導を行う群およびコントロール群の3群により予後を比較・検討した．

病院栄養士による訪問指導を行った群では，コントロール群，電話指導群に比べ，退院30日後，90日後での再入院のリスクを有意に抑制したことが明らかとなった．この結果は，退院後も病院栄養士が患者の自宅を訪問し，食事計画の支援等の栄養管理を行うことは，再入院のリスクを抑制し，医療費の削減につながることを証明している（Pedersen JL, et al. J Nutr Health Aging, 21（1）：75-82, 2017）．

3) 事例1：訪問栄養食事指導（個別）

個人を対象とした栄養教育プログラム	アルコール性肝硬変と糖尿病を併発し，自宅療養中の要介護3にある高齢女性に対する訪問栄養食事指導
このプログラムの簡単な説明（背景等）	血糖値が600 mg/dLと明らかにコントロールが必要な状態にあるが，総合病院を退院し，在宅療法となった（在宅診療月2回，訪問看護週5回，デイサービス週2回）．安定的な在宅療法を継続するためには，食の管理が重要であるが，高齢の夫の食に関する助けも必須となるため，夫の介護負担を軽減することも考慮し，月2回の訪問栄養食事指導を行うことになった．

<table>
<tr><th></th><th>項目</th><th>実施項目</th><th>詳　細</th><th>形成的評価の実施</th></tr>
<tr><td rowspan="4">P 計画</td><td rowspan="4">アセスメント</td><td rowspan="2">①アセスメントと課題の抽出</td><td>プリシード・プロシードモデルにて分析して課題を抽出する
<table>
<tr><th>アセスメントの内容</th><th>具体的な情報</th><th>アセスメントの対象</th><th>情報を得る方法</th></tr>
<tr><td>健康栄養状態</td><td>●血糖コントロールが悪い
●腹水コントロールが悪い
●咀嚼・嚥下障害がある
●認知機能の低下がみられる</td><td rowspan="6">患者本人・家族（夫）</td><td rowspan="6">問診
身体観測
実測
血液検査等</td></tr>
<tr><td>栄養・食生活・ライフスタイル</td><td>●摂取エネルギー量の管理ができない
●欠食がある
●間食量が多い
●薬を飲み忘れる</td></tr>
<tr><td>環　境</td><td>介護者が高齢の夫である（夫にとっては負担が大きい）</td></tr>
<tr><td>準備要因</td><td>1日の適切な食事量を理解できていない</td></tr>
<tr><td>強化要因</td><td>—</td></tr>
<tr><td>実現要因</td><td>患者本人・介護者ともに，治療食としての料理を選べず，準備できない</td></tr>
</table></td><td>企画評価の視点
課題抽出に必要な情報が得られたか
課題抽出のための要因分析方法は適切か</td></tr>
<tr><td>課題の抽出
<table>
<tr><th>課題1</th><th>血糖コントロールが悪い</th></tr>
<tr><td>課題2</td><td>腹水コントロールが悪い</td></tr>
<tr><td>課題3</td><td>咀嚼・嚥下障害</td></tr>
<tr><td>課題4</td><td>介護者である夫の負担が大きい</td></tr>
</table></td><td>優先順位決定方法は適切か</td></tr>
<tr><td>②優先課題の決定</td><td>課題1　血糖コントロールが悪い，課題4　介護者である夫の負担が大きい
抽出した理由：
血糖コントロールが悪く，600 mg/dLを超えているため，患者本人に治療のために必要な食の知識を理解してもらうこと．また，それを実行してもらうためには，介護者である夫の協力が必要であるが，夫が高齢なため，できる限り簡単な揃え方などを覚えてもらうことにした．</td><td></td></tr>
<tr><td>③目的決定</td><td>適切な食事療法を実行することで，病状の悪化を防ぎ，安定した在宅療法を継続できるようにすること．</td><td></td></tr>
</table>

栄養教育計画

④栄養教育の目標とその評価基準の決定

	目標（上段） 評価指標（下段）	現状値	目標値	評価時期・方法	評価基準	判定
結果目標	**血糖値の安定** 血糖値を150mg/dL以下にする	600mg/dL	150mg/dL	6か月後 空腹時の平均血糖値	600mg/dL以下 450mg/dL以下 300mg/dL以下 150mg/dL以下	D C B A
行動目標	**適切な摂取量を維持する** 1,300kcal/日を朝，昼，間食，夕食で配分して欠食せずに食べる	実施率20%	実施率70%以上	3か月後 モニタリング	20%未満 20～39% 40～69% 70%以上	D C B A
学習目標	**適切な食事療法を理解する** 1日の食事量を理解し，適切な食材を選ぶことができる	理解度20%	理解度70%以上	3か月後 紙面テスト	20%未満 20～39% 40～69% 70%以上	D C B A
環境目標	**家族（夫）の調理技術の向上** 家族（夫）が作れる料理数	―	12種類	3か月後 モニタリング	4種類未満 4～7種類 8～11種類 12種類	D C B A
実施目標	**月2回の訪問栄養指導を継続** 訪問数	―	12回	6か月後 訪問回数	未達成 達成	D A

A：（目標達成），B：（改善傾向），C：（現状維持），D：（悪化）

目標設定は適切か

⑤計画書の作成

Why 栄養教育の目的（再掲）	適切な食事療法を実行することで，病状の悪化を防ぎ，安定した在宅療法を継続できるようにすること
Whom 対象	患者本人とその家族（夫）
What 実施内容	●1日の食事量を理解し，適切な食材を選ぶことができる ●家族（夫）が作れる料理の紹介 ●宅配弁当の利用方法，外食の利用方法
When 時期・期間・頻度・時間帯・時間/回	月2回の訪問栄養食事指導
Where 実施場所（設備）	患者自宅（台所等）
How ①参加者管理（倫理的配慮） ②実施に対する共通理解を得る方法 ③学習形態 ④教材	①患者本人と家族（夫）の同意を得て実施，個人情報は厳密に管理する ②関連スタッフ（主治医，訪問看護師，ケアマネジャー，デイサービス）との情報共有を定期的に実施する ③訪問時の個別面談，個別指導，身体計測，各種検査 ④スーパーの総菜の栄養価表，料理レシピ，宅配弁当一覧，おやつ写真一覧表　等
How much 費用	居宅療養管理指導料（月2回　1割負担）
Who 実施者　連携体制	在宅訪問管理栄養士，ケアマネジャー，訪問看護師

6W2Hを含めて計画されているか

⑥実施計画

回数	期間・タイミング	対　象	内　容	連携体制
1	9月（初回）	患者本人・家族（夫）	食事量・おやつの選び方について	在宅訪問管理栄養士 ケアマネジャー 訪問看護師
2	9月2回目		料理用食材の選び方・使い方について	
3	10月1回目		宅配弁当の利用法について	
4	10月2回目		外食の利用法について	
5	11月1回目		スーパー等の総菜（リスト・栄養量）について	
6	11月2回目		各種測定，聞き取り調査	
7～11	月2回ずつ 継続		実施状況の確認，聞き取り，レシピ紹介	
12	6か月後		各種測定，聞き取り調査	

スケジュールに無理はないか

D　栄養教育の実施

栄養教育の実施

⑦指導の実施

2回目の個人を対象とした栄養教育の流れ（例）

あいさつ	●事前に電話で訪問の確認 ●アイスブレーク ●前回からの食欲や体調などを確認
目的と内容を説明	料理用食材の選び方と利用法について説明をすることと，レシピを紹介することを伝達
食行動の把握	●食事量が守られているか，欠食がなかったか，おやつの摂取状況がどうだったか，モニタリング表を見ながら，患者本人と家族（夫）から聞き取り ●モニタリング表の記録を見ながら，記入が難しかったところや，思っていたように食べられなかった点があったか聞き取りをし，この後の指導，もしくは次回の訪問栄養食事指導時に反映
課題の確認と指導	●家族（夫）の料理の技術・レパートリーが少ないなかで，居宅での食事が続いていることが課題としてあがっていたため，家族（夫）がよく行く近隣のスーパーで購入できる食品を使った料理方法を紹介 ●経済面も考慮しつつ，1ステップ，2ステップで作れる料理を数点紹介し，台所を借りて実演して覚えてもらう
行動目標の再検討	前回立てた行動目標について，うまくできなかった点を指導後に再調整
次回の約束	2週間後に来ることと，その時に実施することを説明
備　考	※初回時の訪問時に，台所の状況，調理器具，冷蔵庫の中身，調味料，家族（夫）の調理技術，日頃の買い物の状況，具体的に何に困っているのか，何ができていないかなどを確認しておく

経過評価の視点

対象者の理解度・満足度・反応はどうだったか

個別支援は継続したか

モニタリング

⑧モニタリングの実施

モニタリング項目	タイミングや方法	モニタリング実施者	行動継続のための工夫
食事記録 食事として食べたものを記録	毎食後に患者本人・家族（夫）が記録する	在宅訪問管理栄養士が訪問時に確認する	●1回でもつけていたら大いにほめる ●毎回の実施状況を聞きながら，習慣化されてきたら，少しずつ記録方法を簡便化する

モニタリング状況はどうだったか

適宜修正したか

C　評価

形成的評価

⑨企画評価と経過評価

- 予定していた訪問指導は12回すべて実施することができた（評価A）
- 3回目の訪問から，家族（夫）より具体的な調理方法の質問が増え，継続的な訪問指導の効果が得られたと思われた
- デイサービスの利用が週に2回あり，その協力が得られたことも，今回の計画が予定どおり遂行できた一因だと思われた
- 介護の負担が大きくならないよう，近くのスーパーで購入できる総菜の一覧集や，おやつを食べたがる患者本人のために，食べてもよいおやつの一覧集を写真入りで提供した．その他，外食の提案なども行ったが，これらの情報が，長期の食事療法に対する抵抗を軽減し，楽しみながら夫婦で食事療法を実施するために有効だったと思われた

総括的評価

⑩影響評価

目標の種類	目標（上段） 評価指標（下段）	評価時期・方法	結果	評価
行動目標	**適切な摂取量を維持する** 1,300kcal/日を朝，昼，間食，夕食で配分して欠食せずに食べる	3か月後 モニタリング	実施率 70%	A
学習目標	**適切な食事療法を理解する** 1日の食事量を理解し，適切な食材を選ぶことができる	3か月後 紙面テスト	理解度 50%	B
環境目標	**家族（夫）の調理技術の向上** 家族（夫）が作れる料理数	3か月後 モニタリング	10種類	B

A：（目標達成），B：（改善傾向），C：（現状維持），D：（悪化）

⑪結果（アウトカム）評価

目標の種類	目標（上段） 評価指標（下段）	評価時期・方法	結果	評価
結果目標	**血糖値の安定** 血糖値を150mg/dL以下にする	6か月後 空腹時の平均血値	150mg/dL以下	A

A：（目標達成），B：（改善傾向），C：（現状維持），D：（悪化）

⑫総合評価

- インスリンと食事療法により，血糖のコントロールを行い，結果目標の達成につながった
- 患者本人は，認知機能の低下があり，学習目標を達成することが難しかったが，間食量は理解することができ，自制内で間食を楽しんでいた
- 家族（夫）が治療食を理解し，楽しみながら調理方法，レパートリーを増やし，宅配弁当の利用術などを習得したことで，環境整備を進めることができた

A 見直し 改善

⑬見直し改善

- 介護負担の軽減を図り，食事記録を必要以上に継続しない
- 介護者にとって調理が負担にならないよう，簡単な調理方法などを具体的に伝える
- 息抜き（楽しみ）となるよう外食の提案を行う

⑭フィードバック

- 血糖値・体重・腹囲の計測は継続し，グラフにして可視化することで，血糖コントロールへのモチベーションを維持する
- 食事摂取量・内容と血糖値の増減を照らし合わせて確認することで，食事がどのように血糖値に影響するかを知る
- 1日3食でほぼ時間を決めて，適正量を摂取することで，空腹感による苦痛なく血糖コントロールできることを知る
- 制限内であれば安心して間食ができることを知る

⑮発表等

他職種への教育：関係サービススタッフ（主治医，訪問看護師，ケアマネジャー，デイサービス）に情報提供・情報共有することで，糖尿病の食事療法への理解を深める．

⑯このプログラムの工夫点・注意点，行動科学理論やモデルや各種行動変容技法の利用について

- 食事摂取量把握のための食事記録が，介護者の負担過多にならないよう，「お総菜リスト（栄養価記入済み）」を作成した
- 間食を中止ではなく，制限とし，摂取してよい内容・量を写真付きの一覧表にし，具体的に示すことで，患者本人の理解とモチベーションアップを図った
- 血糖値・体重・腹囲の計測結果をグラフにより可視化し，計測を継続するモチベーションアップにつなげた
- 食事療法が苦痛を伴うものではないことを実体験してもらうことで，無理なく継続できるように努めた
- 患者，介護者の思い（不安，不満，疑問，希望など）を十分傾聴し，解決可能なものは早めの対応を心がけた
- 関連するサービススタッフとの連携により，一貫性をもって食事療法に取り組んだ

4) 事例2：高齢者福祉施設における栄養教育（集団指導）

<table>
<tr><th>集団を対象とした栄養教育プログラム</th><td>高齢者施設での地域高齢者を対象とした低栄養予防のための介護予防教室</td></tr>
<tr><th>このプログラムの簡単な説明（背景等）</th><td>独居の高齢者が多い地域であり，近隣のスーパーや店舗が閉店してしまったため，食材の買い物や外食ができるところが少ない．これらの要因が重なり，高齢者の食事バランスの悪さ，孤食の増加，身体活動量の低下などが問題となった．このプログラムは，高齢者の介護予防を目的として，交流の場を増やし，規則正しくかつおいしく食事を食べるためのセルフ管理スキルを身に付けてもらうために実施することになった．</td></tr>
</table>

<table>
<tr><th></th><th>項目</th><th>実施項目</th><th>詳細</th><th>形成的評価の実施</th></tr>
<tr><td rowspan="3">P
計画</td><td rowspan="3">アセスメント</td><td>①アセスメントと課題の抽出</td><td>プリシード・プロシードモデルにて分析して課題を抽出する
<table>
<tr><th>アセスメントの内容</th><th>具体的な情報</th><th>アセスメントの対象</th><th>情報を得る方法</th></tr>
<tr><td>QOL</td><td>地域住民間の交流が少なくQOL（生きがい・健康観）の低下が心配される</td><td rowspan="7">地域高齢者およびデイサービス利用者</td><td rowspan="7">●地域ケア推進会議に参加し，各専門職からの地域の課題を聞き取る
●通所サービス利用者は聞き取りと質問紙調査を行う</td></tr>
<tr><td>健康栄養状態</td><td>低栄養状態（体重減少，筋量減少，口腔状態の悪化等）に陥りやすい状況である</td></tr>
<tr><td>栄養・食生活・ライフスタイル</td><td>●孤食で不規則な食生活に陥りやすい
●身体活動量低下（買い物・外食をしない）</td></tr>
<tr><td>環　境</td><td>●交流の場が少ない
●買い物ができる場が少ない</td></tr>
<tr><td>準備要因</td><td>低栄養状態に対する理解・知識が乏しい</td></tr>
<tr><td>実現要因</td><td>●低栄養状態を予防するためのセルフ管理不足
●施設へのアクセスが不便</td></tr>
<tr><td>強化要因</td><td>家族の協力は，家庭の環境により異なる</td></tr>
</table>
課題の抽出
<table>
<tr><th>課題1</th><td>低栄養状態（体重減少，筋量減少，口腔状態の悪化等）に陥りやすい状況</td></tr>
<tr><th>課題2</th><td>孤食で不規則な食生活に陥りやすい</td></tr>
<tr><th>課題3</th><td>交流の場が少ない</td></tr>
<tr><th>課題4</th><td>施設へのアクセスが不便</td></tr>
</table></td><td rowspan="3">企画評価の視点
課題抽出に必要な情報が得られたか
課題抽出のための要因分析方法は適切か
優先順位決定方法は適切か</td></tr>
<tr><td>②優先課題の決定</td><td>課題3　交流の場が少ない
抽出した理由：
地域のなかで生きがいや役割をもてるような交流の場を設けることができれば，ヘルスリテラシーの向上，行動変容のきっかけができ，低栄養予防，ひいては身体活動量の増加にもつなげることができると考えたから．</td></tr>
<tr><td>③目的決定</td><td>高齢者のヘルスリテラシーを高め，低栄養を予防すること．</td></tr>
</table>

栄養教育計画

④栄養教育の目標とその評価基準の決定

（目標設定は適切か）

	目標（上段） 評価指標（下段）	現状値	目標値	評価時期・方法	評価基準	判定
結果目標	**低栄養を予防する高齢者を増やす** 低栄養状態の改善がみられた高齢者の割合	4人 13%	10人 33%	開始時・開始3か月後 簡易栄養状態評価	～12% 13～22% 23～32% 33%～	D C B A
行動目標	**規則正しくバランスの取れた食事をする高齢者を増やす** バランスの取れた食事を3食食べている高齢者の割合	6人 20%	12人 40%	1日3食，主食・主菜・副菜のある食事を食べた日が，週に平均して4日以上あった人の割合	～19% 20～29% 30～39% 40%～	D C B A
学習目標	**ヘルスリテラシーの高い高齢者を増やす** ヘルスリテラシー得点が向上した高齢者の割合	9人 30%	21人 70%	開始時・開始3か月後 ヘルスリテラシー尺度	～29% 30～49% 50～69% 70%～	D C B A
環境目標	**低栄養予防のための持ち帰りリーフレット数を増やす** リーフレットの発行数	—	7種類	開始3か月後 リーフレット数	～0 1～3 4～6 7以上	D C B A
環境目標	**施設と高齢者の自宅間の送迎バスを出す** バスの運行の有無	—	あり	開始3か月後 実施の有無	なし あり	D A
実施目標	**高齢者が参加しやすい教室にすること** 参加継続率	—	80%以上	全7回の教室のうち5回以上参加する高齢者の割合	～30% 31～59% 50～79% 80%～	D C B A

A：(目標達成)，B：(改善傾向)，C：(現状維持)，D：(悪化)

⑤計画書の作成

（プログラム名は魅力を感じるものか）

（6W2Hを含めて計画されているか）

プログラム名	いきいき，はつらつ健口《けんこう》教室
Why 栄養教育の目的	高齢者のヘルスリテラシーを高め，低栄養を予防すること
Whom 対象	入所（居）者および地域高齢者30名
What 実施内容	● 栄養教育の内容 1）低栄養に関する知識と評価方法 2）低栄養を予防するための食事の提案と口腔ケア法 ● 環境への働きかけ 1）介護者・家族等の支援の重要性
When 時期・期間・頻度・時間帯・時間/回	● 開催期間 5月～7月 ● 開催頻度 全6回コース ● 開催時間 午前10時～12時半
Where 実施場所，設備	● 実施会場 施設内のレクレーションルーム，家族介護ルーム ● 設備 椅子，テーブル，パソコン，プロジェクター，ホワイトボード，案内板，手洗い設備，送迎用車両
How ①募集方法 ②参加者管理（倫理的配慮） ③実施に対する共通理解を得る方法 ④学習形態・教材	①募集方法 1）施設利用者および介護者・家族等 施設内にポスターを掲示する 2）地域住民 近隣のコミュニティセンターや老人クラブなどへポスター掲示 ②参加者管理（倫理的配慮） 1）実施目的について説明し，参加者へ同意を得る 2）参加者の個人情報が漏洩しないよう配慮する 3）調査やアンケートにより心理的苦痛を与えないように配慮する ③共有理解を得る方法 1）実施者間で事前ミーティングを行い，開催趣旨を確認し，役割分担を明確にしておく ④使用する教材と学習形態 教材 参加スタンプ証，レシピのリーフレット，食事の提供，食品と料理の実物大ポスター，ヘルシーダイアリー 学習形態 プレゼンテーション，ゲーム型のグループワーク

How much 総費用	112,000円 教材費：食材費，光熱費，人件費，消耗品費 送迎バス代，調査用紙代等 （参加費として1人500円/回を徴収した金額を含む．不足分は施設からの持ち出し予算にて実施）
Who 実施者　連携体制	管理栄養士，理学療法士・作業療法士など（以下，リハビリスタッフ），看護師，介護士，歯科衛生士，送迎担当者

⑥教育プログラム計画と経過評価の方法

回数	学習形態	内　容	連携体制	経過評価の方法
1	アセスメント ランチ グループワーク	●開催の趣旨説明，スケジュール説明 ●アセスメント	管，看，リ，介，調	①，②
2	プレゼンテーション ランチ グループワーク	●低栄養について，高齢期の食事のとり方 ●二重課題トレーニング ※しりとり：野菜の名前	管，リ，介，調	①，②，③
3	プレゼンテーション ランチ グループワーク	●低栄養を予防する食事とは ●二重課題トレーニング ※しりとり：魚の名前	管，リ，介，調	①，②，③
4	プレゼンテーション ランチ グループワーク	●食品の分類と1日に必要な食事量 ●二重課題トレーニング ※しりとり：果物の名前	リ，介，調	①，②，③
5	プレゼンテーション ランチ グループワーク	●高齢期の食事のまとめ ●二重課題トレーニング ※みそ汁の具	歯，リ，介，調	①，②，③
6	プレゼンテーション ランチ グループワーク	●口腔ケアと食べるための口のアセスメント ●二重課題トレーニング ※みそ汁の具	歯，介，リ，調	①，②，③
7	アセスメント ランチ グループワーク	終了時アセスメント	看，介，リ，調	①，②，③

連携体制：管理栄養士（管），リハビリスタッフ（リ），看護師（看），介護士（介），調理師（調），歯科衛生士（歯）
経過評価の方法：①参加率，②参加者の反応，③食事バランス日記の記入状況
内容：毎時，ランチ会とメニューコンセプトの説明，ストレッチ運動，おさらいクイズを含む

各種目標に合った教室プログラムになっているか

経過評価の方法が含まれているか

⑦実施準備

期間・タイミング	準備内容	実施者（人数）
3か月前まで	●開催場所の手配 ●教室の名称と教室の目的を決める ●案内ポスターの作成	看護師，管理栄養士（2名）
2か月前まで	●プログラムの作成 ●参加者案内ポスターの掲示 ●依頼状の送付	看護師，管理栄養士，介護士（3名）
1か月前～1週間前まで	配布資料や当日のプレゼンテーション資料，教材の準備	看護師，管理栄養士（2名）
1週間前まで	●参加者の確定，参加者の動線確認 ●アンケートの作成，参加スタンプ証作成，謝金準備	介護士，看護師（2名）
1週間前～3日前まで	スタッフマニュアルの作成と研修の実施打ち合わせ	介護士，看護師（2名）
3日前まで	ネームプレート，配布資料の印刷	看護師，管理栄養士，介護士（3名）

スケジュールどおりに，準備を進めることができたか

前日	●会場設営 案内板，机・椅子・ホワイトボード，プロジェクターの準備と位置確認，参加者の導線確認 ●必要物品の確認 ●教材の準備 ●食事の仕込みと提供の準備，食器 ●おつりの準備	全員（6名）

D 栄養教育の実施 ／ 栄養教育の実施 ／ ⑧指導の実施

第2回目の指導案

	時間	内容	活動	留意点	準備・配布物等
導入	10分	あいさつ 出席確認 アイスブレイク	介護士 あいさつ 本日の実施内容の説明 前回から今日までの振り返り	全員が発言しやすい雰囲気づくり ヘルシーダイアリーの記入を確認し，1日でもつけていたらほめる	参加証明用スタンプ
展開	40分	低栄養とは 低栄養予防の食事のとり方について	管理栄養士 低栄養について 普段の食事の振り返り 高齢期の具体的な食事のとり方	ゆっくりとわかりやすく丁寧に話す プレゼン資料は大きめの字で作成	●プレゼンテーション資料 ●プロジェクター・パソコン
	40分	ランチ会	調理師 エネルギーやたんぱく質などをバランスよく取り入れたメニューのコンセプトとランチ会	ヘルシーダイアリーをみながら食べ方を確認してもらう レシピにもコンセプトを記載	●レシピのリーフレット ●食品の実物大のポスター ●実際の1食分の食事
	10分	グループワーク	リハビリスタッフ ストレッチ運動 二重課題トレーニング ※野菜の名前	腰や膝などが痛む人は無理しないように指示	
まとめ	15分	教室のまとめクイズ 次回の予定	介護士 おさらいクイズ 次回までの課題の説明 次回開催日のお知らせ	正解したら，大いにほめる	
備考	ヘルスビリーフモデル オペラント強化				

経過評価の視点

計画・打ち合わせどおりに実施できたか

参加数（参加率）はどうだったか

対象者の理解度・満足度・反応はどうだったか

（期間を通じて）
参加数の推移はどうだったか

モニタリング ／ ⑨モニタリングの実施

モニタリング項目	タイミングや方法	モニタリング実施者	行動継続のための工夫
食事を3回食べる 食事をバランスよく食べる	対象者自身 教室開始日から毎日	管理栄養士	●各教室時に持参してもらい，実施状況を確認 ●正のフィードバックで継続の強化を図る

モニタリング状況はどうだったか

適宜修正したか

C 評価 ／ 形成的評価

⑩企画評価
- 参加者負担にて教室を実施したため，全日程を参加した高齢者の金銭的負担が大きかった
- 費用面での制限があった
- バスの送迎があったため，全参加者が迷わずに施設に来ることができた

⑪経過評価
- 全7回の教室を5回以上出席した参加者は，30人中25人で83.3%だった（評価A）．また，最終の教室開催日に行った満足度調査では，90%を超えた
- 企画していたスタッフが，教室開催日に担当できなくなる日があった
- 教室は，ほぼ計画どおりに実施することができた
- 安全性を十分に考慮して実施したため，大きな事故もなく実施できた

総括的評価

⑫影響評価

目標の種類	目標（上段）／評価指標（下段）	評価時期と方法	結　果	評価
行動目標	**規則正しくバランスの取れた食事をする高齢者を増やす**	1日3食，主食・主菜・副菜のある食事を食べた日が，週に平均して4日以上あった人の割合	16人 53.3%	A
	バランスの取れた食事を3食食べている高齢者の割合			
学習目標	**ヘルスリテラシーの高い高齢者を増やす**	開始時・開始3か月後 ヘルスリテラシー尺度	21人 70%	A
	ヘルスリテラシー得点が向上した高齢者の割合			
環境目標	**低栄養予防のための持ち帰りリーフレット数を増やす**	開始3か月後 リーフレット数	7	A
	リーフレットの発行数			
	施設と高齢者の自宅間の送迎バスを出す	開始3か月後 実施の有無	あり	A
	バスの運行の有無			

A：（目標達成），B：（改善傾向），C：（現状維持），D：（悪化）

⑬結果（アウトカム）評価

目標の種類	目標（上段）／評価指標（下段）	評価時期と方法	結　果	評価
結果目標	**低栄養を予防する高齢者を増やす**	開始時・開始3か月後 簡易栄養状態評価	12人 40%	A
	低栄養状態の改善がみられた高齢者の割合			

A：（目標達成），B：（改善傾向），C：（現状維持），D：（悪化）

⑭経済評価

		結果評価に対する評価	行動目標に対する評価
A	総費用	112,000円	112,000円
B	対象者数（高齢者のみ）	30人	30人
C	達成者数（高齢者のみ）	12人	16人
A/B	対象者あたりの費用	3,733円	3,733円
A/C	費用効果費	9,333円	7,000円

⑮総合評価

- 環境目標，学習目標，行動目標を達成することができ，結果目標も達成することができた
- 目標の評価基準を，もう少し厳しく設定してもよかった
- 総合的には，当初の予定どおり，参加者間の交流が生まれ，いきいきと参加してもらうことができた

A 見直し 改善

⑯見直し改善

- スタッフ配置について
  企画スタッフが当日運営できなかった場合に，別の担当者でも担えるようにマニュアルを作成する
- 予算について
  今回は参加者負担にて実施したが，今後は公的な助成金の申請を行うなどして予算の確保を行う
- 教材について
  効果をあげるために，教室の内容や教材を改善する
- 募集方法
  地域のサロン活動を行っている団体にも広く広報する
- 参加費
  参加者への負担が少なくなるよう予算を検討する

⑰フィードバック

- ヘルシーダイアリーと食事摂取頻度調査の結果をフィードバックする
- 開始時と終了時の栄養状態などのアセスメント結果を各個人へフィードバックする
- 事業報告書を作成し，提出する
- 次年度の予算獲得のための資料を作成する
- 事業の内容のまとめとアンケート結果をまとめ，各関係者に報告する

⑱発表・公表

- 実施した内容の報告，取得したデータは，学会や研究会などにて報告を行う
- 教室開催者へ情報を共有し，施設内の職員に対し，情報を共有する

⑲このプログラムの工夫点・注意点，行動科学理論やモデルや各種行動変容技法の利用について

● 環境面で工夫した点

事故防止策

- 食事の窒息防止策として，ランチで提供した食事形態に配慮した
- 参加者の導線確認を行い，転倒防止策を行った

● 交通の便の改善

- 施設までの送迎を行うことで，参加しやすい環境を作った

● 地域のネットワークと災害時の対応

- 教室の開催により地域のネットワークが構築された
- 特に，災害時の「津波避難ビル」に指定されていることを地域住民に知らせることができ，災害時に地域住民とのネットワークづくりに役立てていくことができるような防災マップを今後，作成していく

参考文献

Chapter 1 栄養教育の意義と進め方

1) 畑　栄一，土井由利子：行動科学　健康づくりのための理論と応用．南江堂，2009.
2) 春木　敏編：エッセンシャル栄養教育論．医歯薬出版，2012.
3) 丸山千寿子，足達淑子，武見ゆかり編：栄養教育論．南江堂，2010.
4) ローレンス W. グリーン，マーシャル W. クロイター著，神馬征峰訳：実践　ヘルスプロモーション　PRECEDE-PROCEED モデルによる企画と評価．医学書院，2005.
5) Boyle MA, Holben DH：Community Nutrition in Action：An Entrepreneurial Approach. Wadsworth, 2012.
6) Contento IR, Koch PA：Delivering nutrition education effectively in group setting, Nutrition Education, Linking research,theory, and practice. 4 th ed, Jones & Bartlett, 2021.
7) Glanz K, Rimer BK, Viswanath K：Health Behavior：Theory, Research, and Practice. 5 th ed, Jossey-Bass, 2015.

Chapter 2 多様な場における栄養教育の実践

1) 榎　裕美，加藤昌彦：高齢者の低栄養の要因と栄養障害のパターン．薬局，58(6)：2011-2014，2007.
2) 経済産業省：健康経営．2021.
https://www.meti.go.jp/policy/mono_info_service/healthcare/kenko_keiei.html
3) 厚生労働省：職場のあんぜんサイト：心とからだの健康づくり．2020.
https://anzeninfo.mhlw.go.jp/yougo/yougo03_1.html
4) 厚生労働省：日本人の食事摂取基準(2020年版)．2019.
5) 厚生労働省：標準的な健診・保健指導プログラム【平成30年度版】．2018.
https://www.mhlw.go.jp/content/10900000/000496784.pdf
6) 厚生労働省：平成28年度診療報酬改定について(平成28年度都道府県等栄養施策担当者会議資料)．2016.
7) 厚生労働省：令和2年度診療報酬改定の概要(令和2年3月5日版)．2020.
8) 厚生労働省「介護予防マニュアル」分担研究班(研究班長：杉山みち子)：栄養改善マニュアル(改訂版)．2009.
9) 厚生労働省健康局健康課長：特定給食施設における栄養管理に関する指導・支援等について．2020.
https://www.mhlw.go.jp/content/10900000/000637208.pdf
10) 厚生労働省労働衛生課編：働く人の健康づくりTHP(Total Health promotion Plan)の進め方．中央労働災害防止協会，2001.
11) 内閣府：仕事と生活の調和(ワーク・ライフ・バランス)憲章，2007.
http://wwwa.cao.go.jp/wlb/government/20barrier_html/20html/charter.html

12）日本糖尿病学会編著：糖尿病治療ガイド2020-2021．文光堂，2020.

13）ローレンス W. グリーン，マーシャル W. クロイター著，神馬征峰訳：実践　ヘルスプロモーション　PRECEDE-PROCEEDモデルによる企画と評価．医学書院，2013.

14）American Association of Diabetes：a CORE Curriculum for Diabetes Education. 5th ed, 2003.

15）Contento IR著，足立己幸，衛藤久美，佐藤都喜子監訳：これからの栄養教育論―研究・理論・実践の環―．第一出版，2015.

16）Evert AB, Boucher JL, Cypress M, et al：Nutrition Therapy for Adults With Diabetes or Prediabetes：A Consensus Report. Diabetes Care, 42(5)：731-754, 2019.

17）Kushida O, Murayama N：Effects of environmental intervention in workplace cafeterias on vegetable consumption by male workers. J Nutr Educ Behav, 46(5)：350-358, 2014.

18）Pedersen JL, Pedersen PU, Damsgaard EM：Nutritional Follow-Up after Discharge Prevents Readmission to Hospital-A Randomized Clinical Trial. J Nutr Health Aging, 21(1)：75-82, 2017.

19）Smart Life Project：スマート・ライフ・プロジェクトについて．2020.
https://www.smartlife.mhlw.go.jp/about

20）Yoshita K, Tanaka T, Kikuchi Y, et al：The evaluation of materials to provide health-related information as a population strategy in the worksite：The High-Risk and Population Strategy for Occupational Health Promotion (HIPOP-OHP) study. Environ Health Prev Med, 9(4)：144-151, 2004.

資料

栄養教育プログラムの
記入フォーマット

本資料に掲載の記入フォーマットは，医歯薬出版ホームページ（https://www.ishiyaku.co.jp/search/details.aspx?bookcode=720360）よりダウンロードできます．

◎個人

個人を対象とした栄養教育プログラム	
このプログラムの簡単な説明（背景等）	

<table>
<tr><th></th><th>項目</th><th>実施項目</th><th>詳　細</th><th>形成的評価の実施</th></tr>
<tr><td rowspan="5">P 計画</td><td rowspan="5">アセスメント</td><td rowspan="3">①アセスメントと課題の抽出</td><td>プリシード・プロシードモデルにて分析して課題を抽出する
<table>
<tr><th>アセスメントの内容</th><th>具体的な情報</th><th>アセスメントの対象</th><th>情報を得る方法</th></tr>
<tr><td>QOL</td><td></td><td></td><td></td></tr>
<tr><td>健康栄養状態</td><td></td><td></td><td></td></tr>
<tr><td>栄養・食生活・ライフスタイル</td><td></td><td></td><td></td></tr>
<tr><td>環　境</td><td></td><td></td><td></td></tr>
<tr><td>準備要因</td><td></td><td></td><td></td></tr>
<tr><td>強化要因</td><td></td><td></td><td></td></tr>
<tr><td>実現要因</td><td></td><td></td><td></td></tr>
</table></td><td rowspan="2">企画評価の視点
課題抽出に必要な情報が得られたか
課題抽出のための要因分析方法は適切か</td></tr>
<tr><td>主観的情報もしくは客観的情報を得てから課題を抽出する
<table>
<tr><th></th><th>情報を得る方法</th><th>情報の概要</th></tr>
<tr><td>主観的情報</td><td></td><td></td></tr>
<tr><td>客観的情報</td><td></td><td></td></tr>
</table></td></tr>
<tr><td>課題の抽出（アセスメントして得られた重要課題の抽出）
<table>
<tr><td>課題1</td><td></td></tr>
<tr><td>課題2</td><td></td></tr>
<tr><td>課題3</td><td></td></tr>
<tr><td>課題4</td><td></td></tr>
</table></td><td rowspan="3">優先順位決定方法は適切か</td></tr>
<tr><td>②優先課題の決定</td><td>抽出した理由：</td></tr>
<tr><td>③目的決定</td><td></td></tr>
</table>

栄養教育計画

④栄養教育の目標とその評価基準の決定

目標設定は適切か

	目標（上段） 評価指標（下段）	現状値	目標値	評価時期・方法	評価基準	判定
結果目標						
行動目標						
学習目標						
環境目標						
実施目標						

A：(目標達成)，B：(改善傾向)，C：(現状維持)，D：(悪化)

⑤計画書の作成

6W2Hを含めて計画されているか

プログラム名	
Why 栄養教育の目的 （再掲）	
Whom 対象	
What 実施内容	
When 時期・期間・頻度・ 時間帯・時間/回	
Where 実施場所 設備	
How 募集方法 ①参加者管理 （倫理的配慮） ②実施に対する共通理解を得る方法 ③学習形態・教材	
How much 総費用	
Who 実施者　連携体制	

⑥実施準備

スケジュールに無理はないか

回数	期間・タイミング	対　象	内　容	連携体制

D 栄養教育の実施 ／ 栄養教育の実施 ／ ⑦指導の実施

○回目の個人を対象とした栄養教育の流れ

あいさつ	
目的と内容を説明	
食行動の把握	
課題の確認と指導	
行動目標の検討	
次回の約束	
備　考	

○回目の個人を対象とした栄養教育の記録例（SOAP形式により整理）

S（主観的データ）	
O（客観的データ）	
A（アセスメント）	
P（計画）	
備　考	

指導案形式に整理した指導内容と手順

	時間	**内　容**	**活　動**	**留意点**	**準備・配布物等**
導入					
展開					
まとめ					
備考					

経過評価の視点

対象者の理解度・満足度・反応はどうだったか

個別支援は継続したか

モニタリング ／ ⑧モニタリングの実施

モニタリング項目	**タイミングや方法**	**モニタリング実施者**	**行動継続のための工夫**

モニタリング状況はどうだったか

適宜修正したか

C 評価 ／ 形成的評価 ／ ⑨企画評価と経過評価

総括的評価

⑩影響評価

目標の種類	目標（上段） 評価指標（下段）	評価時期・方法	結果	評価
行動目標				
学習目標				
環境目標				

A：（目標達成），B：（改善傾向），C：（現状維持），D：（悪化）

⑪結果（アウトカム）評価

目標の種類	目標（上段） 評価指標（下段）	評価時期・方法	結果	評価
結果目標				

A：（目標達成），B：（改善傾向），C：（現状維持），D：（悪化）

⑫総合評価

A 見直し 改善

⑬見直し改善

⑭このプログラムの工夫点・注意点，行動科学理論やモデルや各種行動変容技法の利用について

◎集団

<table>
<tr><td>集団を対象とした
栄養教育プログラム</td><td colspan="4"></td></tr>
<tr><td>このプログラムの
簡単な説明（背景等）</td><td colspan="4"></td></tr>
<tr><td></td><td>項目</td><td>実施項目</td><td>詳　細</td><td>形成的評価の実施</td></tr>
<tr><td rowspan="5">P
計画</td><td rowspan="5">アセスメント</td><td rowspan="3">①アセスメントと課題の抽出</td><td>プリシード・プロシードモデルにて分析して課題を抽出する
<table>
<tr><th>アセスメントの内容</th><th>具体的な情報</th><th>アセスメントの対象</th><th>情報を得る方法</th></tr>
<tr><td>QOL</td><td></td><td></td><td></td></tr>
<tr><td>健康栄養状態</td><td></td><td></td><td></td></tr>
<tr><td>栄養・食生活・ライフスタイル</td><td></td><td></td><td></td></tr>
<tr><td>環　境</td><td></td><td></td><td></td></tr>
<tr><td>準備要因</td><td></td><td></td><td></td></tr>
<tr><td>強化要因</td><td></td><td></td><td></td></tr>
<tr><td>実現要因</td><td></td><td></td><td></td></tr>
</table>
</td><td rowspan="2">企画評価の視点

課題抽出に必要な情報が得られたか

課題抽出のための要因分析方法は適切か</td></tr>
<tr><td>主観的情報もしくは客観的情報を得てから課題を抽出する
<table>
<tr><th></th><th>情報を得る方法</th><th>情報の概要</th></tr>
<tr><td>主観的情報</td><td></td><td></td></tr>
<tr><td>客観的情報</td><td></td><td></td></tr>
</table>
</td></tr>
<tr><td>課題の抽出（上記のアセスメント結果から課題を抽出）
<table>
<tr><td>課題1</td><td></td></tr>
<tr><td>課題2</td><td></td></tr>
<tr><td>課題3</td><td></td></tr>
<tr><td>課題4</td><td></td></tr>
</table>
</td><td rowspan="3">優先順位決定方法は適切か</td></tr>
<tr><td>②優先課題の決定</td><td>抽出した理由：</td></tr>
<tr><td>③目的決定</td><td></td></tr>
</table>

栄養教育計画

④栄養教育の目標とその評価基準の決定

	目標（上段） 評価指標（下段）	現状値	目標値	評価時期・方法	評価基準	判定
結果目標						
行動目標						
学習目標						
環境目標						
実施目標						

A：（目標達成），B：（改善傾向），C：（現状維持），D：（悪化）

目標設定は適切か

⑤計画書の作成

プログラム名	
Why 栄養教育の目的	
Whom 対象	
What 実施内容	
When 時期・期間・頻度・時間帯・時間/回	
Where 実施場所，設備	
How ①募集方法 ②参加者管理（倫理的配慮） ③実施に対する共通理解を得る方法 ④学習形態・教材	
How much 総費用	
Who 実施者　連携体制	

プログラム名は魅力を感じるものか

6W2Hを含めて計画されているか

⑥教育プログラム計画と経過評価の方法

回数	学習形態	内　容	連携体制	経過評価の方法
1				
2				
3				
4				
5				

各種目標に合った教室プログラムになっているか

経過評価の方法が含まれているか

⑦実施準備

期間・タイミング	準備内容	実施者（人数）

スケジュールどおりに，準備を進めることができたか

D　栄養教育の実施

栄養教育の実施　⑧指導の実施

第〇回目の指導案

	時　間	内　容	活　動	留意点	準備・配布物等
導入					
展開					
まとめ					
備考					

経過評価の視点

計画・打合せどおりに実施できたか

参加数（参加率）はどうだったか

学習者の理解度・満足度・反応はどうだったか

（期間を通じて）
参加数の推移はどうだったか

モニタリング　⑧モニタリングの実施

モニタリング項目	タイミングや方法	モニタリング実施者	行動継続のための工夫

モニタリング状況はどうだったか

適宜修正したか

C　評価

形成的評価　⑩企画評価

形成的評価　⑪経過評価

総括的評価　⑫影響評価

目標の種類	目標（上段） 評価指標（下段）	評価時期と方法	結果	評価
行動目標				
学習目標				
環境目標				

A：（目標達成），B：（改善傾向），C：（現状維持），D：（悪化）

⑬結果（アウトカム）評価

目標の種類	目標（上段） 評価指標（下段）	評価時期・方法	結果	評価
結果目標				

A：（目標達成），B：（改善傾向），C：（現状維持），D：（悪化）

⑭経済評価

		結果目標に対する評価	（行動目標に対する評価）
A	総費用		
B	対象者数		
C	達成者数		
A/B	対象者あたりの費用		
A/C	費用効果費		

⑮総合評価

A　見直し　改善

⑯見直し改善

⑰フィードバック

⑱発表・公表

⑲このプログラムの工夫点・注意点，行動科学理論やモデルや各種行動変容技法の利用について

索引

【編者略歴】

赤《あか》 松《まつ》 利《り》 恵《え》

1989年　同志社女子大学家政学部卒業
2001年　神戸女学院大学大学院人間科学研究科修了
2004年　京都大学大学院医学研究科修了
2004年　お茶の水女子大学生活科学部講師
2008年　お茶の水女子大学大学院人間文化創成科学研究科准教授
2015年　お茶の水女子大学基幹研究院自然科学系教授

木《き》 村《むら》 典《みち》 代《よ》

1991年　共立女子大学家政学部卒業
1999年　共立女子大学大学院家政学研究科修了
1999年　国立健康栄養研究所健康増進部流動研究員
2002年　高崎健康福祉大学健康福祉学部専任講師
2004年　高崎健康福祉大学健康福祉学部助教授
2009年　高崎健康福祉大学健康福祉学部教授

管理栄養士養成のための栄養学教育モデル・コア・カリキュラム準拠
第9巻　栄養教育論　多様な場での展開と実践

ISBN978-4-263-72036-3

2022年 3月10日　第1版第1刷発行

監　修　特定非営利活動法人
　　　　日本栄養改善学会
編　者　赤　松　利　恵
　　　　木　村　典　代
発行者　白　石　泰　夫

発行所　**医歯薬出版株式会社**

〒113-8612　東京都文京区本駒込1-7-10
TEL.（03）5395-7626（編集）・7616（販売）
FAX.（03）5395-7624（編集）・8563（販売）
https://www.ishiyaku.co.jp/
郵便振替番号 00190-5-13816

乱丁，落丁の際はお取り替えいたします　　印刷・真興社／製本・榎本製本